血管性腿疼

主　编　张宪生　[美] Richard Neville

副主编　尹　杰

编　委　(按姓名汉语拼音排序)

成　功　北京大学第一医院血管外科

郭宏杰　北京大学第一医院血管外科

李俊梅　北京大学第一医院血管外科

Richard Neville　美国乔治华盛顿大学医院血管外科

佘　康　北京大学第一医院血管外科

王　戈　北京大学第一医院血管外科

王　蕊　北京大学第一医院血管外科

肖新悦　北京大学第一医院血管外科

尹　杰　北京大学第一医院血管外科

张　巍　北京安贞医院心血管外科

张宪生　北京大学第一医院血管外科

周雅涛　北京大学第一医院血管外科

北京大学医学出版社

XUEGUANXING TUITENG

图书在版编目（CIP）数据

血管性腿疼 / 张宪生，（美）理查德 • 奈瓦尔(Richard Neville) 主编 . — 北京：北京大学医学出版社，2017.4

ISBN 978-7-5659-1529-1

Ⅰ. ①血… Ⅱ. ①张… ②理… Ⅲ. ①血管疾病－腰腿痛－研究 Ⅳ. ① R543 ② R681.5

中国版本图书馆 CIP 数据核字（2016）第 314747 号

血管性腿疼

主　　编： 张宪生　[美]Richard Neville

出版发行： 北京大学医学出版社

地　　址：（100191）北京市海淀区学院路 38 号　北京大学医学部院内

电　　话： 发行部 010-82802230；图书邮购 010-82802495

网　　址： http://www.pumpress.com.cn

E-mail： booksale@bjmu.edu.cn

印　　刷： 北京佳信达欣艺术印刷有限公司

经　　销： 新华书店

责任编辑： 赵　欣　郝春杰　　**责任校对：** 金彤文　　**责任印制：** 李　啸

开　　本： 787mm × 1092mm　1/16　　**印张：** 15.5　　**字数：** 377 千字

版　　次： 2017 年 4 月第 1 版　2017 年 4 月第 1 次印刷

书　　号： ISBN 978-7-5659-1529-1

定　　价： 98.00 元

本书由
北京大学医学科学出版基金
资助出版

主编简介

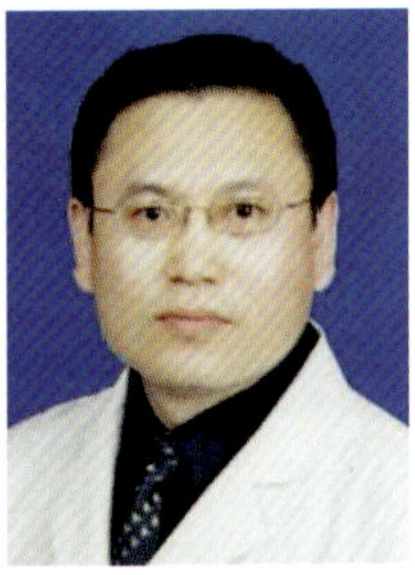

张宪生，主任医师，北京大学第一医院血管外科主任，擅长逆顺行双向取栓术治疗急性肢体动脉栓塞，多种外科技术结合治疗下肢动脉硬化性闭塞症、血栓闭塞性脉管炎和糖尿病足，股静脉首对瓣膜腔外成形术治疗原发性下肢深静脉瓣膜功能不全，微创剥脱加高频闭锁术治疗下肢静脉曲张（美腿术），不输血颈动脉体瘤切除术，颈动脉内膜（斑块）剥除术，肠系膜上静脉切开取栓加胃网膜右静脉插管溶栓治疗急性肠系膜上静脉血栓形成，自体及人造血管透析通路建立，血管瘤微创治疗，门静脉高压断流分流术，侵犯血管的肿瘤切除术。

阻抗温度数字化控制式静脉消融仪和静脉消融针的发明者。

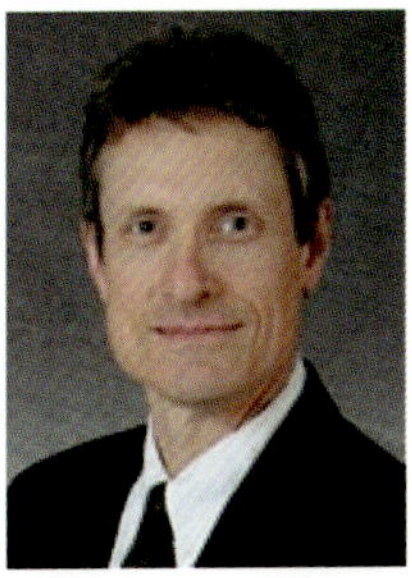

Richard Neville，美国乔治华盛顿大学医院血管外科主任，擅长主动脉疾病的腔内外治疗，颈动脉疾病的腔内外治疗，以及下肢动脉疾病（静脉补片成形术、血管旁路移植术、腔内支架和扩张术）、静脉疾病、透析通路建立、静脉曲张的治疗。

静脉补片（vein patch）技术的发明者。

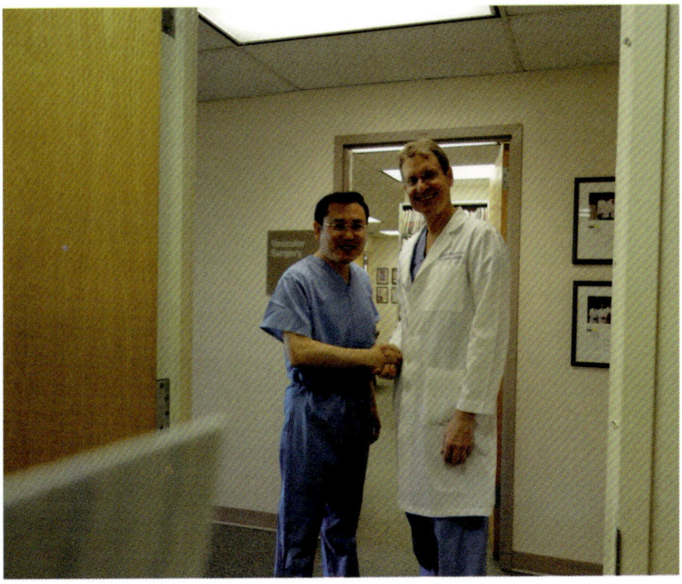

副主编简介

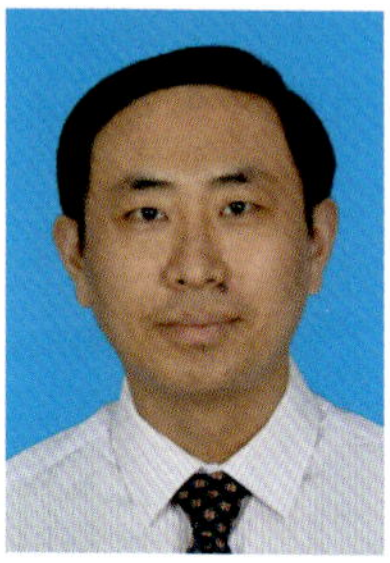

尹杰，北京大学医学部外科学博士，北京大学第一医院血管外科副主任医师。

长期从事血管外科临床工作，具有扎实的基本技能和熟练的外科操作技巧。在静脉血栓的治疗、康复方面积累了丰富的经验，致力于推广下肢静脉曲张微创手术。在张宪生主任的指导下，进行了血液透析通路建立、维护方面国内领先的开拓工作，在国内首次开展了胸壁人工血管移植术建立透析通路。创新性地采用经颈外静脉切开方式植入输液港，为长期输液肿瘤患者建立了便捷的输液通路，大大降低了血胸、气胸等手术风险及并发症，为国内首次报道。多次参加国内外学术会议并做大会发言报道。担任《中华临床医师杂志（电子版)》特约编辑。参与编写《老年心脏病学》(2012 年第 3 版、2016 年第 4 版)。主持院级科研基金项目一项，作为主要研究者参与多项国家自然基金资助项目，发表 SCI 论文及核心期刊论文多篇。获得 2014 年度北京大学第一医院优秀教师奖。

序

腿疼是血管性疾病患者最常见的主诉，血管性腿疼如果得不到正确、及时的治疗，往往会导致截肢甚至危及生命，这已成为和平时期致残率最高的疾病。

北京大学第一医院血管外科主任张宪生教授与美国乔治华盛顿大学医院血管外科主任 Richard Neville 教授共同主编的《血管性腿疼》一书，详细介绍了美国相关疾病的最新诊治指南，尤其对下腔静脉滤器的适应证和下肢动脉支架等腔内治疗的适应证做了详细的介绍。书中张宪生教授介绍了局部麻醉下下肢动脉旁路移植术、下肢动脉切开双向取栓术和大隐静脉的微创治疗等使用的临床技术。Richard Neville 教授介绍了由他发明的静脉补片（vein patch）技术。这些技术实用性强，救治率高，患者花费少，也必将为缓解患者看病贵做出卓越的贡献。

《血管性腿疼》内容新颖，图文并茂，是临床医生值得阅读的一本参考书。同时本书也采用通俗易懂的语言描述了疾病的诊治和生活中如何以预防为主，因此也可供相关疾病的患者参阅。

汪忠镐

前　　言

腿疼是中老年患者常见的临床症状，引起腿疼的原因很多，下肢血管病变引起的腿疼在临床上较为多见。下肢血管是血管疾病的主要发病部位，是血管外科的主要研究领域。下肢血管性疾病不仅有下肢浅静脉曲张等常见疾病，而且有临床上棘手、需要多学科协作治疗的下肢深静脉血栓等危重疾病。尤其是，随着我国民众糖尿病发病率的增高，由糖尿病引起的下肢血管病变的患者也逐年增多。这种病变，如果处理不及时或不正确，往往会导致截肢甚至死亡，带来的危害极其严重。为此，笔者产生了编写《血管性腿疼》一书的想法。

动脉疾病部分涵盖了所有的下肢动脉疾病和治疗方法，其中对下肢动脉硬化性闭塞症、下肢动脉栓塞、糖尿病足等进行了详尽介绍。静脉疾病部分主要介绍下肢静脉相关疾病，如下肢静脉曲张、下肢静脉瓣膜功能不全、下肢深静脉血栓形成及其严重并发症肺栓塞。

《血管性腿疼》力求内容新、精、尖、用，突出新知识、新理论、新技术、新信息，提倡深入浅出、图文并茂、内容创新、科学实用的原始创新的编写医学专著的科学理念。该书内容丰富，既有科学可靠的临床诊断标准，又有优化先进的临床治疗方案，充分体现了科学性、先进性、实用性的有机统一，力求提高主治医师、进修医师、博士及硕士研究生在日常医疗工作中的业务水平，提高临床医师的综合素质和医疗工作质量。该书是血管外科医生临床实践的一本参考书，同时也可供普通外科、心胸外科、骨科、呼吸内科、心血管内科医生参阅。

本书也力求用通俗的文字描述疾病的诊断和预防，让更多的患者和医护人员了解、掌握有关血管性腿疼的知识，让患者和医护人员一起用科学的知识和精湛的医术战胜致残、致命的血管性腿疼。

谨以此书献给北京大学第一医院百年华诞！谨以此书献给受腿疼困扰的人们！谨以此书献给那些为挽救患者肢体而辛勤工作的同道们！谨以此书献给以做穷人的医生为己任的我国血管外科的开拓者汪钟镐院士！

张宪生

目录

第一章　下肢血管解剖结构

第一节　下肢动脉

一、股动脉

股动脉（femoral artery）是下肢动脉的主干，由髂外动脉延伸而来，经腹股沟中点的深面，通过股三角进入内收肌管。股动脉位置表浅，活体上腹股沟韧带中点稍下方可以触摸到其搏动，当下肢出血时，可以在此处压迫股动脉进行止血。股动脉在肢体分出股浅动脉和股深动脉。在大腿上部位于股三角内，向下入收肌管，出收肌腱裂孔至腘窝，移行为腘动脉。股浅动脉是下肢最主要的供血动脉。股深动脉是股动脉最大的分支，又分出旋股外侧动脉和旋股内侧动脉。当股浅动脉出现闭塞和外伤时，肢体的供血主要靠股深动脉及其侧支循环提供。股动脉是临床上最常应用和解剖的动脉，包括血管造影、下肢血管手术、血管支架的置入等，临床上还用于股动脉穿刺和急救时压迫止血。

下肢股动脉及其主要分支见图 1-1。

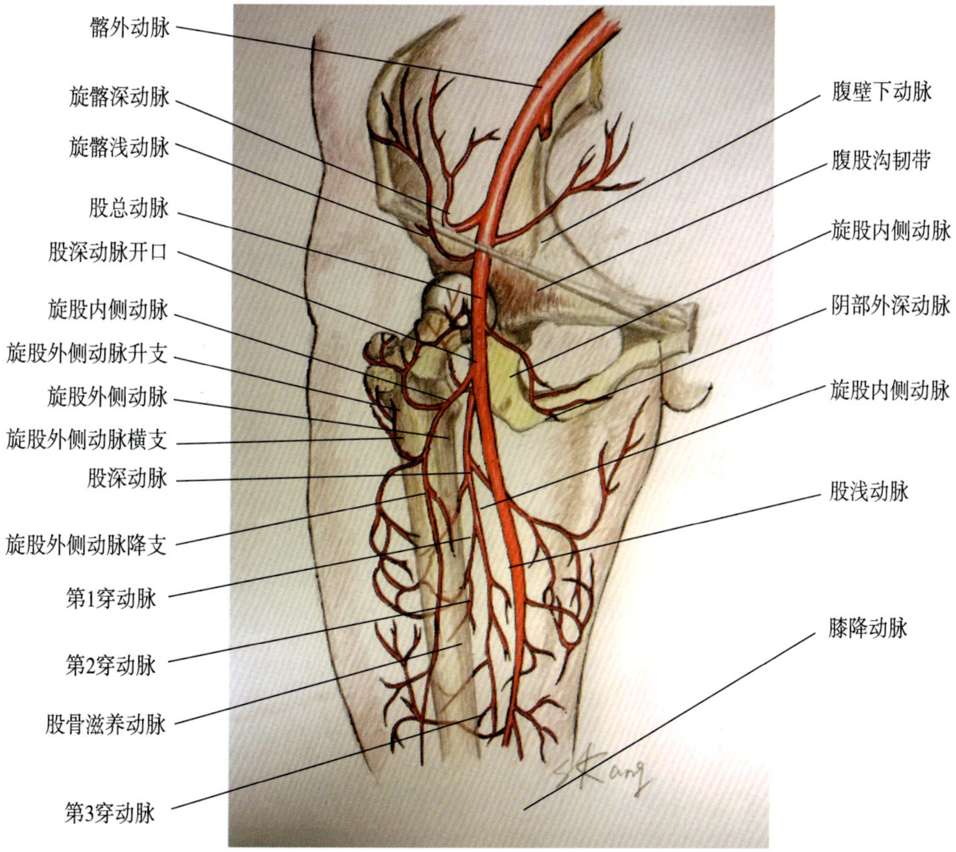

图 1-1　下肢股动脉及其主要分支示意图

1．股深动脉（deep femoral artery） 在腹股沟韧带下方 3 ～ 4 cm 处发自股动脉，初在股动脉后外侧，之后行向下内方，至长收肌深面。沿途发出以下分支：

（1）旋股内侧动脉：穿经耻骨肌与髂腰肌之间，分支分布于附近诸肌与髋关节，并与臀下动脉、旋股外侧动脉和第 1 穿动脉吻合。

（2）旋股外侧动脉：由股深动脉发出后，外行至缝匠肌和股直肌深面，分布于股前肌群和膝关节。

（3）穿动脉：一般为 3 条，由上向下依次称为第 1、2、3 穿动脉，分别在不同高度穿过大收肌止点至股后部，分布于股后肌群及股骨。

2．腹壁浅动脉 在腹股沟韧带稍下方发自股动脉，上行至腹前壁，分布于浅筋膜及皮肤。

3．旋髂浅动脉 为股动脉发出的细小分支，穿出阔筋膜向外上斜行，至髂前上棘附近，分布于浅筋膜和皮肤。

4．阴部外动脉 由股动脉出发，横行向内，穿阔筋膜，分布于外阴的皮肤。

5．膝降动脉 膝降动脉自股动脉分出后，经缝匠肌深面，伴隐神经下行，分布于小腿内侧浅筋膜和皮肤，并参与构成膝关节网。

二、腘动脉

腘动脉（popliteal artery）从收肌腱裂孔起，向下行于腘窝深部，至腘肌下缘，分为胫前动脉和胫后动脉。腘动脉的分支分布于膝关节及其附近诸肌（图 1-2）。

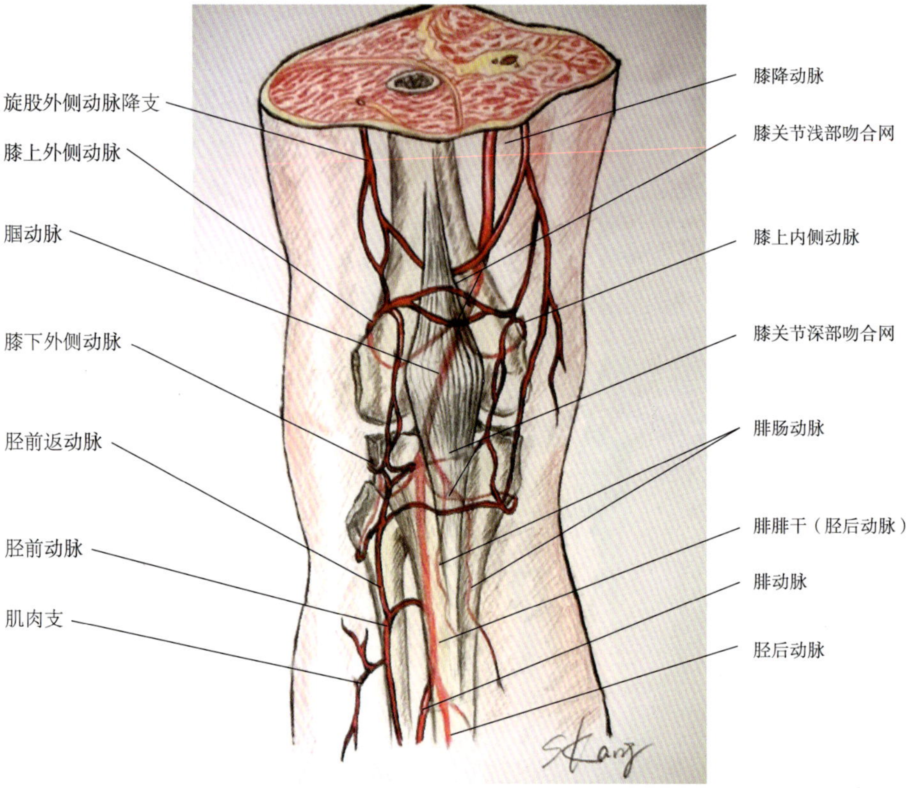

图 1-2 下肢腘动脉及其主要分支示意图

1．肌支　自腘动脉上端出发，分布于股后部肌群的下部。

2．膝上内、外动脉和膝下内、外动脉　分别绕胫骨内、外侧髁，参与构成膝关节网。

3．膝中动脉　由腘动脉发出后，穿腘斜韧带进入膝关节内，分布于交叉囊滑膜层。

4．腓肠动脉　自腘动脉下部发出，进入腓肠肌两头，分布于小腿三头肌。

三、胫后动脉

胫后动脉（posterior tibial artery）是腘动脉的延续，在小腿后面浅、深两层屈肌之间下行，经内踝后方屈肌支持带的深面至足底，分为足底内、外侧动脉两终支。胫后动脉的分支如下：

1．腓动脉（peroneal artery）　由胫后动脉上部发出后，经胫骨后肌的浅面，斜向下外，沿腓骨的内侧下降至外踝上方浅出，分布于腓骨及附近诸肌、外踝和跟骨外侧面，并参与外踝网的构成。

2．胫骨滋养动脉　穿胫骨滋养孔进入骨内。

3．足底内侧动脉（medial plantar artery）　为胫后动脉终支中较小的 1 支，在踇展肌和趾短屈肌之间前行，分布于足底内侧的肌肉与皮肤。

4．足底外侧动脉（lateral plantar artery）　为胫后动脉 2 个终支中较大的 1 支，在足底向外斜行至第 5 跖骨底处，再转向内侧至第 1 跖骨间隙，与足背动脉的足底深动脉吻合，构成足底深弓。

四、胫前动脉

胫前动脉（anterior tibial artery）由腘动脉分出后，立即穿小腿骨间膜至小腿前面，沿骨间膜前面下降，至踝关节的前方，移行为足背动脉。胫前动脉的上端发出胫前、后返动脉，参与构成膝关节网。胫前动脉的下端发出内、外踝支，参加内、外踝网，沿途发出肌支，分布于小腿前群肌。

膝下及足部主要动脉及其分支见图 1-3 和 1-4。

足背动脉（dorsalis pedis artery）是胫前动脉的直接延续，位于足背内侧，位置表浅，在踇长伸肌腱的外侧可触摸到其搏动。足背动脉的足底深动脉，穿第 1 跖骨间隙至足底，与足底外侧动脉吻合成足底深弓。足背动脉的弓状动脉发出 3 条跖背动脉，向前行又各分为 2 支细小的趾背动脉，分布于 2 ～ 5 趾的相对缘。

五、足底深弓

足底深弓（deep plantar arch）由足底外侧动脉与足背动脉的足底深动脉吻合而成。由弓的凸侧发出 4 条趾足底总动脉，向前至跖趾关节附近，又各分为 2 支趾足底固有动脉，分布于 1 ～ 5 趾的相对缘。

下肢的动脉吻合见表 1-1。

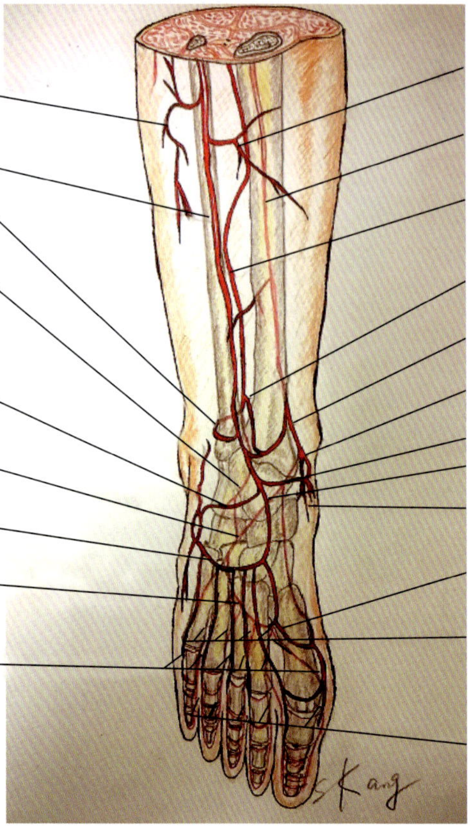

图 1-3 膝下及足部主要动脉及其分支示意图

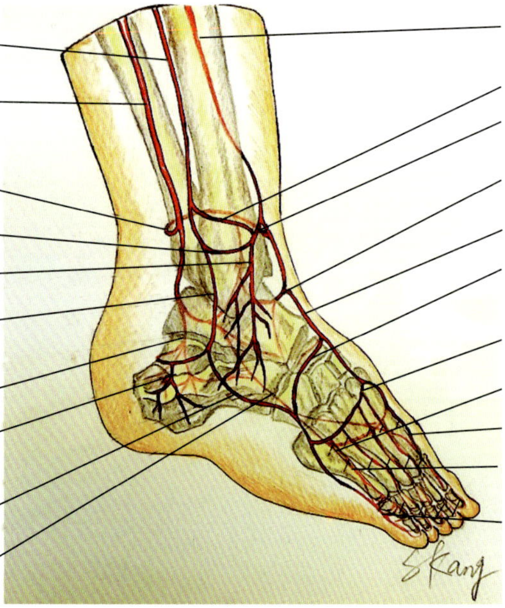

图 1-4 足部动脉及其分支示意图（右足）

表 1-1　下肢的动脉吻合

下肢的动脉网	参与组成的动脉
臀部的十字吻合	旋股内、外动脉，臀下动脉，股深动脉的第 1 穿动脉
膝关节	旋股外侧动脉降支，膝降动脉，膝上内、外动脉，膝下内、外动脉，胫前、后返动脉
内、外踝网	胫前、后动脉的内、外踝支，腓动脉的分支

第二节　下肢静脉

一、下肢浅静脉

下肢浅静脉系统示意图请见图 1-5。

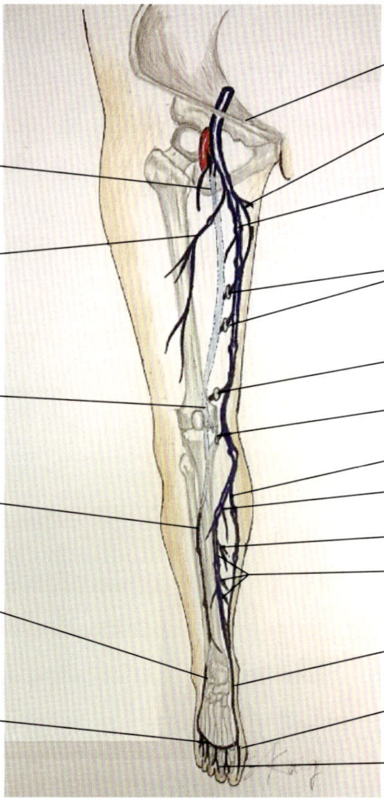

图 1-5　下肢主要静脉及其分支示意图（图中主要为浅静脉系统）

1．足背静脉弓（dorsal venous arch of foot）　由趾背静脉合成，横位于跖骨远侧端皮下。

2．大隐静脉（great saphenous vein）　为全身最长的皮下静脉。起自足背静脉弓的内侧端，经内踝前方，沿小腿内侧伴随隐神经上行，过膝关节内侧，绕股骨内侧髁后方，再沿大腿内侧上行，并逐渐转至前面，在耻骨结节下方约 3cm 处，穿隐静脉裂孔注入股静脉。在隐静脉裂孔附近有 5 条属支：股内侧浅静脉（superficial medial femoral vein）、股外侧浅静脉（superficial lateral femoral vein）、旋髂浅静脉（superficial iliac circumflex vein）、腹壁浅静脉（superficial epigastric vein）和阴部外静脉（external pudendal vein）。当下肢静脉曲张，需做大隐静脉高位结扎切除术时，应将其属支全部结扎，以防复发。大隐静脉在内踝前方位置表浅而恒定，是静脉输液或切开的常用部位。

3．小隐静脉（small saphenous vein） 起自足背静脉弓的外侧端，经外踝后方，沿小腿后面中线上行至腘窝，穿深筋膜注入腘静脉。

大、小隐静脉之间有交通支相互连接，并借穿静脉与深静脉相通。穿静脉内也有瓣膜，开向深静脉。小腿部的穿静脉和瓣膜数目比大腿的多。当瓣膜功能不全时，小腿部易发生静脉曲张。

4．交通静脉支 交通静脉在下肢静脉中占有重要地位。下肢浅、深静脉之间和大、小隐静脉之间，都有许多交通支互相沟通。大腿部浅、深静脉之间的交通支，主要位于缝匠肌下、内收肌管和膝部三处；小腿部以内踝交通静脉和外踝交通静脉最重要，内踝交通静脉有 3 支，引流小腿下 1/3 内侧面的静脉血；外踝交通静脉引流小腿下 1/3 外侧面的静脉血。它们的瓣膜功能不全，往往与大、小隐静脉曲张的发生和静脉淤滞性溃疡的形成有密切关系。大、小隐静脉之间最重要的一个交通支位于膝部附近。

二、下肢深静脉

从足到小腿的深静脉均与同名动脉伴行，每条动脉有 2 条伴行静脉。胫前静脉与胫后静脉在腘肌下缘合成 1 条腘静脉，腘静脉位于同名动脉的后方，穿收肌腱裂孔移行为股静脉。

股静脉（femoral vein）与股动脉伴行。在收肌管内股静脉位于股动脉的后外侧；在股三角处股静脉转至股动脉的内侧；至腹股沟韧带深面移行为髂外静脉。股静脉收集下肢、腹前壁下部和外阴的静脉血。

下肢深静脉系统示意图请见图 1-6，下肢主要淋巴管及其分支见图 1-7。

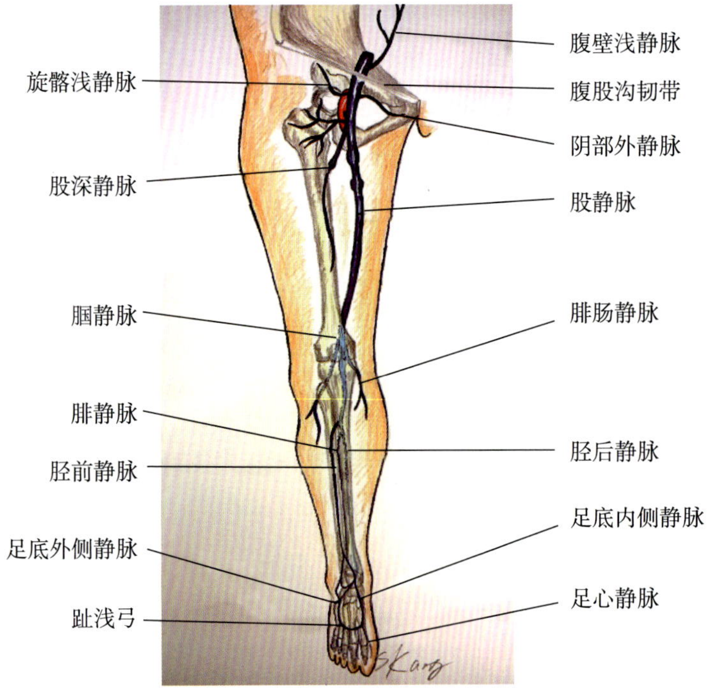

图 1-6　下肢主要静脉及其分支示意图（图中主要为深静脉系统）

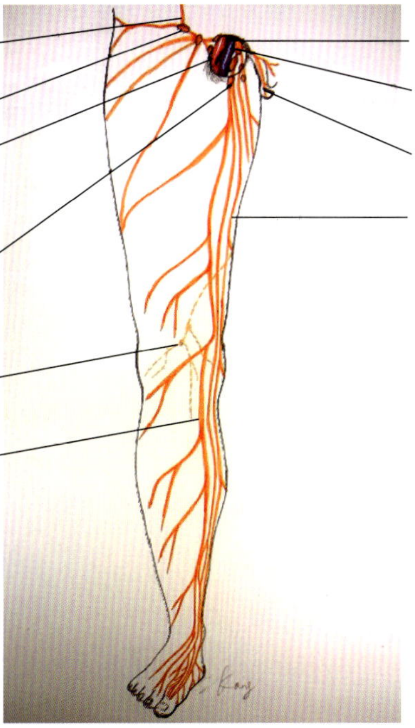

图 1-7　下肢主要淋巴管及其分支示意图

参考文献

1. Standring S. Gray’s Anatomy：The Anatomical Basis of Clinical Practice. Illinois: Elsevier, 2008.
2. Uflacker R. Atlas of vascular anatomy. An angiographic approach. Philadelphia. PA：Lippincott Williams & Wilkins，2007.
3. 郭光文. 人体解剖学彩色图谱. 北京：人民卫生出版社，2008.
4. 彭裕文. 局部解剖学. 北京：人民卫生出版社，2008.
5. 舒强，张雪峰. 血管解剖学图谱. 沈阳：辽宁科学技术出版社，2005.
6. 单波，姜在波，马壮. 临床血管解剖学. 广州：广东世界图书出版公司，2001.
7. Agur AMR, Dalley AF. Grant’s atlas of anatomy. Illinois: Lippincott Williams & Wilkins，2009.

第二章　血管性腿疼的特点与临床检查

第一节　血管性腿疼的特点

腿疼是临床常见的症状，疼痛可以被形容为疼痛感、烧灼感、沉重感、负重感、紧缩感和绞窄性疼痛。疼痛来源于肌肉组织，如小腿、大腿、臀部、臀背部等，范围不局限于某个关节。就血管外科疾病而言，主要是由动脉供血不足和静脉高压、淤血引起。

一、间歇性跛行——肢体慢性缺血的典型症状

间歇性跛行是指行走一段距离后患肢出现倦怠、压迫感、麻木感、钝痛或痉挛性剧痛等，休息一段时间后缓解，但再次行走相同的距离可产生同样的症状。持续行走的距离越短，病情越严重，临床上称这种症状为间歇性跛行[1]。间歇性跛行的严重程度通常用跛行距离和缓解时间来判断。跛行距离是从走路开始到出现疼痛时的行走距离，严重的患者行走 50 ～ 100 米就可以出现明显的不适和疼痛。疼痛缓解时间是指出现疼痛后，经过休息疼痛缓解，从疼痛到不痛的这段时间。一般患者的缓解时间为 2 ～ 5 分钟。随着病情的加重，行走距离越来越短，而休息期越来越长。血流减少最严重的区域一般就是肌肉疼痛的位置。例如，行走时臀部或臀背部不适的患者，主动脉远端和髂动脉阻塞的可能性最大；小腿疼痛者，股浅动脉或腘动脉狭窄或阻塞的可能性最大。活动停止后肌肉做功减少，血流供应和骨骼肌的需要量再次恢复平衡，疼痛即迅速缓解。运动时出现疼痛的时间及运动程度和疼痛停止的时间是相对稳定和可预知的。将肢体开始出现疼痛的行走距离称作初始跛行距离，将患者在疼痛状态下能够耐受的最大行走距离称作绝对跛行距离。间歇性跛行症状不仅见于血管性疾病，也见于骨科疾病如腰椎间盘突出症等。

（一）血管源性

在血管源性间歇性跛行早期，患肢会出现发凉、麻木、疼痛，尤其是当患者行走一段路程后，小腿或足部肌肉会发生胀痛或抽痛，如果继续行走，则疼痛会进一步加重，最后被迫止步。休息片刻后，疼痛迅速缓解，而再次行走疼痛又复出现。随着病情的发展，行走距离逐渐缩短，止步休息的时间增长。

（二）神经源性

神经源性又可分为马尾神经源性、腰神经根性和脊髓源性[2]。

1．马尾神经源性间歇性跛行　是腰椎椎管狭窄或腰椎椎管内占位性病变所致，累及多数马尾神经，在行走时马尾神经负荷增加、需氧增加、神经血管扩张而导致的挤压加重和缺氧功能障碍，出现下肢较广泛的功能障碍。

2．腰神经根性间歇性跛行　多发生于腰椎间盘突出症或侧隐窝狭窄症。单条神经根受压缺血、缺氧及炎症导致疼痛，致被迫停步休息。腰椎椎管狭窄症常见于中年以上，男性多于女性，主要症状是长期反复的腰腿疼和间歇性跛行。在腰椎管已有狭窄的病理基础上，因直立时椎体及神经根的压力负荷增大，再加上行走时下肢肌肉的舒缩活动进一步促使椎管内相应脊神经节的神经根部血管生理性充血，继而静脉淤血以及神经根受牵拉，相应部位的微循环受阻而出现缺血性神经根炎，从而出现腰腿疼痛、下肢麻木、无力等症状，当患者蹲下、坐下或平卧休息后，神经根的压力负荷降低，消除了肌肉活动时的刺激来源，脊髓及神经根缺血状态得以改善，因此症状也随之减轻、消失。再次行走时，再度出现上述症状，再休息，再缓解，如此反复，交替出现，形成了间歇性跛行。疼痛性质为酸痛或灼痛，有的可放射到大腿外侧或前方等处，多为双侧，可左、右腿交替出现。病情严重者，可引起尿急或排尿困难。部分患者可出现下肢肌肉萎缩，以胫前肌及伸肌最明显，肢体痛觉减退，膝或跟腱反射迟钝，直腿抬高试验阳性。

3．脊髓源性间歇性跛行　关于脊髓病因所致的间歇性跛行的专题报道较少。其因颈胸退变性疾病压迫脊髓，导致供血障碍、缺氧所致。步行时出现胸、腹或下肢的束带感，以至不能行走，休息几分钟后又可继续步行。此类患者有锥体束征表现，平时走路即有步态不稳，或足底踩棉花感，想到此症时容易区别。早期锥体束征不明显，在出现间歇性跛行期查体可发现。鉴别的意义在于颈腰都出现狭窄时，如何确定病变部位。大体上颈椎管狭窄以产生锥体束征为主，下肢麻木无力，但不痛；腰椎椎管狭窄症属周围性损伤，以疼痛及腱反射降低为主。磁共振成像（MRI）可提供诊断。

（三）神经源性与血管源性的区别

1．神经源性间歇性跛行足背动脉搏动良好，血管源性间歇性跛行足背动脉搏动减弱或消失。

2．神经源性间歇性跛行下肢可有节段性感觉障碍，血管源性间歇性跛行为袜套式感觉障碍。

3．神经源性间歇性跛行步行距离随病程延长而逐渐缩短，血管源性间歇性跛行则不明显。

4．动脉造影检查　神经源性间歇性跛行动脉良好，血管源性间歇性跛行可显示动脉腔狭窄区。

临床判断患者有无间歇性跛行，可采用爱丁堡间歇性跛行问卷[3]。

（1）您最近在活动时有无腿疼或腿部不适的感觉？

A．没有→结束　　　　　　　B．有→第 2 题

（2）当您站立不动或坐着的时候有没有腿疼或腿部不适的感觉？

A．没有→是间歇性跛行

（3）您上坡或着急赶路时有无腿疼或腿部不适的感觉？

A．有→是间歇性跛行

(4) 当您在平地上以平常速度行走时有无腿疼或腿部不适的感觉?

A. 没有→轻度间歇性跛行　　B. 有→中重度间歇性跛行

(5) 当您停下不动时这种感觉会怎么样?

A. 消失了→是间歇性跛行

(6) 这种感觉能在 10 分钟之内消失吗?

A. 是→是间歇性跛行

(7) 腿部疼痛和不舒服在哪个部位最明显?

A. 最典型的是小腿部

B. 大腿和臀部不很典型

C. 皮肤、腘窝、关节和足部疼痛或有放射痛→不是间歇性跛行

二、静息痛——动脉严重供血不足或静脉回流受阻的临床表现

随着病情发展，动脉供血不足逐渐加重，最后引起肢体严重缺血，即使在静息状态下仍会疼痛不止，且呈持续性，常常固定于肢端，伴皮肤瘀斑、发绀等，称为静息痛。由于疼痛剧烈、经久不息，夜间尤甚，肢体抬高时加重，下垂时疼痛可稍减轻，患者常日夜屈膝抱足而坐，彻夜不眠，有时将患肢垂于床边，以减轻疼痛。本病后期还可出现缺血性神经炎表现，肢体出现触电样、针刺样放射性疼痛，或伴肢体麻木、发痒、蚁行感等。动脉性静息痛和静脉性静息痛临床表现还有以下差异：

1. 动脉供血不足引起的疼痛，抬高患肢后症状加剧，夜间疼痛显著加重，因此病情严重的患者终夜端坐抱膝，呻吟不止，不能平卧而睡。

2. 静脉性静息痛一般为沉重、酸胀和胀痛感。

3. 存在深静脉血液反流和回流障碍性病变时，站立较长时间后，均可发生疼痛；平卧并抬高患肢后，症状即可减轻或消失。

第二节　临床检查

一、询问病史

详细询问病史对周围血管疾病的诊断和鉴别诊断极为重要。注意发病情况、肢体疼痛、皮肤颜色及温度、肢体营养障碍、溃疡和坏疽等情况，了解疾病的演变过程、规律和特点，以及既往病史等[4]。

血栓闭塞性脉管炎患者绝大多数为青壮年（20 ~ 40 岁）男性，女性罕见。如为女性患者主诉肢体发凉怕冷、酸软乏力和疼痛，应首先考虑雷诺综合征、大动脉炎等疾病。若首先考虑血栓闭塞性脉管炎，则往往形成错误的诊断。

慢性肢体动脉闭塞性疾病的疼痛主要在趾部和小腿。下肢间歇性跛行疼痛主要在足跖部和小腿，单独出现大腿疼痛者极少见。单独首先发生大腿疼痛者，一般不是肢体动脉闭塞性疾病，应考虑其他疾病。

慢性肢体动脉闭塞性疾病出现肢体缺血表现，常以肢端为重。如静息痛很剧烈，趾和足部固定性持续性剧烈疼痛常是发生溃烂的先兆，应加以注意。

血栓闭塞性脉管炎的早期或发病过程中，有 30% ~ 60% 的患者肢体反复发作游走性血栓性浅静脉炎，这是具有诊断意义的特征。

雷诺综合征表现为间歇性发作，两手对称性出现苍白、青紫、潮红三个阶段的皮色改变，伴手指发凉、疼痛，发作后一切症状消失而恢复正常。这是血管痉挛期（早期）。如病情发展，可以累及两下肢和面部，进入营养障碍期，两手和两足持续性发凉、怕冷、麻木、疼痛，手指皮肤干燥、脱屑，软组织干缩，持续性苍白或发绀，在温暖的季节缺血表现也不能完全消退。这时，指（趾）小动脉出现器质性改变，发生动脉闭塞。最后，发展到溃疡期，肢端营养障碍加重，发生指（趾）端局限性、浅在性皮肤溃疡或坏死，甚至指甲脱落，手指（趾）缩短、干瘪。在血管痉挛期，治疗效果最好，当动脉完全闭塞时，要完全消除手足缺血症状很困难。

寻找发病诱因有助于疾病的诊断。手术后、外伤、妇女分娩后长期卧床、下肢感染和恶性肿瘤等，容易发生下肢深静脉血栓形成，肢体疼痛的部位与血栓阻塞的部位有关。如发病急骤，腹股沟区（股三角区）突然明显胀痛和伴有压痛，随后出现下肢广泛性肿胀，则为髂股静脉血栓形成。小腿痛明显，伴肿胀，则为腘静脉血栓形成。而小腿肌肉静脉丛血栓形成，发病大多隐匿，仅有轻微胀痛、肿胀，常被忽视。

下肢动脉硬化闭塞症是中老年常见的慢性肢体动脉闭塞性疾病，是全身性动脉粥样硬化在肢体局部的表现。近年来，随着我国人民生活水平不断提高和饮食结构的改变，进食过多的肉类和动物脂肪，此病日益增多，发病年龄提早，临床上 40 岁左右的患者常见，出现明显的肢体缺血表现，应引起重视。病变主要累及大、中动脉，最常见于主动脉、髂总动脉、股动脉、腘动脉等，四肢发病，下肢病情较重，上肢病情轻。在发病早期处于稳定状态，肢体缺血表现不明显，常被患者忽略。此后，逐渐出现肢体发凉、怕冷、麻木、疼痛、间歇性跛行，皮肤呈持续性苍白、紫红或青紫，肢体营养障碍性改变逐渐加重。同时，常并发高血压、冠心病、糖尿病和脑血管病等。这些临床特点与血栓闭塞性脉管炎显然不同，对明确诊断此病很重要。

二、体格检查

肢体检查主要有皮肤颜色及温度，营养障碍性改变，汗毛、趾（指）甲生长情况，肌肉情况，红斑结节，肢体肿胀，静脉曲张，溃疡和坏疽，动脉搏动情况等。

1．皮肤颜色及温度　观察皮肤颜色及温度可以估计肢体血液循环状况。

正常皮肤的颜色：淡红色，有光泽，富有弹性。

异常改变：发红、发绀、苍白。

下肢深静脉功能不全继发小腿下段交通静脉功能不全：小腿远端有皮肤营养障碍性变化，如皮肤纤薄、脱屑、趾甲变性、毛发稀少、色素沉着、湿疹等。

肢端皮肤苍白，伴皮肤温度降低——慢性动脉供血不足；

肢体剧烈疼痛和皮肤厥冷——急性动脉栓塞；

肢体皮肤起红线——淋巴管炎或血栓性浅静脉炎；

典型的超红色——红斑性肢痛症。

Bürger 试验（图 2-1）：患者取平卧位，下肢抬高 70°，持续 60 秒，正常足趾呈红色或稍发白，阳性者足部皮肤呈苍白或蜡白色，提示动脉供血不足；待患者坐起，再将下肢垂于床沿，正常人皮肤色泽在 10 秒内恢复，如恢复时间超过 45 秒且色泽不均匀，进一步提示动脉供血障碍[5]。

肢体持续下垂，正常人皮肤色泽出现轻度潮红，凡出现明显潮红或发绀者，提示静脉反流或回流障碍性疾病。

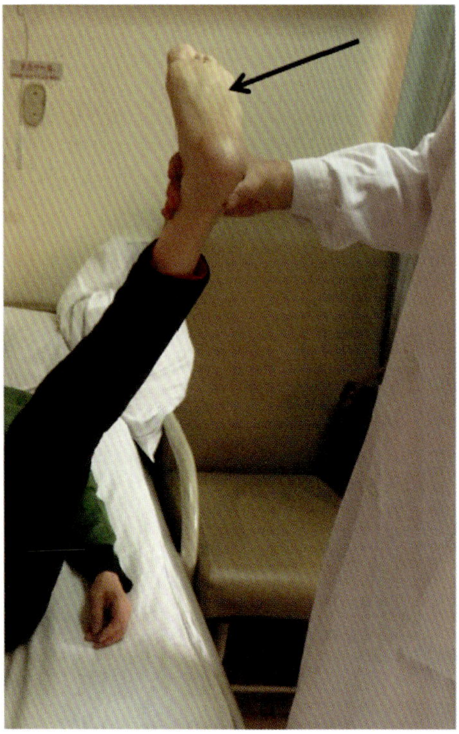

A

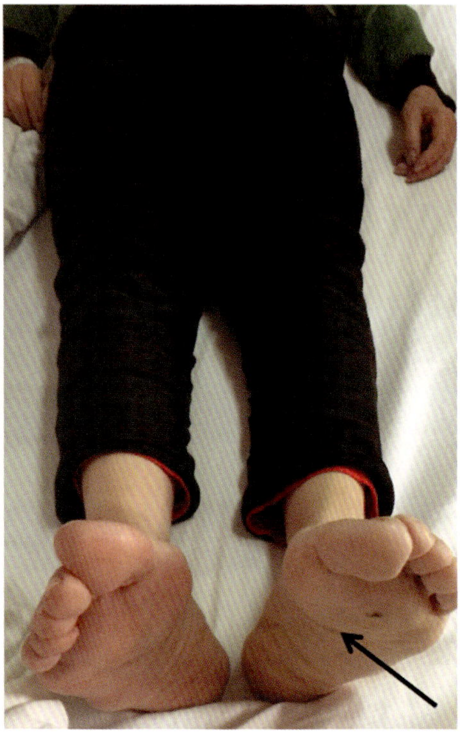

B

图 2-1　Bürger 试验阳性体征

A．患者取平卧位，下肢抬高 70°，持续 60 秒，足部皮肤呈蜡白色，提示动脉供血不足

B．下肢下垂于床沿，足部肤色出现局部紫斑，恢复时间超过 45 秒，提示患肢存在严重的供血不足

2．溃疡　慢性动脉闭塞性疾病由于存在严重的肢体缺血，常发生肢端溃疡或坏疽，可扩展到足背部、踝关节，大多数为干性坏疽。糖尿病坏疽多为湿性坏疽，继发感染较重。如趾端或足掌出现溃疡和坏疽，肢体动脉搏动良好，又无缺血表现，应当考虑脊椎先天畸形、脊髓疾病等。下肢静脉曲张和下肢深静脉血栓形成到了后期，由于深静脉瓣膜和交通支静脉瓣膜破坏，下肢静脉高压，淤血、缺氧，发生皮肤营养障碍性改变，皮肤、皮下组织纤维性硬化，皮肤色素沉着，呈棕褐色。轻微外伤就容易发生下肢淤血性溃疡，常在特定的部位——小腿下 1/3 内侧和外侧（踝区，交通支静脉处）。

动脉供血不足和静脉回流性障碍均有慢性溃疡（图 2-2，图 2-3）。动脉性溃疡和静脉性溃疡的区别见表 2-1。

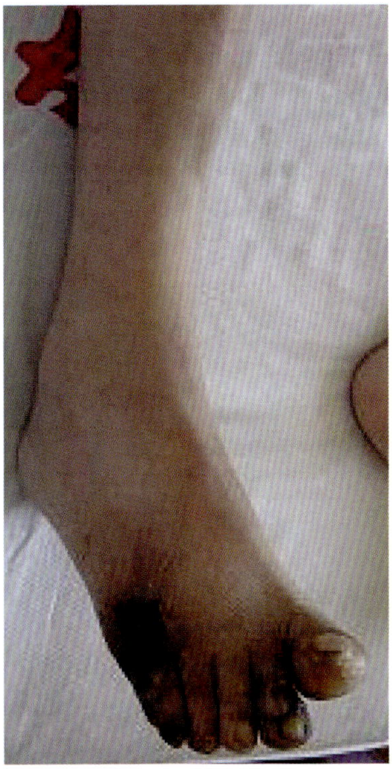

图 2-2 动脉性溃疡多见于趾端或足掌，常伴足背动脉或胫后动脉搏动减弱或消失

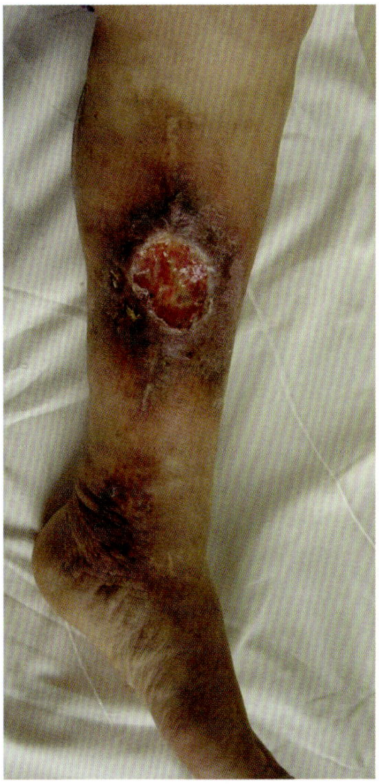

图 2-3 静脉性溃疡多见于足靴区，小腿下 1/3 内侧和外侧，伴局部色素沉着及脂质性硬化

表 2-1 动脉性溃疡和静脉性溃疡的区别

溃疡类型	好发部位	色素沉着	边缘	深度	疼痛	分泌物
动脉性溃疡	肢端	轻	锯齿状	深	较重	多
静脉性溃疡	足靴区	重	较整齐	浅	轻或无	少

3．温度

（1）急性动脉栓塞：皮肤温度减低的平面低于栓塞平面一掌宽。

（2）慢性股浅动脉闭塞：膝部皮肤温度明显升高，为“暖膝征”。

（3）末梢动脉强烈痉挛：发作时指端发凉，缓解后皮肤温度复升。

（4）肢体动静脉瘘：患处血流量增加，皮温升高。

4．感觉异常或麻痹　因严重供血不足的患肢神经缺血引起。常见于严重的动脉供血不足和急性动脉栓塞或血栓形成的患肢。表现：轻者皮肤有蚁走感；重者患肢麻痹，深、浅感觉迟钝或消失。

5．营养障碍改变　慢性肢体动脉闭塞性疾病，由于肢体缺血、淤血，出现皮肤干燥、光薄、脱屑，甚至肢端出现瘀斑、瘀点。由于皮下组织被吸收，出现手足皱缩现象。

6．汗毛、趾（指）甲生长情况　由于肢体血液循环障碍，足部和小腿汗毛脱落；趾（指）甲生长缓慢，趾（指）甲干厚、变形、凹陷，或嵌甲样生长，容易发生甲沟炎，引起溃疡或坏疽。

7．肌肉情况　慢性肢体动脉闭塞性疾病时，由于肢体缺血和患病后活动减少，患肢有不同程度的肌肉萎缩，最常见的是小腿肌肉萎缩明显。当小腿肌肉极度萎缩（皮肤贴在骨骼上），则很难改善足部血液循环，易发生足部坏疽，一般需施行截肢手术。

8．结节红斑　血栓闭塞性脉管炎的早期或发病过程中，足部和小腿反复发作游走性血栓性浅静脉炎，皮肤出现发红的硬结、斑块及索状物，有灼热、压痛。应注意与结节性血管炎、结节性红斑、硬结性红斑、脂膜炎等疾病相鉴别。

9．肢体肿胀　因下肢深静脉血栓形成肢体肿胀的范围与血栓部位有关，特异性查体为直腿伸踝试验，即 Homans 征。检查时嘱患者下肢伸直，做被动或主动踝关节过度背屈动作，如出现小腿剧痛，常提示深静脉血栓形成，这是由于腓肠肌静脉丛血栓形成时，由于腓肠肌和比目鱼肌被动拉长而刺激小腿肌肉内病变的静脉所致。髂股静脉血栓形成，整个下肢广泛性肿胀、粗肿，有明显胀痛和压痛。腘静脉血栓形成时，足踝部和小腿下部肿胀，有饱满紧韧感，有压痛。小腿肌肉静脉丛血栓形成时，小腿肿胀和压痛。两下肢广泛明显肿胀，腰部和下腹壁肿胀，出现下腹壁和会阴部浅静脉扩张者，应考虑两侧髂股静脉血栓形成或下腔静脉梗阻。无论是小腿肌肉静脉丛血栓形成，血栓向上顺行延伸扩展，还是原发性髂股静脉血栓形成，血栓向下逆行延伸扩展，均可累及整个下肢深静脉系统，临床上比较常见。急性髂股静脉血栓形成时，如伴有肢体动脉痉挛，患肢剧烈疼痛，严重肿胀，广泛发绀，皮肤出现水疱，肢体发凉，动脉搏动消失，称为股青肿，甚至发生静脉性坏疽。下肢静脉曲张、下肢深静脉瓣膜功能不全等疾病时，也常有肢体肿胀。

10. 肢体静脉曲张　下肢静脉曲张是许多下肢静脉疾病的共同临床表现。原发性下肢深静脉瓣膜功能不全、下肢深静脉血栓形成、下腔静脉梗阻、布 - 加综合征、髂静脉受压综合征、下肢静脉畸形骨肥大综合征、先天性静脉无瓣膜症等，都可以继发下肢静脉曲张。因此，下肢静脉曲张的病因学诊断甚为重要。应充分暴露下肢，全面检查下肢的前面和后面，了解大隐静脉和小隐静脉病变情况，并注意交通支静脉。

11．动脉搏动情况　对慢性肢体动脉闭塞性疾病，用手触摸四肢动脉搏动情况，以确定动脉有无闭塞，是肢体检查的重要步骤，可以比较准确地判定动脉阻塞的程度、范围与平面。下肢的脉搏检查，包括股动脉、腘动脉、胫后动脉和足背动脉。被检查者取仰卧位。股动脉的位置较深，在腹股沟韧带的下方，解剖定位于耻骨联合和髂前上棘之间的中点。肥胖的患者该位置不易触诊，需将下肢向外侧旋转，关节回收，双手触诊。腘动脉的脉搏触诊相对困难，下肢应伸展、放松以减少肌肉紧张；检查者用双手，每只手各 3 根手指触诊，双手的拇指在膝关节上方给予相反方向的力。典型的腘动脉脉搏位于腘窝中、外 1/3 处，与其他表浅动脉（如足背动脉）相比，腘动脉的脉搏弥散且较深。腘动脉脉搏过于弥散可能提示腘动脉瘤。

足背动脉和胫后动脉触诊见图 2-4 和图 2-5。

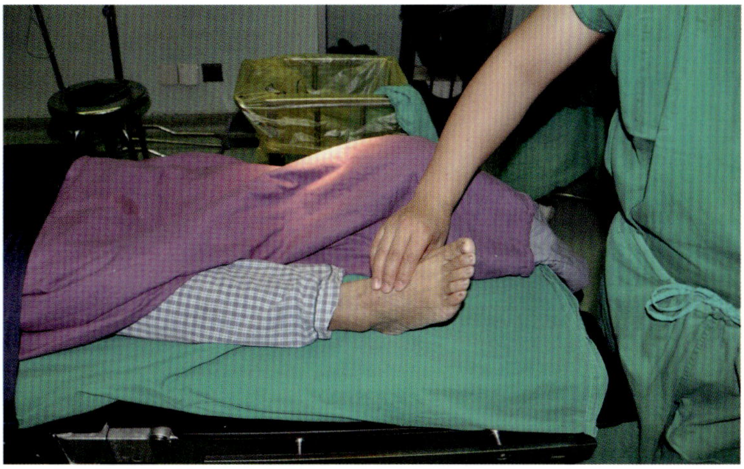

图 2-4　足背动脉触诊

足背动脉较为常见的位置是在舟状骨附近，第 1 足趾和第 2 足趾肌腱连线延伸汇合部位

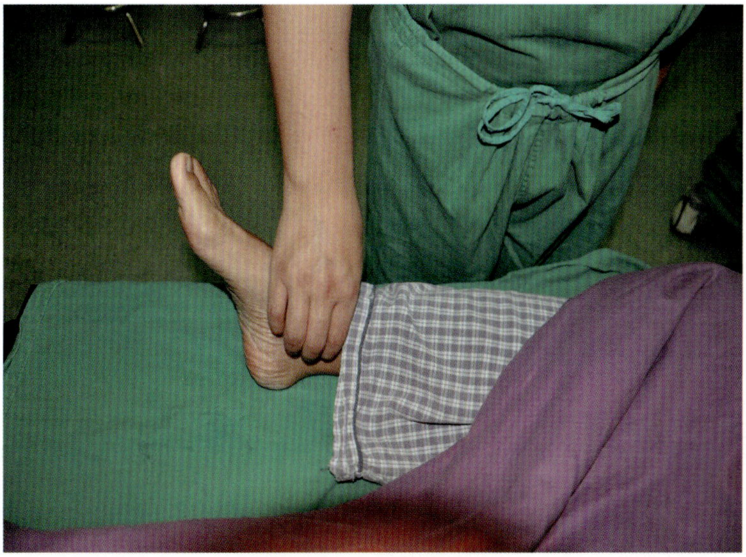

图 2-5　胫后动脉触诊

检查者将手指置于踝部后方沿线，足跟与内踝连线中点位置，以适当的压力轻触皮肤则可触及胫后动脉搏动。足部被动背屈有时可使胫后动脉的搏动较易触及

肢体动脉搏动减弱或消失，是诊断慢性肢体动脉闭塞性疾病的重要依据。但必须考虑到肢体动脉的解剖异常，有 5% ~ 13% 的正常人足背动脉、胫后动脉缺失而扪不出，或搏动减弱，但肢体无缺血表现，不能当作疾病看待。目前已发布了数个脉搏量表，其中有的量表将脉搏分为 0 级（完全消失）、1 级（减弱）和 2 级（正常）。异常有力的脉搏提示主动脉瓣反流或高心输出量状态。下肢动脉脉搏消失提示在脉搏存在处和脉搏消失处之间有显著的动脉狭窄。极少数情况下，也可触及在显著狭窄平面以下的脉搏，这种现象多发生于髂动脉狭窄而侧支循环已充分建立、远端动脉灌注良好时。

12．听诊　如为大动脉炎、闭塞性动脉硬化症，还应注意颈部、腹部和腹股沟区有无血管性杂音。

参考文献

1．蒋米尔，张培华．临床血管外科学．北京：科学出版社，2011．
2．汪忠镐．血管淋巴管外科学．北京：人民卫生出版社，2008．
3．王深明．血管外科学．北京：人民卫生出版社，2013．
4．Cronenwett JL, Johnston KW．卢瑟福血管外科学．郭伟，符伟国，陈忠，译．北京：北京大学医学出版社，2013．
5．谷涌泉，张建．下肢血管外科学．北京：人民卫生出版社，2010.

第三章　动脉性腿疼

第一节　急性动脉性腿疼

肢体动脉因各种原因出现管腔突然狭窄、闭塞或供血不足，导致肢体出现循环障碍，称为急性肢体缺血，是急性动脉性腿疼的常见原因。

该病腿疼的特点是发病急骤，疼痛剧烈，普通镇痛药物无法缓解。

一、急性下肢缺血

急性肢体缺血性疾病是血管外科常见疾病。发病突然、原因复杂，常伴心脑血管疾病、心律失常、肾功能不全、免疫系统疾病等，如不能及时诊治，将会导致截肢甚至死亡。临床上造成急性肢体缺血的主要原因是肢体动脉栓塞和血栓形成。由于在血液中的异常物体突然阻塞肢体动脉而致被阻塞动脉远端肢体出现急性供血不足，将这种异常物体称为栓子，栓子多数来源于心脏。这种发病特点表明受累动脉在被阻塞前多数是正常的。因此及时去除血管内的栓子，被阻塞的动脉会立即恢复血液流动，患者临床症状消失。而血栓形成意味着受累血管由于外在或内在的因素，本身就存在某种程度的病变，因此单纯去除血栓不能彻底解决问题。急性动脉缺血的诊治虽然不难，但在临床实践中误诊、漏诊却时有发生。作者在既往的临床工作中处理过多例来自一些医院延误诊治的病例，有些病例只能被迫截肢。国外文献报道急性肢体缺血的发病率为每年 1.7/10 000。Blaisdell 及其同事统计 35 所医疗单位的 3000 例以上病例的治疗情况，其中取栓手术死亡率 26%，截肢率 37%，尽管近年来手术技术、护理有所改进，死亡率仍为 25%，截肢率 20%[1-3]。

（一）急性肢体缺血的原因

1．常见原因　急性动脉栓塞、急性动脉血栓形成、血管移植物内血栓形成、动脉外伤、动脉瘤、夹层动脉瘤、介入血管腔内治疗以及各种有创性血管穿刺或置管技术的应用造成动脉血管的损伤。急性肢体缺血的发病中急性动脉栓塞是最常见的，导致动脉栓塞的原因 75% ～ 94% 为心房颤动（房颤）、心脏瓣膜疾病或其他，而罪魁祸首是在心脏内形成的附壁血栓脱落阻塞肢体动脉。过去，心脏瓣膜疾病是动脉栓塞的主要原因，但是随着积极的治疗和心脏外科诊疗技术的进步，此病因实际上已经被消除[4-6]。随着动脉旁路移植术的逐步推广使用，原有的通畅的旁路移植血管闭塞造成急性缺血的发生率也有明显增加，其发生率取决于共有多少旁路移植物[1, 7]，其病因多为血栓形成，而不是栓塞。

2．少见的原因　低血容量性休克，败血症，升血压的血管活性药物的不当应用，血管炎，高凝状态，抗血小板综合征，对抗 C- 蛋白物质的存在，C- 蛋白、S- 蛋白的缺少，抗血栓 - Ⅲ物质存在等，也可以导致肢体远端的缺血，甚至坏死。

（二）急性肢体缺血的病理生理变化

急性肢体缺血发生后，受累部位可以出现三种病理生理变化，而这些变化可以加速病变的发展，减少机体组织功能恢复的机会。

1．血栓进一步发展，阻塞侧支循环开口，甚至阻塞全部侧支循环。

2．缺血部位组织水肿、渗出，出现骨筋膜室综合征。

3．由于血管内皮细胞的水肿，导致小动脉、毛细血管、小静脉管腔狭窄，甚至闭塞。心、脑是高氧供应器官，因此对缺氧非常敏感。在缺血 4 小时后组织开始发生变化，6 小时后出现相应的栓塞现象。将狗的腓肠肌阻断后，与对照组相比，4 小时组织有轻度变化，6 小时有 2 倍以上变化，8 小时有 4 倍以上变化。另外由于缺血造成的横纹肌梗死和溶解，出现高血钾、肌红蛋白血症、高乳酸血症、代谢性酸中毒、GOP 及一些细胞酶谱的增高。同时水肿可能较明显，原因是细胞膜的损伤导致漏出液进入组织间隙。

（三）临床表现与诊断

急性肢体缺血性疾病的临床表现具有一定的特点，受累肢体突然出现疼痛（pain）、苍白（pallor）、无脉（pulselessness）、皮温降低（poikilothermia）、感觉异常（paresthesia）、运动障碍（paralysis），是急性肢体缺血的典型临床表现，也被称为“6P”症。血管分支处是栓塞好发部位，如主－髂动脉分支、股动脉分支、腘动脉分支。在作者近年来诊治的病例中 80% 发生在股、腘动脉。急性肢体缺血后所表现的症状严重程度与栓塞部位和侧支循环建立以及开放程度有重要关系。

过去通常根据病因对急性肢体缺血进行分类——血栓形成或栓塞，因为这可以提示治疗和预后。血栓形成的患者较年轻，但高位截肢风险高。栓塞患者年龄较大，术后死亡风险较高[8, 9]。但是有些学者认为这不是一个有效的分类方式，因为没有方法确切证明闭塞是由血栓或栓子造成。一种更有价值的分类方式是建立在动脉缺血的严重程度上，其对于判定治疗的紧急程度和提示结果很有帮助[10, 11]。

Balas[12] 将此类疾病分为 4 期。1 期：无脉、疼痛、冷感、苍白；2 期：发绀、知觉减退；3 期：斑纹状发绀、感觉麻痹、运动麻痹；4 期：肌强直、肌麻痹、肌肿胀、肌坏死。最佳的治疗时机应当为 1 期与 2 期，当病情发展为 3、4 期时对受累肢体的救护将非常困难，即使得到救护，不同程度的感觉和运动障碍也将伴随患者终身（表 3-1）。

表 3-1　急性下肢缺血的症状与肢体救护的可能性

症状	肢体救护可能性
知觉减退	完全可能
点状出血	可能
知觉麻痹	有一线希望
肌麻痹	残存障碍
肌肿胀	几乎无希望
皮肤水疱	几乎无希望

1986 年，血管外科协会和国际心血管外科协会发布了急性下肢缺血的定义，对于治疗和判断预后非常有价值[13, 14]。2007 年更大的泛大西洋协作共识组织（Trans-Atlantic Inter-Society Consensus）对这一标准进行了修改，将急性缺血定义为肢体灌注突然减少，并对肢体存活造成潜在威胁[15]。具体分型如下。

Ⅰ型：缺血对肢体生存未构成威胁，无需进行外科干预；Ⅱ型：缺血对肢体生存构成威胁，积极的外科干预是为了挽救肢体；Ⅱ a 型：外科干预可以限期进行；Ⅱ b 型：外科干预必须立即进行；Ⅲ型：缺血已经造成组织坏死，肢体挽救丧失机会。其中，Ⅱ型缺血患者需要治疗。Ⅱ a 型（濒临坏死）和Ⅱ b 型（迅速坏死）的区别很重要。对于后者，任何治疗延误都会造成不可逆转的肌肉坏死。反之，对于Ⅱ a 型缺血，仍有时间检查和限期治疗。Ⅱ型缺血包含大多数下肢急性缺血患者，可以这样认为：Ⅱ a 型为亚急性缺血，Ⅱ b 型为急性严重缺血[16]。Ⅱ a 型和Ⅱ b 型缺血最大的三点区别是有无静息痛、感觉缺失和肌肉无力。

值得注意的是，“6P”症多数为突然出现，根据不同病因，血管阻塞的部位、程度及时间、侧支循环情况以及个体对缺血的耐受等的程度不同，“6P”症可以同时出现，也可以仅表现为“3P”或“4P”。当运动障碍（paralysis）出现的同时伴有受累部位肌肉组织变硬、压痛阳性时，表示病情较重，肢体已经开始发生坏死。

关于辅助检查，作者认为单纯肢体动脉超声检查已经足够，除少数疑难病例外，不应为追求过多的辅助检查而延误治疗时机。由于该类疾病的发展特点，任何疏忽和延误都有可能导致患者丧失肢体甚至生命。在诊断中要注意以下几点：

1．确定造成肢体急性缺血的原因，特别是对急性动脉栓塞与静脉血栓形成要很好地进行鉴别（表 3-2 和表 3-3），因这对治疗方法的选择和预后的判断有重要意义。急性肢体动脉栓塞的诊断并不难，突然出现“6P”症同时伴有房颤，是多数肢体动脉栓塞诊断的重要依据。而肢体动脉血栓形成除外伤所致外，更多继发于动脉原有病变，因此详细询问病史和检查有助于诊断。

表 3-2　急性动脉栓塞与动脉血栓形成的鉴别

	动脉栓塞	动脉血栓形成
常见病因	房颤、心脏瓣膜病	动脉硬化
既往病史	无	有肢体缺血表现
辅助检查提示	阻塞部位血管 多数无动脉硬化改变	阻塞部位血管 多数有动脉硬化改变

表 3-3　急性动脉栓塞与静脉血栓形成（股白肿）的鉴别

动脉栓塞	静脉血栓形成
皮温低	皮温正常
皮肤苍白	皮肤淡红
皮肤干燥	皮肤水肿
静脉充盈不良	静脉充盈良好
超声检查示动脉栓塞	超声检查示静脉血栓

2．正确判断血管阻塞的部位　通常情况下，动脉血管阻塞部位下一个关节区可以出现皮温变化，下 1 ～ 2 个关节区出现皮肤色泽变化。不同动脉的急性闭塞的特点如下：

（1）主动脉闭塞：主动脉闭塞的诊断通常很明确。双下肢麻木往往是其特征性表现，患者情况不佳，斑驳变色的皮肤往往延伸超过腹股沟韧带平面到达下腹部，无法触及双下肢动脉搏动。主动脉闭塞的病情特别严重，需要紧急治疗[17]。肾尤其危险，特别是主动脉夹层造成的主动脉闭塞。已有肾衰竭表现的患者，主动脉夹层或闭塞可能已经累及肾动脉。成功的血管重建虽然可以恢复大量肌肉供血，但是缺血再灌注损伤可能引起进一步的肾损害。

（2）髂动脉闭塞：临床表现与主动脉闭塞相似，但是为单侧肢体。受累侧动脉搏动消失，皮肤花斑通常延伸至腹股沟平面。如果有症状提示或者有时间检查，应该排除主动脉夹层的可能。

（3）股腘动脉闭塞：急性下肢缺血最常见的情况是股腘动脉闭塞。缺血的严重程度取决于股深动脉是否仍然通畅。如果股深动脉受累，症状会更加严重。虽然股动脉搏动可能很强（由于血流冲击作用），但动脉可能是闭塞的。图 3-1、图 3-2 为典型下肢动脉栓塞的肢体外观改变，可见皮肤花斑病变，严重者可出现皮肤坏死、肢体红肿等。

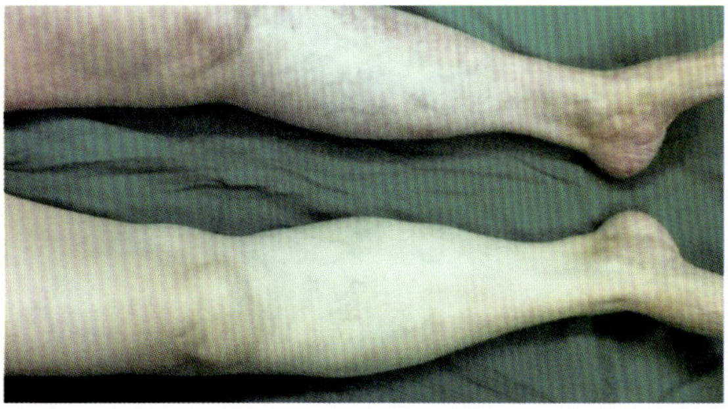

图 3-1　急性下肢缺血典型病变，可见患肢（左侧）皮肤花斑样改变

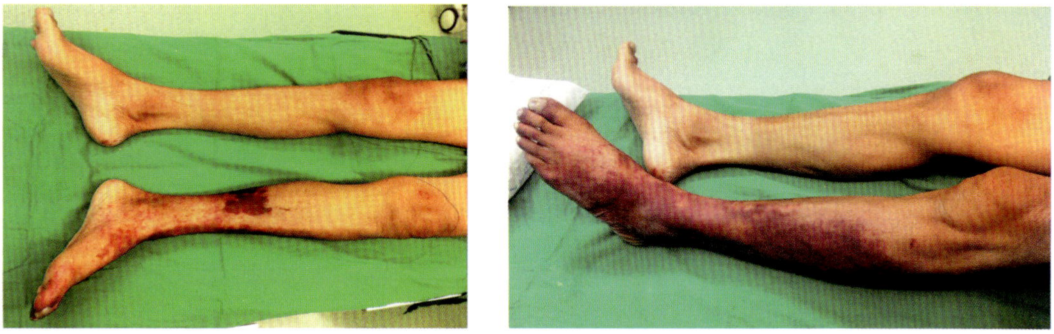

A　　　　B

图 3-2　急性下肢缺血典型病变，可见患肢（左侧）皮肤花斑样改变，局部皮肤坏死

（4）腘动脉和腘动脉远端闭塞：在腘动脉和腘动脉远端闭塞的情况下，小腿肌肉缺血，而股动脉搏动可触及。罕见的发生在年轻患者中的诊断包括由于肌肉压迫或动脉膜囊性病变造成的股动脉血栓。腘动脉瘤血栓形成或栓塞为最凶险的病因，如果在任一侧下肢可触及宽大的腘动脉搏动或受累下肢腘窝出现无搏动性包块，应考虑此诊断。尽管进行积极治疗，这种病情的预后仍然很差[18]。动脉瘤内血栓造成的慢性栓塞会慢慢使远端小血管和动脉远端流出道闭塞，随后动脉瘤内形成血栓，以至无可供血管重建的远端动脉。胫动脉栓塞罕见，因为引起症状的栓子大多数较大，多阻塞近端动脉。对极远端栓子的治疗具有挑战性，因为取栓导管对远端小血管治疗作用有限。有些学者建议，经足部动脉从下方来治疗胫动脉栓塞[19]。

3．肢体血管超声检查是重要诊断手段，临床符合率在90%以上。磁共振血管成像（MRA）也可以提供良好的诊断依据。血管造影虽然是诊断的“金标准”，但不是常规应用，需视具体情况而定，过度等待和依赖血管造影诊断通常会延误治疗的最佳时间。图3-3为典型的动脉栓塞造影表现，可见“齐头”样病变。

4．急性肢体动脉缺血后，机体组织细胞无氧代谢，进而组织酸中毒，钾离子、乳酸、磷酸肌酸酶等释放，以上化验指标的异常不应该成为我们拒绝手术治疗的原因，它提示我们要在围术期进行有效的处理（如利尿、适当碱化血液等），防止不良结果产生。这种现象的缓解或消失通常预示着肢体急性缺血治疗的成功。

5．当明确诊断后应及时进行全身肝素化，通常0.5 ~ 1mg/kg皮下注射。肝素没有溶栓作用，但是可以稳定血栓形态和阻止继发血栓形成。在肢体仍有活力、其他治疗受到限制、患者年龄较大或有合并症时，可以单纯进行抗凝治疗。在没有抗凝药物的时期，对急性下肢缺血的治疗除了截肢，大多是等待，历史记载这类患者的病发率和死亡率都很高。肝素和华法林的出现对这种疾病的治疗立即产生了巨大影响[20-21]。同时，抗凝可以提高取栓术的疗效[22]。

6．在无特殊禁忌证的情况下，应尽快进行外科处理。图3-4为外科取栓手术中取出的动脉血栓。

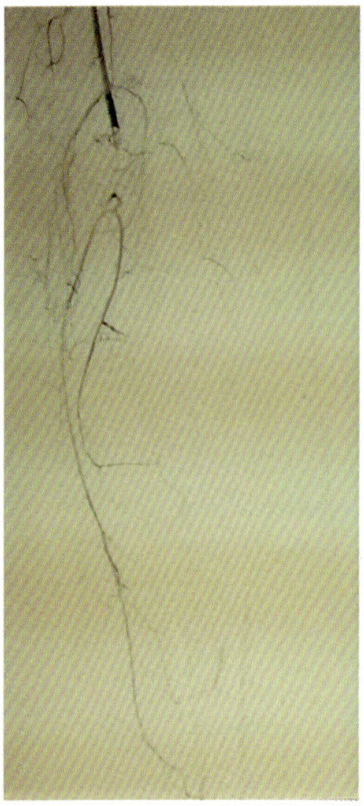

图3-3　急性动脉栓塞的典型数字化减影血管造影（DSA）改变，可见“齐头”样病变

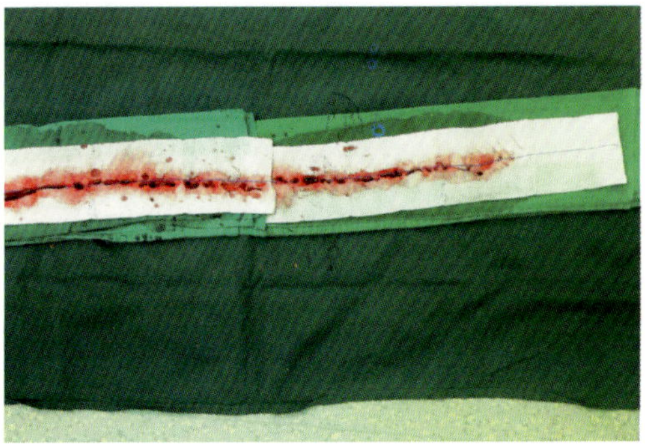

图3-4　急性下肢动脉栓塞术中取出的血栓

（四）外科治疗中可能发生的并发症的预防与处理

急性肢体缺血治疗的主要目的是肢体救护和患者生命的救护，而成功的肢体救护不但挽救了患者的肢体，同时也挽救了生命。肢体的救护取决于肢体缺血的严重程度、范围、时间、造成缺血的原因、肢体远端血栓繁殖的情况以及医疗干预的及时和得当与否。我们在治疗前首先要注意以下问题：①明确诊断后为防止继发血栓形成或发展，应立即进行抗凝；②正确判断病变部位，针对缺血的原因制订治疗方案，在疏通被阻塞的血管的同时，强调对原发疾病的治疗；③包括其他部位或脏器再发栓塞或血栓形成的病情知晓。

治疗方法有手术、溶栓、介入血栓消除三种。外科手术的死亡率是 10% ～ 30%，截肢率是 3% ～ 7%。溶栓死亡率是 7% ～ 44%，截肢率是 7% ～ 17%[23-25]。理想的治疗方法应该是最小的侵袭、最快的干预、最完全的取栓（包括微血管内的血栓）、最好的血管内膜保护及最可靠的血管狭窄部位消除。遗憾的是尚未发现这种理想方法，因此相比之下，外科手术是最好的选择。

手术方法有取栓、内膜剥脱、血管成形、血管转流、静脉动脉化、小腿筋膜切开等，视患者具体情况进行选用。对人造血管等移植物内形成的血栓进行治疗时，不能单纯取栓，同时要探查吻合口，对出现的狭窄要进行处理，如利用血管补片成形、支架植入等。而废弃原有血管移植物，利用新移植物重新进行血管转流通常是明智之举，特别是对多次出现血管移植物血栓的病例。

1911 年 Lahey 首先实行栓子摘除术治疗动脉栓塞。自 1963 年 Fogarty 球囊导管问世以来，手术操作大大简化，手术成功率有了极大的提高[26]。此后外科手术成为急性下肢缺血的主要治疗方式。现在，随着血管外科专业知识和技术的推广普及，越来越多的非专科医师也开展了该项手术。以下介绍一些手术操作细节和技巧。首先术者要了解主要解剖结构的体表投影，如腹主动脉分叉部（位于脐水平）、膝下三分叉部（位于膝关节下 10 cm 附近）等。

1．手术时机的选择　肢体各组织对急性缺血的耐受时间是有限度的，通常神经组织为 4 ～ 6 小时、肌肉为 6 ～ 8 小时、皮肤为 8 ～ 10 小时；超出耐受限度，机体组织将出现不可逆转的损伤。因此急性下肢缺血治疗的黄金时间应该在发病后 12 小时内。作者治疗的近 200 例病例中，12 小时内处理者，截肢率、死亡率均为 0；12 小时后处理者，截肢率 60%、死亡率 50%。尽管如此，对于延迟就诊的患者，也应该尽早手术治疗，即使出现坏死现象也不要等到坏死平面明显出现后再手术。因为通过早期手术：①部分患者的患肢可以得到挽救；②对于不能挽救肢体的非延迟就诊患者，取栓手术可以降低截肢平面，利于伤口愈合；③通过取栓手术可以提高患者的生存质量，恢复循环功能，减少肾功能不全等并发症的发生。

2．手术部位与血管切开方式的选择　常见的手术部位为股动脉，必要时可以选择腘动脉或胫动脉。动脉切开方式可以选择横切口和纵切口，但对年龄大、血管质量不好、动脉硬化较严重或血管直径较小的病例一定要采用纵切口，这样可以在需要时进行血管内膜剥脱、补片成形处理。

3．血管内取栓应注意的问题

（1）选择合适的取栓导管（Fogarty 导管）：通常髂动脉用 6F 或 7F 导管，股动脉用 4F 导管，胫动脉用 3F 导管。

（2）取栓导管插入血管腔内时动作要轻柔，当遇到阻力时可能有下列问题存在：栓子或血栓为陈旧性并已机化；导管位于血管分支处；动脉狭窄或闭塞；导管进入动脉夹层；导管已穿透血管进入组织内。此时要仔细分析，采用相应对策，切莫强行通过。

（3）取栓导管插入血管腔后向球囊注水，然后缓慢拉出，如遇到阻力，要抽水缩小球囊后再通过，否则会损伤血管壁。作者近年来曾遇到 3 例取栓时动脉损伤的情况，其中 2 例需要手术修补。

（4）如果动脉远端已有回血，应结束取栓，防止反复用导管拉栓而损伤血管内膜。

（5）闭合血管切口时，注意预防管腔狭窄，必要时加用补片。

4．取栓导管无法通过近、远端导管　这种情况通常是：①近、远端血管有狭窄，导管无法通过；②取栓导管进入了血管小分支内；③取栓导管穿破血管或损伤了血管内膜。手术中遇此情况切勿暴力强行通过。如有条件做术中血管造影或血管超声检查，根据具体情况进行相应处理。如不能进行上述检查，可探查血管，如小腿胫腓动脉干，通过胫腓动脉干向动脉远端取栓，如果依然不能成功，可以考虑做狭窄部位血管内膜剥脱、补片成形以及应用大隐静脉或人造血管做腋 - 股、双侧股 - 股、同侧股 - 胫腓动脉干血管旁路移植。

5．小腿肿胀　下肢动脉取栓后，时常出现小腿肿胀。原因可能有三种：①动脉供血良好，静脉回流尚不能完全胜任，需要一定时间适应。对于此种情况无需特殊处理，可以适量服用一些促静脉回流药物。②骨筋膜室综合征。③动脉壁破损，高压的血流进入组织间隙。我们必须对上述情况进行很好的鉴别并及时处理，当难于进行判断和鉴别时，可以借助术中血管超声或血管造影。对骨筋膜室综合征可以做深筋膜切开减压。而对血管损伤者，应该立刻做动脉探查、修补。

6．代谢障碍与肌源性肾病综合征　每一位血管外科医师都熟知，在一些成功进行血管重建的患者中依然存在死亡的结果，特别是一些发生在主动脉下端骑跨急性栓塞同时伴临床缺血表现的老年患者。在这些病例中，伴随着取栓成功的却是患者在几小时内死亡。造成死亡的主要原因是机体的代谢性酸中毒和恢复血运后坏死及变性肌肉组织释放的代谢毒素，也可能是由于错过或延误急性动脉栓塞或外伤后血管重建的最好时机。这种不良后果的产生和严重程度根据年龄与个体的耐受而不同。年轻患者承受这种打击的能力强些。Bywaters 首先详细描述了组织因缺氧而出现的严重组织代谢异常的临床现象。他于 1941 年在德国通过对许多病例的观察指出：由于来自肌肉组织闪电性损伤打击，导致急性肾衰竭。这些受害者好像是受到了来自建筑物倒塌后飞来的碎石击伤或挤压。由于肌肉严重损伤后出现的病理生理变化而释放的代谢物所产生的肌红蛋白血症和肌红蛋白血尿是产生肾衰竭的主要原因。肌肉组织受损后的形态变化一般认为是骨骼肌溶解现象。1960 年 Haimovici 进一步强调急性肌肉缺血后会出现肌肉梗死、肌红蛋白尿和肾衰竭[4]。随之 Fisher/Fogarty 等发现在股动脉栓塞后，股静脉血内钾含量增高、pH 下降，这些变化可以导致突然的心律失常。

为了防止上述问题发生，根据我们的经验，在血管再通后可以根据具体情况选择采用如下措施：①动脉远端给予尿激酶，疏通微循环；②给予适量的 25%甘露醇、5%碳酸氢钠和呋塞米（速尿）10mg；③分次间断开放远端动脉，控制再灌注量，让肾有间断排泄代谢废物的时间；④切开股静脉，放出适量含有大量代谢废物的血液；⑤血液滤化。

7．无法进行血管疏通　事实上，随着疾病谱的变化，现在急性下肢缺血的患者常合并外周动脉疾病。因此取栓术变得越来越复杂，单纯取栓对于急性动脉血栓形成的治疗效果往往不佳[27-28]。在这种情况下，对外科旁路手术的需求与日俱增，对于通过各种努力仍然无法进行取栓或血管转流的病例，可以根据具体情况采用解剖途径外血管转流，如股 - 股、腋 - 股动脉转流，静脉动脉化，交感神经干切除，肢体骨髓移植等方法来尝试挽救肢体，如果仍不能成功，可以早期选择合适部位截肢，以减少代谢变化对患者的打击，而不要等待坏死平面完全出现后再处理。

8．急性肢体缺血治疗的 Cooler 疗效判断标准

（1）优秀：循环恢复，1 处或多处脉搏恢复。

（2）良好：循环恢复，无脉搏恢复。

（3）一般：仅有功能恢复，但仍有持续的缺血表现，无脉搏恢复。

（4）不良：患者肢体丧失，静息痛，间歇性跛行，死亡。

参考文献

1．Davies B，Braithwaite BD，Birch PA，*et al*．Acute leg ischaemia in Gloucestershire．*Br J Surg*，1997，84（4）：504-508．

2．Costantini V，Lenti M．Treatment of acute occlusion of peripheral arteries．*Thromb Res*，2002，106（6）：V285-V294．

3．Blaisdell FW，Steele M，Allen RE．Management of acute lower extremity arterial ischemia due to embolism and thrombosis．*Surgery*，1978，84（6）：822-834．

4．Haimovici H．Peripheral arterial embolism：a study of 330 unselected cases of embolism of the extremities．*Angiology*，1950，1（1）：20-45．

5．Abbott WM，Maloney RD，Mccabe CC，*et al*．Arterial embolism：a 44 year perspective．*Am J Surg*，1982，143（4）：460-464．

6．Tawes RJ，Harris EJ，Brown WH，*et al*．Arterial thromboembolism．A 20-year perspective．*Arch Surg*，1985，120（5）：595-599．

7．Campbell WB，Ridler BM，Szymanska TH．Current management of acute leg ischaemia：results of an audit by the Vascular Surgical Society of Great Britain and Ireland．*Br J Surg*，1998，85（11）：1498-1503．

8．Cambria RP，Abbott WM．Acute arterial thrombosis of the lower extremity．Its natural history contrasted with arterial embolism．*Arch Surg*，1984，119（7）：784-787．

9．Dale WA．Differential management of acute peripheral arterial ischemia．*J Vasc Surg*，1984，1（2）：269-278．

10．Jivegard L，Bergqvist D，Holm J．When is urgent revascularization unnecessary for acute lower limb ischaemia?*Eur J Vasc Endovasc Surg*，1995，9（4）：448-453．

11．Earnshaw JJ，Hopkinson BR，Makin GS．Acute critical ischaemia of the limb：a prospective evaluation．*Eur J Vasc Surg*，1990，4（4）：365-368．

12．Balas P，Bonatsos G，Xeromeritis N，*et al*．Early surgical results on acute arterial occlusion of the extremities．*J Cardiovasc Surg（Torino）*，1985，26（3）：262-269．

13．Suggested standards for reports dealing with lower extremity ischemia．Prepared by the Ad Hoc Committee on Reporting Standards，Society for Vascular Surgery/North American Chapter，International Society for Cardiovascular Surgery．*J Vasc Surg*，1986，4（1）：80-94．

14．Rutherford RB，Baker JD，Ernst C，*et al*．Recommended standards for reports dealing with lower extremity ischemia：revised version．*J Vasc Surg*，1997，26（3）：517-538．

15．Norgren L，Hiatt WR，Dormandy JA，*et al*．Inter-Society Consensus for the Management of

Peripheral Arterial Disease (TASC II). *J Vasc Surg*, 2007, 45Suppl S: S5-S67.
16. Earnshaw JJ, Hopkinson BR, Makin GS. Acute critical ischaemia of the limb: a prospective evaluation. *Eur J Vasc Surg*, 1990, 4 (4): 365-368.
17. Littooy FN, Baker WH. Acute aortic occlusion--a multifaceted catastrophe. *J Vasc Surg*, 1986, 4 (3): 211-216.
18. Galland RB. Popliteal aneurysms: from John Hunter to the 21st century. *Ann R Coll Surg Engl*, 2007, 89 (5): 466-471.
19. Mahmood A, Hardy R, Garnham A, *et al*. Microtibial embolectomy. *Eur J Vasc Endovasc Surg*, 2003, 25 (1): 35-39.
20. Rosen RL. Heparin and warfarin: use of anticoagulants in the prevention and treatment of venous thrombosis and pulmonary embolism. *J Fam Pract*, 1979, 8 (5): 923-927.
21. Blaisdell FW, Steele M, Allen RE. Management of acute lower extremity arterial ischemia due to embolism and thrombosis. *Surgery*, 1978, 84 (6): 822-834.
22. Campbell WB, Ridler BM, Szymanska TH. Two-year follow-up after acute thromboembolic limb ischaemia: the importance of anticoagulation. *Eur J Vasc Endovasc Surg*, 2000, 19 (2): 169-173.
23. Aune S, Pedersen OM, Trippestad A. Surveillance of above-knee prosthetic femoropopliteal bypass. *Eur J Vasc Endovasc Surg*, 1998, 16 (6): 509-512.
24. Aune S, Trippestad A. Operative mortality and long-term survival of patients operated on for acute lower limb ischaemia. *Eur J Vasc Endovasc Surg*, 1998, 15 (2): 143-146.
25. Ouriel K, Veith FJ, Sasahara AA. A comparison of recombinant urokinase with vascular Surgery as initial treatment for acute arterial occlusion of the legs. Thrombolysis or Peripheral Arterial Surgery (TOPAS) Investigators. *N Engl J Med*, 1998, 338 (16): 1105-1111.
26. Fogarty TJ, Cranley JJ, Krause RJ, *et al*. A method for extraction of arterial emboli and thrombi. *Surg Gynecol Obstet*, 1963, 116: 241-244.
27. Jivegard L, Wingren U. Management of acute limb ischaemia over two decades: the Swedish experience. *Eur J Vasc Endovasc Surg*, 1999, 18 (2): 93-95.
28. Ljungman C, Holmberg L, Bergqvist D, *et al*. Amputation risk and survival after embolectomy for acute arterial ischaemia. Time trends in a defined Swedish population. *Eur J Vasc Endovasc Surg*, 1996, 11 (2): 176-182.

急性下肢动脉栓塞典型病例

病例摘要

女，80 岁。住院日期：2013-1-2 急诊入院

主诉：突发左下肢无力、麻木、发凉、胀痛 9 小时。

现病史：患者今日 9 小时前于睡眠中突发左下肢无力，伴胀痛、麻木、发凉，无力以大腿明显，发凉足部明显，3 小时前患者疼痛、发凉加重，伴左下肢皮肤多发小片瘀斑，无发热，

无咳嗽、咳痰，无尿血、腹痛、黑便等，无胸闷、胸痛、上肢肢体无力、神志障碍等。就诊于复兴医院及我院急诊，行心电图（2013-1-2 我院急诊）示“房颤心律，室性早搏，T 波异常，前壁心肌缺血可能性大”，生化（2013-1-2 我院急诊）：BNP 854.8pg/ml，BUN 9.38mmol/L，MYOG 934.9ng/ml。凝血示（2013-1-2 我院急诊）：D-Dimer 2.50mg/L，FDP 17.3mg/L。B 超示（2013-1-2 我院急诊）：腹主动脉、髂动脉粥样硬化，左侧髂总动脉闭塞，双下肢动脉粥样硬化，左下肢动脉血流充盈差。心肌酶（2013-1-2 外院）无明显异常，急诊以“急性下肢动脉栓塞”收住院。自发病以来，患者精神、饮食差，二便正常，体重无明显变化。

既往史：高血压 10 余年，长期口服药物治疗（具体不详），血压控制在 120/80mmHg 左右。冠心病十余年，表现为不稳定心绞痛，夜间及活动时有喘憋，目前服用多种药物控制（具体不详）。否认糖尿病、肝炎、结核等疾病病史。无手术外伤史，无药物、食物过敏史。

个人史：生于当地，否认疫区居住史。吸烟 5 年，已戒烟 40 年。偶饮酒。

月经婚育史：适龄婚育，已绝经，配偶及子女体健。

家族史：儿子患有冠心病、心肌梗死，曾行急诊冠状动脉介入（PCI）术。家族中无类似病史及遗传病史。

入院查体主要发现：

T：36.8℃　P：50 次 / 分　R：20 次 / 分　BP：135/75mmHg

发育正常，营养良好，轮椅推入病房，表情痛苦，查体合作。左下肢皮肤多发瘀斑，余全身皮肤黏膜无黄染及出血点，无肝掌及蜘蛛痣。双肺呼吸音清，未闻及干湿啰音。心前区无隆起，未触及震颤，心界扩大，心率 69 次 / 分，心律不齐，第一心音强弱不等，余各瓣膜听诊区未闻及病理性杂音。腹平坦，无腹部静脉曲张。全腹无压痛、反跳痛及肌紧张。全腹叩鼓音，肠鸣音 4 次 / 分。双下肢不肿。

专科查体：

颈部对称，颈静脉无怒张，颈动脉无异常搏动，未触及震颤，未闻及血管杂音，双上肢动脉搏动正常，胸腹部未见静脉曲张，胸腹部未闻及血管性杂音。左侧股动脉、腘动脉、足背动脉、胫后动脉未触及，右侧股动脉、腘动脉、胫后动脉搏动好，足背动脉未触及。左下肢苍白，多发瘀斑，左下肢皮温减低，足部皮温明显减低。左小腿以下感觉功能减退，左膝关节、踝关节、足趾运动功能明显减退。右下肢略苍白，皮温稍减低。

辅助检查：

心电图（2013-1-2 我院急诊）：房颤心律，室性早搏，T 波异常，前壁心肌缺血可能性大。

生化（2013-1-2 我院急诊）：BNP 854.8pg/ml，Crea 98.3μmol/L，BUN 9.38mmol/L，K 4.24mmol/L，CK 156IU/L，MYOG 934.9ng/ml。

凝血示（2013-1-2 我院急诊）：D-Dimer 2.50mg/L，FDP 17.3mg/L，PT 11.2s，INR 1.00，APTT 32.4s。

B 超示（2013-1-2 我院急诊）：腹主动脉、髂动脉粥样硬化，左侧髂总动脉闭塞，双下肢动脉粥样硬化，左下肢动脉血流充盈差。

主要诊断及诊断思路：

急性左下肢髂动脉栓塞：患者为老年女性，急性病程。主要表现为突发左下肢腹股沟下方肢体无力、冰冷、疼痛、麻木逐渐加重。查体左侧股动脉、腘动脉、足背动脉、胫后动脉未触及，右侧股动脉、腘动脉、胫后动脉搏动好，足背动脉未触及。左下肢苍白，多发瘀斑，左下肢皮温减低，足部皮温明显减低（图 3-5、图 3-6）。左小腿以下感觉功能减退，左膝关节、踝关节、足趾运动功能明显减退。心电图示房颤心律。B 超示腹主动脉、髂动脉粥样硬化，左侧髂总动脉闭塞，双下肢动脉粥样硬化，左下肢动脉血流充盈差。考虑患者为房颤导致心房栓子脱落继发下肢动脉栓塞，患者 5P 征（疼痛、苍白、麻木、肢体运动障碍、无脉）齐全典型，考虑诊断比较明确。

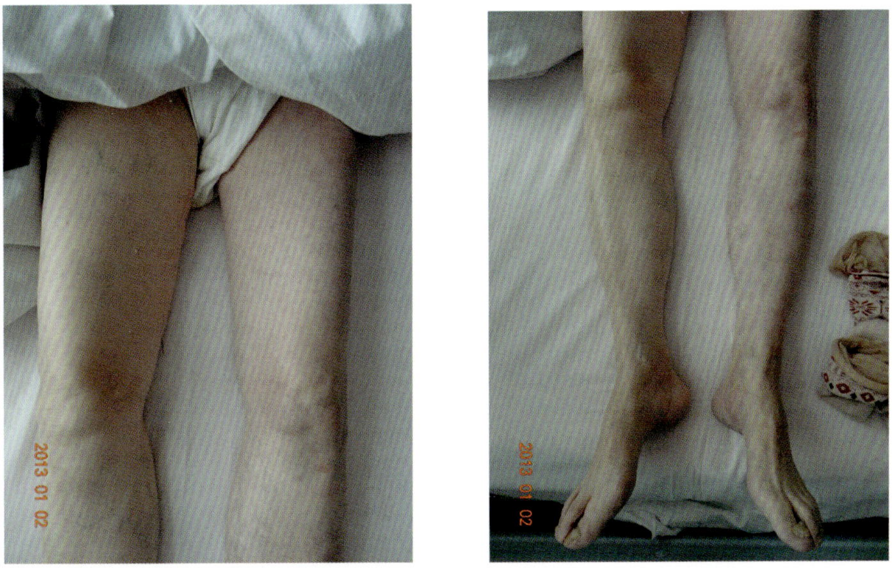

图 3-5　患者入院时肢体情况：可见左下肢苍白，多发瘀斑

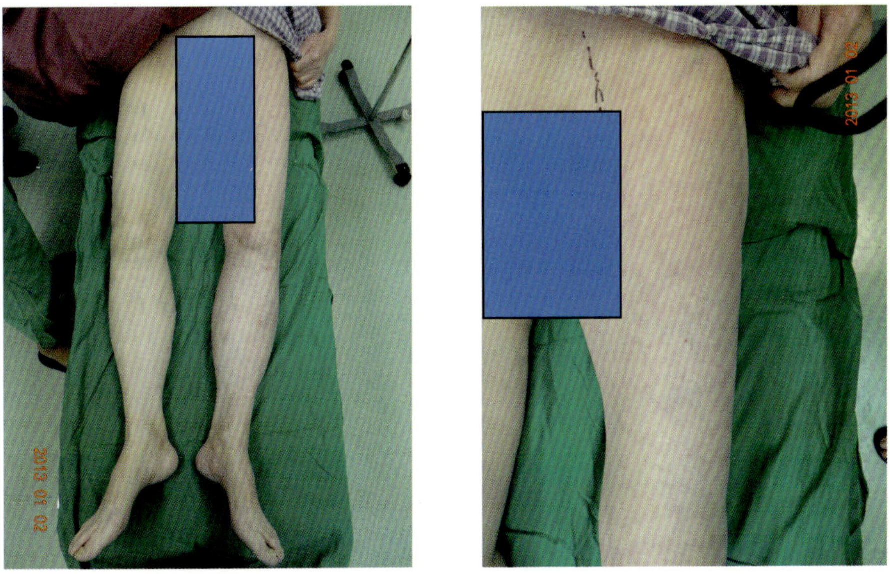

图 3-6　患者术前肢体情况：可见左下肢苍白，瘀斑较前继续加重

患者急性下肢无力、发凉、疼痛仍需与如下疾病鉴别：①左下肢动脉硬化闭塞症继发血栓形成：多为慢性病程基础上急性加重，既往一般有间隙性跛行或静息痛症状，由于肢体长期慢性缺血，多有侧支循环形成，血栓形成导致症状急性加重时，5P 征不如动脉栓塞典型、严重，同时一般对侧肢体动脉波动弱或不可触及，CT 血管造影（CTA）、MRA 可发现双侧下肢动脉多发硬化、狭窄，多发侧支循环及急性血栓形成征象。该患者既往有长期吸烟病史，B 超示腹主动脉、髂动脉粥样硬化，双下肢动脉粥样硬化，不能除外动脉硬化闭塞症，但患者既往病史中并无间歇性跛行，此次发病急、重，迅速进展至肢体无力及颜色改变，入院查体对侧静候动脉搏动良好，考虑急性动脉硬化基础上血栓形成可能性不大。必要时需进一步行 CTA 等检查以明确，但患者目前存在急性横纹肌溶解综合征前期表现，肾功能不全，暂不考虑 CTA 检查。②血栓闭塞性脉管炎：多发生于青年男性，病程较长，常有游走性浅静脉炎病史，在继发血栓形成时可表现为急性加重的肢体麻木、发凉疼痛，但主要累及肢体中小动脉，查体可发现近端大动脉搏动良好，而远端小动脉搏动减弱或消失，与该患者不符。③下肢深静脉血栓形成：多为急性发病，患侧肢体突发肿胀、疼痛，一般不引起肢体发凉，查体下肢肿胀为可凹性，Homans 征阳性。下肢血管彩超可发现深静脉内血栓，与该患者不符，不考虑该诊断。

诊疗过程：

1．完善血、尿常规、生化、感染筛查、凝血、心电图等必要的术前检查。

2．急诊手术治疗。患者于 2013-1-2 腰麻下行左侧股动脉切开取栓术。麻醉成功后沿左侧腹股沟韧带中点内侧纵行切口，长约 9cm，依次切开皮肤、皮下组织、部分腹股沟韧带、股血管鞘，游离、显露股动脉，静脉注射肝素 3.6ml（肝素 1 支入 2ml 0.9% 的生理盐水中），10 分钟后，切开股动脉，用 Fogarty 导管向上取栓，取出血栓约 20cm，为红色及暗紫色陈旧血栓，近心端有鲜血喷出；用 Fogarty 导管向下取栓，未见血栓，远端返血良好。肝素盐水反复冲洗血管腔，用 6-0 proline 线缝合股动脉切口，吻合口喷以生物蛋白胶，认真止血，清点器械、敷料无误，缝合部分腹股沟韧带，逐层缝合切开各层。手术进行顺利，麻醉满意，术中出血约 50ml，术后即刻左足背动脉搏动可触及，患者因高龄、内科合并症多入外科重症监护室（SICU）（图 3-7）。

3．术后治疗：普通肝素泵持续泵点抗凝，维持凝血指标活化部分凝血酶时间（APTT）控制于正常值 1.5 ～ 2.5 倍；连用 3 天激素；同时予碳酸氢钠碱化尿液；予前列地尔（凯时）、罂粟碱扩张血管、解痉治疗；密切注意患者心、肾功能。每 3 ～ 6 小时监测凝血。重点监测生命体征，患肢颜色、温度、肿胀情况及足背动脉搏动情况，监测血、尿常规、生化（重点为肾功能、电解质、肌红蛋白、心肌酶谱等）。待急性期后口服氢氯噻嗪、螺内酯消肿。患者入 SICU 期间曾出现非 ST 段抬高型心肌梗死，予扩冠、调脂、稳定斑块、营养心肌等治疗后好转。转回普通病房继续治疗，患者逐步转为口服华法林抗凝治疗，维持国际标准化比值（INR）2 ～ 2.5，患者伤口愈合良好，下地活动正常。

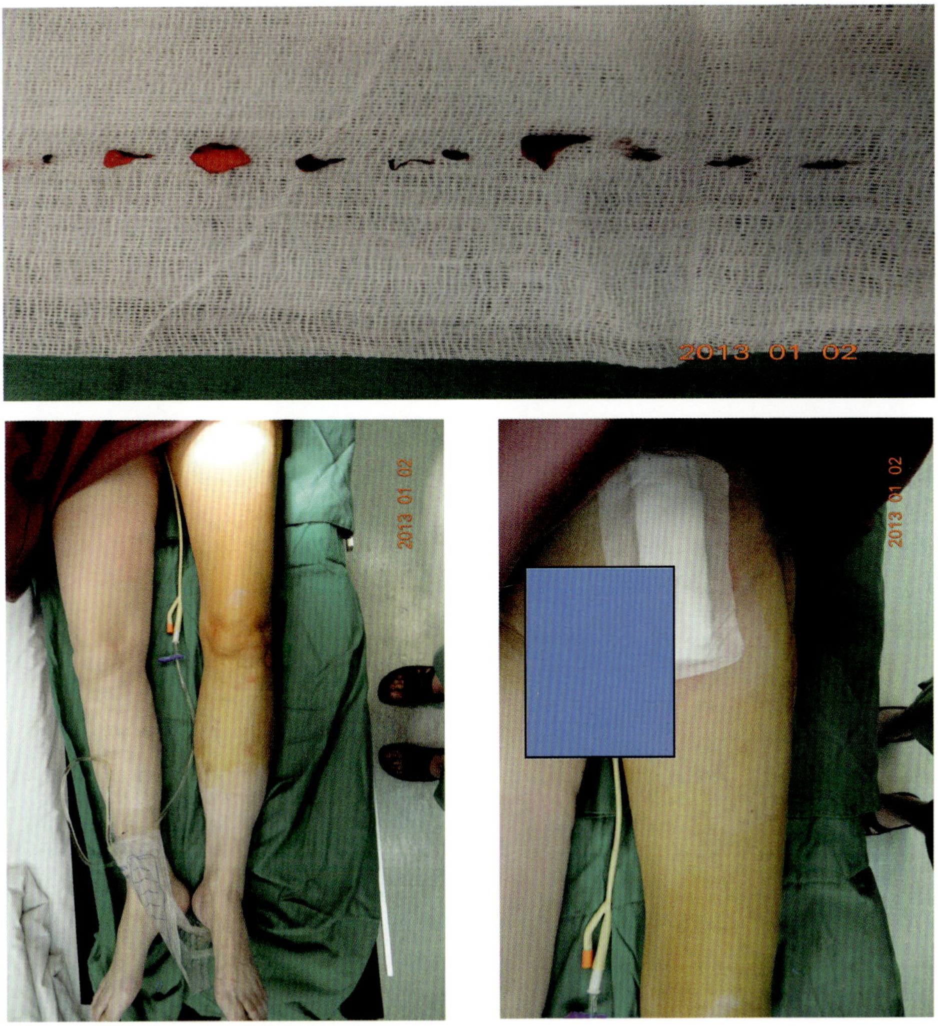

图 3-7　术中取出红色及暗紫色陈旧血栓，术后左下肢苍白、瘀斑明显好转

出院后处理：

1．门诊复诊，长期口服华法林抗凝治疗，定期监测凝血指标 [凝血酶原时间（PT 及 INR）]，调整药物剂量，定期行血管影像学检查。

2．心内科门诊随诊，诊治高血压、冠心病、房颤。

3．改善生活方式，行降压、降脂、利尿消肿治疗。

急性下肢动脉血栓形成典型病例

病例摘要

男，11 岁。住院日期：2012-10-29 入院

主诉：左下肢疼痛 2 月余。

现病史：患者 2 月余前于儿童医院住院治疗“紫癜肾、卡肺”期间逐渐出现左下肢疼痛，腹股沟区、腘窝为著，伴发凉，指甲青紫，休息后不缓解，肌肉逐渐萎缩，无发热，

行下肢动脉超声示：左腘动脉栓塞，予“肝素、尿激酶”等治疗，疼痛稍好转，2个月前（2012-8-22）于宣武医院行左下肢动脉造影（图3-8），术中见左髂动脉闭塞，左股浅动脉、腘动脉闭塞，予置管溶栓。术后患者疼痛、发凉好转，无静息痛，步行100米后出现疼痛，后疼痛逐渐加重。3天前外院复查B超示：左侧股浅动脉起始段管壁内多发附壁血栓，左侧腘动脉、胫后动脉完全闭塞，左侧胫前动脉起始部闭塞。为求进一步诊治来我院。自发病以来，患者精神饮食可，无咳嗽、咯血，无胸痛，目前二便正常，体重无明显变化。

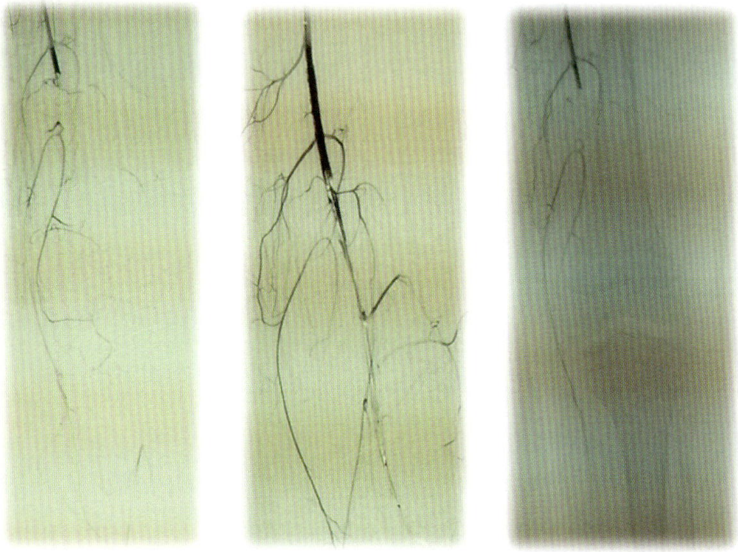

图3-8 入院时数字减影血管造影（DSA）示左髂动脉、左股浅动脉、腘动脉闭塞

既往史：10个月前因“皮疹、血尿”就诊于外院，诊断为“过敏性紫癜”，予激素治疗，目前无血尿、蛋白尿，激素规律减量至泼尼松25mg Qod。否认冠心病、糖尿病、高血压病、结核、肝炎等疾病病史。无外伤史、无输血史、无药物食物过敏史。

个人史：生于当地，否认疫区居住史，不嗜烟酒，规律接种疫苗。

家族史：家族中无类似病史及遗传病史。

入院查体主要发现：

T：36.5℃ P：80次/分 R：20次/分 BP：140/80mmHg

患者发育正常，营养良好，步入病房，库欣面容。心肺腹（—），双下肢轻度可凹形水肿。

专科查体：

颈部对称，颈静脉无怒张，颈动脉无异常搏动，未触及震颤，未闻及血管杂音，双上肢动脉搏动正常，胸腹部未见静脉曲张，胸腹部未闻及血管性杂音。左侧股动脉、腘动脉、足背动脉、胫后动脉未触及，右侧股动脉、腘动脉、胫后动脉搏动好，足背动脉未触及。左下肢苍白，多发瘀斑，左下肢皮温减低，足部皮温明显减低。左小腿以下感觉功能减退，左膝关节、踝关节、足趾运动功能明显减退。右下肢略苍白，皮温稍减低。

辅助检查：

下肢血管 B 超（2012-10-26 外院）：左侧股浅动脉起始段管壁内多发附壁血栓。左侧股浅动脉中断，血流充盈欠佳。左侧腘动脉、胫后动脉完全闭塞，左侧胫前动脉起始部闭塞。

凝血（2012-10-25 外院）：PT 19.1s（11.0 ～ 15.0s），INR 1.660。

24h 尿蛋白定量（2012-10-25）55.33mg/d。

主要诊断及诊断思路：

1．左下肢动脉血栓形成：学龄期男童，慢性病程。主要表现为缓慢进展的下肢疼痛、发凉、乏力。患儿 2 个月前以急性肾衰竭起病，由于血液浓缩及高脂血症造成血液黏度增加，某些蛋白质从尿中丢失，肝代偿合成增多，引起机体凝血、抗凝、纤溶系统失衡，血小板功能亢进。另患儿长期使用糖皮质激素，还曾行甲泼尼龙冲击治疗，使机体处于高凝状态，容易形成血栓、栓塞等并发症。查体示左下肢股动脉搏动未触及，腘动脉、足背动脉、胫后动脉均未触及。左下肢小腿及左足苍白，皮温低。B 超示左股浅动脉多发血栓。左腘动脉、胫后动脉、左胫前动脉起始部闭塞。诊断较明确。

2．过敏性紫癜：病史提供，诊断明确。

鉴别诊断：

1．左下肢动脉栓塞：多为急性发病，常表现为疼痛、苍白、无脉、麻痹、感觉异常，症状进展迅速，该患儿病史已有 2 个月，B 超及动脉造影均不支持此诊断（表 3-4）。

表 3-4　急性动脉栓塞和急性动脉血栓形成的鉴别

	急性动脉栓塞	急性动脉血栓形成
病程	起病急、发展快	起病较慢
危险因素	房颤、二尖瓣狭窄	糖尿病、高血压、高胆固醇血症
长期供血不足症状（麻木、畏寒、间歇性跛行）	无	有
肢体坏疽等严重缺血表现	多	少
对侧肢体血管搏动	好	差
皮肤、趾甲、肌肉萎缩	无	有
血管特点	管壁相对光滑，栓子近端膨大	动脉管壁粗糙、扭曲、阶段性阻塞
侧支循环	少	多

2．左下肢动脉硬化闭塞症：多为中老年发病，有高血压、高血脂、冠心病、糖尿病等危险因素，有间歇性跛行或静息痛的典型症状，与该患者不十分相符，必要时可行 CTA、动脉造影等鉴别。

3．血栓闭塞性脉管炎：多发生于青年男性，常有游走性浅静脉炎病史，主要累及肢体中小动脉，与该患者不符。

4．多发性大动脉炎：多见于青年女性，主要累及主动脉及其分支，有时可导致肢体动脉缺血，与该患者不符，必要时可行相关免疫学指标、CTA、动脉造影等鉴别。

诊疗过程：

1．完善血、尿常规、生化、感筛、凝血、心电图等必要的术前检查，激素移行减量。

2．手术治疗。患者于 2012 年 10 月 30 日全麻下行左腘动脉切开取栓术。患者取仰卧位，常规消毒铺无菌巾，全麻成功后，于左侧膝关节上方切口，长约 10cm，依次切开皮肤、皮下组织、阔筋膜，分离肌肉，显露左侧腘动脉，静脉注射肝素化 10 分钟后，切开腘动脉，见腘动脉内充满血栓，取出血栓，用 Fogarty 导管向下、向上取栓，分别取出白色血栓长 3cm 左右，远端有鲜血涌出，近端有鲜血喷出，肝素盐水反复冲洗血管腔，并向血管腔内注入巴曲酶（东菱迪芙）10BU，缝合腘动脉切口，缝合口用胶原蛋白海绵压迫止血，认真止血，清点器械、敷料无误，留置伤口引流管一根，逐层缝合切口。手术进行顺利，麻醉满意，术中出血约 60ml，患者安全返回病房。

3．术后治疗：普通肝素泵持续泵点抗凝，维持凝血指标 APTT 控制于正常值 1.5 ~ 2.5 倍；静脉激素治疗；予凯时、罂粟碱扩张血管、解痉治疗；密切注意患者心、肾功能。每 6 小时监测凝血。重点监测生命体征，患肢颜色、温度、肿胀情况及足背动脉搏动情况，监测血、尿常规、生化（重点为肾功能、电解质、肌红蛋白、心肌酶谱等）。患者逐步转为口服华法林抗凝治疗，维持 INR 2 ~ 2.5（图 3-9），患者伤口愈合良好，下地活动正常。

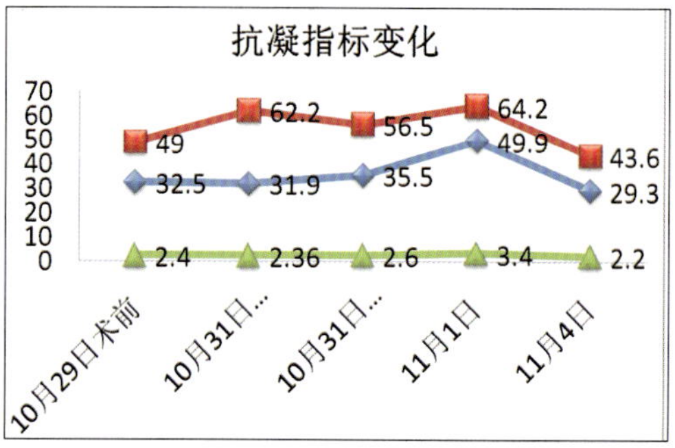

术后华法林 3mg　　　　10 月 31 日早改华法林 1.5mg

术后肝素泵持续静点至 11 月 2 日

图 3-9　患者住院期间主要化验指标变化

出院后处理：

1．门诊复诊，长期口服华法林抗凝治疗，定期监测凝血指标（PT 及 INR），调整药物剂量，定期行血管影像学检查。

2．肾内科门诊随诊，诊治紫癜肾，调整激素。

3．改善生活方式，加强患肢活动。

二、主动脉夹层

主动脉夹层（aortic dissection，AD）是指主动脉腔内的血液从主动脉内膜撕裂口进入主动脉壁内，使主动脉壁中层形成夹层血肿，并沿主动脉纵轴扩展的一种心血管系统的灾难性疾病[1]。由于内膜局部撕裂并受到强有力的血液冲击，内膜逐步剥离、扩展，在动脉内形成真、假两腔，从而导致一系列包括撕裂样疼痛在内的表现。当远端破口累及髂动脉或股动脉，可以引起腿疼的症状[2]。主动脉是身体的主干血管，承受直接来自心脏搏动的压力，血流量巨大，一旦出现内膜层撕裂，如果不进行恰当和及时的治疗，破裂的机会非常大，死亡率也非常高。及时进行适当的药物和手术治疗，可大大提高生存率，病死率降为18% ～ 27%[3]。因此，迅速的临床识别和特征性的诊断检查对此类患者的处理至关重要。

（一）流行病学

AD 发病率有逐年增长的趋势，但确切发病率尚不清楚。来自发达国家的早期尸检资料表明，其平均年发病率为（5 ～ 10）/100 万人口，在美国每年新发病至少 2000 例[4]。AD 最常发生在 50 ～ 70 岁的男性人群。年轻患者常有独特的危险因素，病死率并不比老年低。国内的报道逐年增多，由于对疾病的认识不够，特别是在基层医院受条件限制，常被误诊及漏诊。

（二）病因

1．主动脉中层退行性变　正常的人体动脉血管由 3 层结构组成，即内膜、中膜和外膜，3 层结构紧密贴合，共同承载血流的通过。而动脉夹层是指由于内膜局部撕裂，受到强有力的血液冲击，内膜逐步剥离、扩展，在动脉内形成真、假两腔，从而导致一系列包括撕裂样疼痛在内的表现。中层变性被认为是首要的易患因素，表现为胶原和纤维组织变性伴囊性改变，在主动脉壁受到慢性刺激时引起夹层分离。如有遗传性结缔组织缺陷病，如马方（Marfan）综合征及埃勒斯 - 当洛斯（Enler-Danlos）综合征等（多见于中青年），常致近端夹层分离，其中马方综合征占 AD 的 6% ～ 9%[5]。

2．高血压　可引起血流动力学障碍及促进动脉粥样硬化发展，为 AD 最重要的易患因素。有 70% ～ 90% 的 AD 患者伴有血压升高。约半数近端型和几乎全部的远端型 AD 患者有高血压。

3．妊娠　妊娠和主动脉夹层分离之间尚无明确的因果关系。40 岁以下的女性有半数夹层分离发生在妊娠期，典型的是在妊娠期的后 1/3，偶尔也可发生在产后早期。妊娠后期血容量、心排出量及血压的升高有引起夹层分离的危险。

4．其他　先天性血管畸形如双叶主动脉瓣、主动脉缩窄，动脉导管检查、主动脉内球囊泵、冠状动脉旁路术及瓣膜置换等医源性创伤。外伤或滥用可卡因、细胞动脉炎引发者罕见。

（三）发病机制

任何破坏中层弹性或肌肉成分完整性的疾病进程或其他条件都能使主动脉内膜撕裂，血液进入中层形成夹层；或由于动脉壁滋养血管的破裂导致壁内血肿，逐步发展为主动脉夹层。升主动脉和降主动脉转折处受血流的冲击最大，对该部位的中膜弹力纤维损伤较大。内膜撕裂大多为一处，也可为多处，形成多个假腔。有研究发现，在心动周期中，主动脉根部向下的运动可能与主动脉夹层的形成有关。有研究发现，基质金属蛋白酶的活性在 AD 的发病中起重要作用。

（四）临床分型

根据主动脉夹层内膜裂口的位置和夹层累及的范围，目前医学上有两种主要的分类方法[6]。1965 年 DeBakey 教授等提出了 3 型分类法。Ⅰ型：主动脉夹层累及范围自升主动脉到降主动脉甚至到腹主动脉；Ⅱ型：主动脉夹层累及范围仅限于升主动脉；Ⅲ型：主动脉夹层累及降主动脉，如向下未累及腹主动脉者为Ⅲ A 型，向下累及腹主动脉者为Ⅲ B 型。1970 年，Stanford 大学的 Daily 教授等提出了另一种主要依据近端内膜裂口位置的分类方法。A 型：不管起源部位，所有累及升主动脉的夹层；B 型：未累及升主动脉的所有夹层。Stanford A 型相当于 DeBakey Ⅰ型和Ⅱ型，Stanford B 型相当于 DeBakey Ⅲ型（图 3-10）。

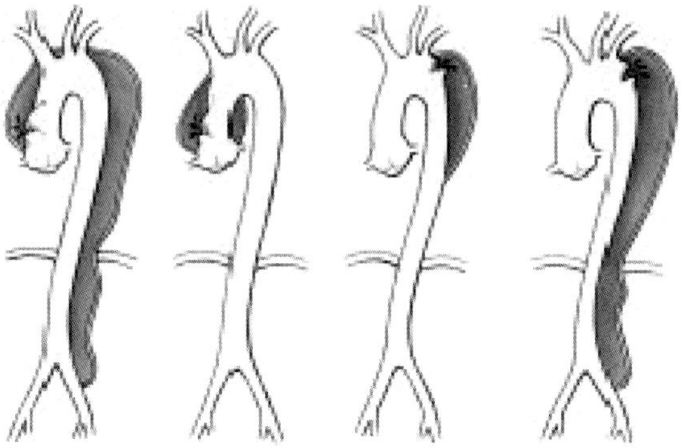

DeBakey Ⅰ	DeBakey Ⅱ	DeBakey Ⅲ A	DeBakey Ⅲ B
Stanford A		Stanford B	

图 3-10　主动脉夹层的分型

（五）临床表现

1．症状

（1）胸痛：最常见的首发症状，占 74% ～ 90%。难以忍受的撕裂样疼痛，伴大汗淋漓、恶心、呕吐和晕厥等，吗啡不能缓解。前胸部的剧烈疼痛多为近端 AD；肩胛区剧痛更多见于远端 AD；颈部、咽部疼痛常提示夹层累及升主动脉或主动脉弓部。疼痛部位转移，往往是沿着夹层分离的路径走行，约 70% 的患者具有这一特征。当假腔的血液于远端重新回到主动脉腔时疼痛消失，若疼痛又反复出现，应警惕 AD 继续扩展。慢性夹层多数无疼痛，仅在影像学检查中被偶然发现。需与急性心肌梗死、肺动脉栓塞相鉴别。如 AD 累及冠状动脉，可引起急性心肌梗死，多为逐渐增强的疼痛，对右冠脉的影响较左冠脉大，此时行溶栓治疗是灾难性的，应引起高度重视[6]。

（2）猝死：早期死亡的主要原因是 AD 破裂或重要器官供血动脉的阻塞，如冠状动脉、头臂干动脉或内脏动脉。通常由于急性心脏压塞或大量出血血液进入纵隔、胸膜腔而导致猝死。

（3）神经系统症状：临床可出现晕厥（9%）、脑血管意外如偏瘫、意识障碍（5%）、截瘫等症状，易被误诊为脑血管意外。没有局灶神经系统定位体征之晕厥者，常系近端夹层破入心包腔致心脏压塞，偶或因降主动脉破裂溃入胸膜腔之结局。

（4）消化道症状：常见于 DeBakey Ⅲ型 AD。出现消化道症状的原因有以下几点：AD 病变延伸至腹主动脉大分支，引起腹痛、恶心、呕吐；累及肝动脉开口时可出现肝功能损害及黄疸；夹层血肿破入食管，引起吞咽困难、大呕血；肠系膜上动脉缺血导致小肠缺血坏死，见于 3% ～ 5% 的 AD 患者，可引起急腹症、肠系膜缺血、坏死，病死率极高。

（5）肾衰竭：常见于 DeBakey Ⅲ型 AD，3% ～ 8% 的 AD 患者的单侧或双侧肾动脉受累，可导致严重的肾血管性高血压，甚至急性肾衰竭。

（6）呼吸系统症状：单或双侧胸腔积液，以左侧多见，常为环绕受累主动脉的渗出性炎症反应，但有些病例系夹层一过性漏出或破裂所致。罕见有上呼吸道阻塞、声音嘶哑，甚至呼吸衰竭、夹层外膜破裂进入气管支气管所产生的咯血等，易误诊为支气管扩张、肺结核和肺肿瘤等。

（7）慢性夹层：有研究报道慢性夹层可出现长程的不明原因的中低热、夜汗、体重下降、胸腔积液，偶有动脉反复栓塞（假腔内血栓脱落所致），需与结缔组织疾病及肿瘤鉴别。少部分 AD 患者可无任何症状，仅在影像学检查中偶然被发现。

（8）其他：罕见临床表现有上腔静脉综合征、胸锁关节搏动综合征、颈部肿块搏动、霍纳综合征等，更罕见的是出现连续性心脏杂音的情况，夹层破裂进入右心房、右心室或左心房而导致充血性心力衰竭。

2．体征　脉搏减弱、短缺。急性胸痛患者，伴脉搏短缺或四肢血压不一致，强烈提示 AD。近端 AD 约 50% 有脉搏短缺，而远端只占 15%，通常累及股动脉或左锁骨下动脉。由于假腔远端重新进入真腔造成减压或内膜片离开闭塞的血管口，使 AD 的脉搏短缺可能是短暂的。低血压或休克。DeBakey Ⅰ、Ⅱ型 AD（25%）明显多于 DeBakey Ⅲ型 AD（4%），系心脏压塞、重度主动脉瓣关闭不全、夹层出血破入胸膜腔或心包腔所致；应与头臂血管病变累及肱动脉所导致的假性低血压鉴别。主动脉瓣关闭不全见于 50% 以上的患者，常见于 DeBakey Ⅰ、Ⅱ型 AD，主动脉瓣区突然出现舒张期杂音，脉压增大，严重者表现为充血性心力衰竭。易误诊为其他原因所致主动脉瓣关闭不全[6]。胸腔积液。夹层破入胸腔可引起胸腔积血，出现胸痛、呼吸困难或咯血等，同时可伴有出血性休克。部分积液可由病变主动脉炎性渗出反应引起。心脏压塞是近端 AD 最严重的并发症，常见于 DeBakey Ⅰ、Ⅱ型 AD。大多数近端夹层破入心包腔产生心包积血。患者意识模糊、极度烦躁、呼吸困难、颈静脉怒张、低血压，往往导致猝死。

（六）辅助检查

确诊主动脉夹层的主要辅助检查手段是：CT 血管造影（CTA）、磁共振血管造影（MRA）或是直接的数字减影血管造影（DSA）。

1．X 线胸片　普通 X 线胸片就可以提供诊断的线索。对于急性胸背部撕裂样疼痛伴有高血压的患者，如果发现 X 线胸片中上纵隔影增宽，或主动脉影增宽，一定要进行进一步 CTA 等检查，以明确诊断。

2．主动脉 CTA　是目前最常用的术前影像学评估方法，其敏感性达 90% 以上，特异性接近 100%（图 3-11、图 3-12）。CTA 断层扫描可观察到夹层隔膜将主动脉分割为真、假两腔，重建图像可提供主动脉全程的二维和三维图像，其主要缺点是需注射造影剂，可能会出现相应的并发症，而主动脉搏动产生的伪影也会干扰图像和诊断[7]。

3．主动脉 MRA　对 AD 患者的诊断的敏感性和特异性与 CTA 接近。MRA 所使用的增强剂无肾毒性；其缺点是扫描时间较长，不适用于循环状态不稳定的急诊患者，而且也不适用于体内有磁性金属植入物的患者。

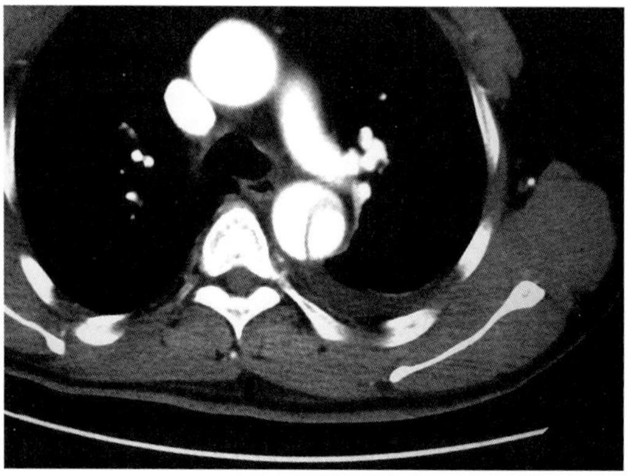

图 3-11　主动脉 CTA 断层扫描图显示夹层真腔与假腔

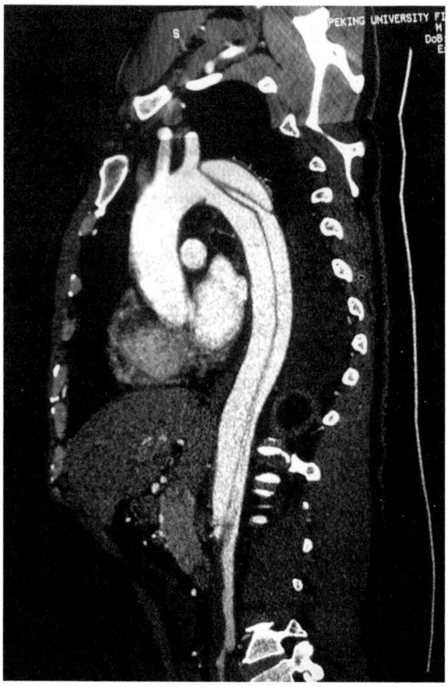

图 3-12　主动脉 CTA 立体三维重建显示夹层撕裂范围自主动脉弓至腹主动脉水平

4．数字减影血管造影（DSA）　目前，尽管主动脉血管造影仍然保留着诊断 AD 的“金标准”的地位，但已基本上为 CTA，因为是有创检查且需使用含碘造影剂，目前多只在腔内修复术中应用，而不作为术前诊断手段。

5．超声心动图　简易、迅速、安全为其主要优点。凡检获主动脉内分离的内膜摆动征及主动脉夹层分离形成的主动脉真、假双腔征时即可确定诊断；而当显示内膜钙化移位、主动脉增厚或假腔内滞留血栓者则需高度怀疑本病之所在。并可见主动脉根部扩张、主动脉瓣关闭不全，易识别心包积液、胸腔积液等并发症。经胸超声心动图的敏感性（59% ~ 85%）及特异性（63% ~ 96%）波动较大，可诊断 75% 的 DeBakey Ⅰ、Ⅱ型和 40% 的Ⅲ型 AD。经食管超声心动图可清晰显示夹层形成的整个主动脉段，敏感性为 98% ~ 99%，特异性为 94% ~ 95%，是 AD 急症诊断的最好评价方法 [8]。

（七）诊断及鉴别诊断

对于正确诊断最重要的在于对已出现的临床症状予以高度重视。诊断需明确的几个问题：是否存在内膜剥离，剥离性质是否属夹层动脉瘤，内膜撕裂部位与剥离的近心端及主动脉瓣的情况如何，主动脉大血管分支如何，向远侧剥离的部位及远侧血管情况，明确真假腔。

（八）疾病治疗

1．保守治疗　对于急性夹层的患者，无论我们进一步要采取何种治疗手段，首先应进行相应的保守治疗：控制血压，控制疼痛。一旦怀疑或诊断本病，即应住院监护治疗 [9]。治疗的目的是减低心肌收缩力、减慢左室收缩速度（d*v*/d*t*）和减少外周动脉压。治疗目标是使收缩压控制在 100 ~ 120mmHg，心率 60 ~ 75 次 / 分。这样能有效稳定或中止主动脉夹层的继续分离、使症状缓解、疼痛消失。

治疗分为紧急治疗与巩固治疗两个阶段。

（1）紧急治疗：①止痛：用吗啡与镇静剂。②补充血容量：有出血入心包、胸腔或主动脉破裂者要输血。③降压：对合并高血压的患者，可用普萘洛尔 5mg 静脉间歇给药与硝普钠静脉滴注（25 ～ 50μg/min），调节滴速，使血压降低至临床治疗指标。血压下降后疼痛明显减轻或消失是夹层分离停止扩展的临床指征。其他药物如维拉帕米、硝苯地平、卡托普利及哌唑嗪等均可选择。利血平 0.5 ～ 2mg 每 4 ～ 6 小时肌内注射也有效。此外，也可用拉贝洛尔，它具有 α 及 β 受体双重阻滞作用，且可静脉滴注或口服。

（2）巩固治疗：对近端主动脉夹层、已破裂或濒临破裂的主动脉夹层，伴主动脉瓣关闭不全的患者应进行手术治疗。对缓慢发展的及远端主动脉夹层，可以继续内科治疗。收缩压保持在 100 ～ 120mmHg，如使用上述药物不达标，可加用卡托普利 25 ～ 50mg，每日 3 次口服。

2．手术治疗　在患者情况稳定后，治疗方式的选择主要根据夹层的类型而定。就目前的治疗现状而言，对于 Stanford B 型主动脉夹层，以微创腔内治疗为主。治疗的依据或者手术适应证包括：夹层持续扩大，表现为主动脉夹层直径快速增大、范围迅速增加、胸腔出血、疼痛无法控制；或是主动脉的主要分支，如肠系膜上动脉、肾动脉缺血。

传统的主动脉夹层微创腔内修复术在技术上要求主动脉上至少有 1.5cm 的锚定区，以防止近端封堵不完全，出现内漏。但是，随着腔内修复器材的改进和腔内修复技术的进步，这一指征已扩大，可以通过杂交手术或各种腔内修复术（烟囱、开窗、模块分支支架）来治疗主裂口距左锁骨下动脉开口 1.5cm 以内的 Stanford B 型主动脉夹层[10]。

A 型主动脉夹层是死亡率最高的动脉疾病，具有很高的死亡率和并发症发生率。外科手术治疗的主要目标是挽救患者生命。以往相对保守但最简单安全的治疗方法是单纯行升主动脉或部分升主动脉替换手术，以达到消灭原发破口、挽救生命的目的。由于外科技术、麻醉、器官保护和术后护理等的进步，主动脉手术血管替换的范围逐步扩大，从而降低了残余病变主动脉并发症的发生率。除抢救生命外，对 A 型夹层外科手术的其他目标包括：去除所有动脉病变组织以防止进一步扩张；促进主动脉远端假腔内血栓形成并重塑主动脉壁；为二期手术提供便利。

Stanford A 型的杂交技术早期采用手术加人工血管植入血管腔内法。Raithel 叙述了 76 例夹层为主病变的“去分支法”获得成功。Guo 等于 2007 年以经颈动脉的支架移植物治疗 Stanford A 型主动脉夹层取得成功。孙立忠完成了 291 例全弓切除加象鼻支架植入术，支架部假腔闭合率在急性 Stanford A 型夹层为 94.2%，慢性 Stanford A 型夹层为 92.9%。Chen 等报道 26 例 Stanford A 型主动脉夹层，在弓部置换中应用了 3 分支弓部支架，22 例假腔闭合。王深明以左锁骨下动脉与双颈动脉转流做“去分支”技术，实现了升主动脉和主动脉弓的支架移植物治疗。

传统“象鼻”手术由 Borst 最先报道[11]，该手术的好处是远端吻合口更牢固和为二期手术提供便利。然而将人工血管植入 A 型主动脉夹层患者真腔内非常困难。此外有研究显示，一些患者在等待二期手术期间残余动脉瘤破裂导致死亡。为了避免传统“象鼻”在降主动脉内随血流摆动引起的并发症，Kato 和 Karck 等设计了一个具有自膨胀性、人工血管远端被包裹的支架“象鼻”。然而它也有局限性：仅仅人工血管末端包裹在自膨胀性支架“象鼻”上，不能选择适当的支架“象鼻”型号，而且损伤主动脉内膜的风险高。

Kouchoukos 等报道通过双侧前外侧开胸行一期主动脉替换术。这种手术对于慢性主动脉夹层患者是个安全有效的方法。缺点是胸主动脉被切除和肺部并发症发生率高。同时这种手术只适合那些动脉瘤未累及膈肌以下的患者。

血管腔内介入治疗是一种新型治疗方法。已经报道的 A 型主动脉夹层外科手术方面的改进包括：去除升主动脉夹层和腔内隔绝主动脉弓及降主动脉；血管腔内植入降主动脉支架；全弓替换联合经股动脉支架血管腔内植入术。

支架象鼻植入降主动脉后真腔扩大。这样避免在人工血管远端与主动脉弓远端之间作吻合，从而减少手术时间。而且左颈总动脉的吻合有助于人工血管与降主动脉的吻合，因此减少脑分离体外循环（SCP）的时间。无名动脉的吻合有助于人工血管与升主动脉的吻合，这样可以节省低温时间，从而减少转机时间。事实上 SCP 也是影响术后结果的危险因素之一。在整个手术过程中，SCP 提供符合生理的顺行脑灌注，因此脑卒中的风险减小。

两个具有挑战性的问题是脊髓损伤和支架远端破入假腔。急性 A 型夹层患者侧支循环建立不完全、肋间动脉假腔供血以及假腔内快速的血栓形成等因素被认为是脊髓损伤的原因。对于马方综合征夹层患者，对术后支架远端破入假腔这一严重的并发症可以通过详细的术前评估而避免。对于破口位于支架远端、真腔细小以及降主动脉假腔极度扭曲的马方综合征 A 型夹层患者不宜应用支架象鼻手术。如果必须给此类患者行支架象鼻手术，增加或缩短支架象鼻长度从而延长破口与支架远端的距离是一个不错的选择。

（九）预防

无论是手术治疗还是腔内介入修复，定期的随访和对血压、心率的控制至关重要。通过降低血压、降低左心室收缩速率，从而减轻血流波动对主动脉壁的冲击，可以有效预防主动脉夹层的发生、破裂以及其他并发症的发生。

参 考 文 献

1. Charilaou P，Ziganshin BA，Peterss S，*et al*. Current experience with acute type B aortic dissection：validity of the complication-specific approach in the present era. *Ann Thorac Surg*，2016, 101：936-943.
2. Audenaert T，De Pauw M，Francois K，*et al*. Type B aortic dissection triggered by heart transplantation in a patient with Marfan syndrome. *BMJ Case Rep*，2015.
3. Afifi RO，Sandhu HK，Leake SS，*et al*. Outcomes of patients with acute type B（DeBakey III）aortic dissection：A 13-year，single-center experience. *Circulation*，2015，132（8）：748-754.
4. 孙立忠，戎天华. 急性 A 型主动脉夹层的主动脉弓部重建. 首都医科大学学报，2015（03）：338-344.
5. 朱爱群. 主动脉夹层危险因素的病例对照研究. 中南大学，2010.
6. 安丰慧，买苏木·马合木提. 主动脉夹层研究进展. 心血管病学进展，2009（02）：241-245.
7. 蒙炜，张尔永，杨建，等. 主动脉夹层的外科治疗. 中国胸心血管外科临床杂志，

2009（01）：40-42.
8. 邸龙辉，荆全民. Stanford B 型主动脉夹层治疗新进展. 中国实用内科杂志，2007（22）：1796-1798.
9. 薛凌，罗建方，麦劲壮，等. 广州市主动脉夹层临床特征变化趋势十年回顾性分析. 中华心血管病杂志，2007（01）：47-50.
10. 孙立忠，刘宁宁，常谦，等. 主动脉夹层的细化分型及其应用. 中华外科杂志，2005（18）：7-12.
11. 郭伟，盖鲁粤，刘小平，等. 主动脉夹层腔内修复术 178 例术后早期疗效分析. 中华外科杂志，2005（14）：921-925.

第二节　慢性动脉性腿疼

一、下肢动脉硬化性闭塞症

Arterial Occlusive Disease of the Lower Extremity

Introduction

In this chapter, we will discuss arterial occlusive disease and its role in the treatment of foot lesions. We will review indications for vascular reconstruction, diagnosis of peripheral arterial disease and the vascular procedures used to treat these patients. Atherosclerosis is the main cause of peripheral arterial occlusive disease. Risk factors contributing to the formation of atherosclerotic disease include diabetes mellitus, smoking, hypertension, hypercholesterolemia, obesity and certain dietary habits. Risk factor management, especially smoking cessation, is important in slowing disease progression although there is little evidence that treating diabetes will stop the progression of atherosclerotic disease[1]. Proper foot care is also important in preventing the formation of foot lesions which become difficult to heal in the presence of vascular occlusion and ischemia.

【概述】

在这一章，我们将讨论下肢动脉闭塞性疾病及其在足部治疗方面的作用。我们将回顾血管重建的适应证、周围血管疾病的诊断及治疗此类患者的血管外科流程。动脉粥样硬化是周围动脉闭塞性疾病的主要原因。造成动脉硬化闭塞性疾病的原因有糖尿病、吸烟、高血压、高胆固醇血症、肥胖及某种特定的饮食习惯。虽然目前还没有确切的证据表明治疗糖尿病可以阻止动脉硬化症的进展，但风险因素管理，特别是戒烟在延缓疾病进展方面具有重要作用[1]。一旦出现血管阻塞性疾病或缺血，足部病情将难以治疗，因此合适的足部护理在预防疾病方面尤为重要。

The concept of diabetic small vessel occlusive disease often leads to inappropriate management of diabetic patients with non-healing foot lesions. The formation of these lesions in the presence of normal palpable foot pulses led to the misconception that diabetic patients have arteriolar and capillary occlusive disease which causes skin ischemia and formation of foot lesions.

糖尿病小血管闭塞性疾病的概念常常导致对糖尿病足患者的不当治疗。糖尿病患者常常可以触及足部动脉搏动但却形成足部溃疡病变，这造成了错误的观念，认为这些糖尿病患者是由于小动脉和毛细血管的闭塞造成了皮肤缺血以及足部溃疡的形成。

The review by LoGerfo and Coffman[2] demonstrated that the majority of these lesions are caused by trauma to the insensate diabetic foot. This is a very important concept in the management of diabetic lesions. Daily foot examination by the diabetic patient, wearing appropriately fitting shoes, and immediately reporting any abnormal finding to the physician are important points in the prevention of foot lesions in diabetic patients. The management of established foot lesions should be directed toward the contributing factors namely, neuropathy, infection and vascular insufficiency.

LoGerfo 和 Coffman[2] 的综述表明，大部分这样的足部溃疡病变是由于无感觉的糖尿病足遭受创伤所致。这是糖尿病足治疗方面非常重要的概念。糖尿病患者的日常足部检查、穿大小合适舒适的鞋子以及向医生报告任何异常的发现对于预防糖尿病足溃疡病变非常重要。对于已有糖尿病足病变治疗的方向应是控制诱发因素，即神经源性、感染性和缺血性病变。

In planning the strategy to improve arterial blood flow using revascularization techniques, it is important to understand the distribution of peripheral vascular disease. Although the femoral-popliteal segment is the area most commonly affected, infragenicular occlusive disease in the anterior tibial, posterior tibial and peroneal arteries is the classic distribution in the patients with limb threatening ischemia[3-4]. It is possible to see patients with ischemic foot lesions having a palpable popliteal pulse with occlusive disease isolated to the infragenicular arteries. This infragenicular arterial occlusive disease is usually isolated to the leg therefore sparing the arterial system in the foot.

为了提高恢复动脉血流的血管重建技术，充分理解周围血管疾病的病因至关重要。虽然股腘动脉段的血管是最常受影响的部位，但胫前动脉、胫后动脉及腓动脉的膝下短段闭塞病变是肢体缺血患者的典型分布区域[3-4]。一些患者足部缺血症状明显，但可以触及腘动脉搏动。这种膝下动脉闭塞常在下肢动脉系统中存在独立备用的足部供血。

Indications

The indications for vascular reconstruction are incapacitating or life style limiting claudication, rest pain, and tissue loss including gangrene and non-healing ulcers or amputation sites[5]. Claudication should be severely incapacitating to serve as an indication for vascular reconstruction especially for infragenicular reconstruction. The majority of infrapopliteal revascularization procedures should be performed for limb salvage manifest as pain at rest and tissue loss. These findings in addition to the presence of arterial ischemia indicate that the particular limb is threatened and a major amputation is imminent.

【适应证】

血管重建的适应证是间歇性跛行影响生活，静息痛，因坏疽、溃疡不愈合引起的组织缺失或截肢[5]。严重影响生活的间歇性跛行应该是血管重建特别是膝下血管重建的适应证。

当患者存在静息痛和失去肢体的危险时，为了挽救肢体，对大部分患者应实行腘动脉以下血管重建。这些结果加上动脉缺血提示特定肢体截肢的危险迫在眉睫。

Pain due to severe ischemic arterial disease is usually located in the toes and forefoot of the affected limb, and is typically described by the patient as burning pain that is worse at night in the recumbent position. This pain improves by placing the foot in the dependent position such as dangling the leg at the side of the bed, standing or ambulating. If this pain becomes continuous and unrelieved by dependency it indicates that the ischemia is very severe and limb loss is imminent.

动脉闭塞疾病的患者因为严重缺血产生的疼痛常位于患肢的足趾和前脚，患者常描述为烧灼样疼痛，夜间平卧位时加重。这种疼痛常可以通过将脚的位置放低，如将腿垂下床边或通过站立或走动缓解。如果这种疼痛变为连续性并且无法通过以上方法缓解，说明缺血非常严重，失去肢体的风险迫在眉睫。

The severity of ischemic disease in patients with rest pain and tissue loss should be confirmed by non-invasive vascular lab testing. This is important because superficial ulcerations can heal in the presence of moderate ischemia if infection is eradicated and pressure is relieved.

对存在静息痛和组织缺损的患者应通过无创性实验室检查来确认缺血严重程度。这一点非常重要，因为中度缺血引发的表浅溃疡可以通过去除感染灶和恢复压力而愈合。

Diagnosis

The importance of history and physical examination in planning the optimal management of an ischemic foot lesion is paramount. The history provides important information about the indication for vascular intervention. The physical examination determines the extent of foot involvement, infection and the presence or absence of palpable foot pulses. The presence of palpable foot pulses usually precludes the need for large vessel revascularization as a prerequisite for healing. In the absence of palpable foot pulses, the non-invasive vascular laboratory examination provides important data that helps to decide whether large vessel reconstruction is necessary for healing.

【诊断】

询问病史和体格检查对于制定最优的足部缺血治疗计划至关重要。询问病史可以为血管治疗适应证的选择提供重要的信息。体格检查可以发现足部病变的程度、受感染的情况以及足背动脉搏动的有无。存在足背动脉搏动是愈合的先决条件，无需进行大的血管重建。当足背动脉搏动消失时，无创血管实验室检查可提供重要细节，有助于决定为了促进血管愈合是否需要进行大的血管重建。

Non-invasive vascular laboratory studies are used to detect the severity and location of peripheral vascular disease. They help in the screening, diagnosis and management of patients with peripheral vascular disease. In addition, they are important in the follow-up of vascular bypasses. The most commonly used non-invasive vascular lab studies use Doppler ultrasound to measure the ankle/brachial index (ABI), segmental pressures, and segmental waveform analysis. Other important tests include pulse volume recordings (PVR), measurement of transcutaneous oxygen tension ($tcPO_2$) and photoplethysmography (PPG).

无创性血管实验室检查可以发现周围血管疾病的病变部位及其严重程度，有助于筛选、诊断和治疗周围血管疾病的患者。此外，对于血管旁路术后的随访非常重要。最常用的无创性血管实验室检查包括多普勒超声和踝臂指数（ABI）、节段测压、节段波形分析。其他重要检查包括脉搏容积记录仪（PVR）、经皮氧张力测定（$TcPO_2$）和光体积描记术（PPG）。

The hand-held Doppler ultrasound is widely used in the evaluation of ischemia. An experienced examiner can differentiate an acoustically normal from an abnormal Doppler signal. The presence of a Doppler signal indicates that there is blood flow in the examined artery, however it does not indicate whether this flow is adequate. In order to determine the adequacy of arterial flow, an ankle/brachial index is measured as the ankle pressure divided by the brachial pressure with a normal value of 1.0. In intermittent claudication an ABI of 0.5 to 0.8 is usually obtained. With more severe ischemia as in rest pain or tissue loss the ABI is usually less than 0.5[6]. Segmental pressures and waveforms are less operator dependent and can more formally reveal significant vascular occlusive disease. Noncompressible vessels leading to falsely high ankle pressures were found in the lower extremity of more than 30% of diabetic patients[7] therefore, in those patients with signs and symptoms of ischemia and absence of palpable pulses but with high ankle pressures, calcified arteries should be suspected and other non-invasive studies used to determine the adequacy of blood flow. PVR reflects the change of limb volume in response to arterial pulsation. The PVR wave is recorded and its contour and amplitude are studied. Foot pain is most likely ischemic if the amplitude of the waveform at the ankle measures less than 15 mm. Foot ulcers are unlikely to heal if the amplitude is less than 5 mm. These requirements are not different between diabetic and non-diabetic patients[8].

在评价缺血中广泛应用手持多普勒超声。有经验的检查者可以区分正常和异常的多普勒信号。出现多普勒信号提示被检查的动脉中有血流通过，但却无法提示血流是否充分。为了查看动脉血流是否充分，踝臂指数（ABI）应运而生。有间歇性跛行的患者 ABI 值常常在 0.5 ~ 0.8。更严重的缺血如静息痛或溃疡、坏疽患者 ABI 值常常低于 0.5[6]。节段测压和波形描述受操作者主观影响更少，可以客观地反映血管阻塞性疾病的病变程度。超过 30% 的糖尿病患者下肢踝部压力高是一种假象，这是因为管腔不可压缩所致[7]。因此，对于具有缺血症状和体征、足背动脉搏动消失但踝部动脉压力高的患者应怀疑动脉钙化的可能性，应采用其他无创性的检查来检查血流的充足程度。PVR 可以反映肢体随动脉搏动体积的变化。通过记录 PVR 波形来进行周长和振幅的研究。如果足踝测量的波形的波幅小于 15mm，足部疼痛的原因多为缺血引起。如果波幅小于 5mm，足部溃疡很难愈合。在糖尿病患者和非糖尿病患者之间这些需求是不同的[8]。

The transcutaneous oxygen tension ($TcPO_2$) measures the partial pressure of oxygen that diffuses through heated skin[9]. $TcPO_2$ is accurate in predicting healing. Healing is likely if $TcPO_2$ is above 35-40mmHg and unlikely below 20-26mmHg. A $TcPO_2$ regional index can be used to account for changes in systemic arterial oxygen tension[10]. To obtain the regional index, the $TcPO_2$ of the foot is divided by the $TcPO_2$ measured at a reference point usually located on the chest. Wounds with a $TcPO_2$ index below 0.4 are unlikely to heal and those with $tcPO_2$ above 0.6 are likely to heal[11].

经皮氧张力测定法（$TcPO_2$）测定通过加热皮肤而弥散的动脉血氧分压[9]。$TcPO_2$ 在预测愈合方面非常精确。如果 $TcPO_2$ 在 35 ~ 40mmHg 以上容易愈合；反之，如果 $TcPO_2$ 在 20 ~ 26mmHg 以下则不易愈合。$TcPO_2$ 区段指标可以解释全身性的动脉氧张力 [10]。为了获得 $TcPO_2$ 区段指标，足部 $TcPO_2$ 通常以胸部作为参照点相除。如果伤口的 $TcPO_2$ 低于 0.4 很难愈合；而 $tcPO_2$ 高于 0.6 则易于愈合 [11]。

Photoplethysmography（PPG）employs a diode that emits infrared light into the tissue. The intensity of the light reflected by the cutaneous microcirculation depends on the amount of blood in the microcirculation. This is helpful in the case of calcified arteries where ankle Doppler pressure and ABI are artificially elevated. In addition, PPG can be used to measure toe blood pressure by applying a cuff at the base of the toe and placing the PPG photo cell at the tip of the toe to record skin blood flow during inflation and gradual deflation of the cuff. Using this method, the toe pressure is obtained with the lower limit of normal 50mmHg[12].

光体积描记术（PPG）使用二极管向组织发射红外线光。从皮肤微循环中折射出的光的强度依赖于微循环中血液的多少。这对于踝部钙化动脉的多普勒测压和 ABI 人为的高估情况有帮助。另外，PPG 可以用来测量脚趾的血压。通过在脚趾根部放置套囊，在足趾前端放置 PPG 光学元件来记录充气和逐渐放气过程中皮肤的血流情况。通过这种方法，测量到的足趾压力正常值下限是 50mmHg[12]。

After it has been determined that revascularization is required, an imaging study is needed to plan the appropriate procedure. Arteriography is the gold standard for lower extremity arterial imaging. However, new modalities such as magnetic resonance angiography and duplex ultrasound are being investigated. These new modalities would avoid the complications of arterial puncture and possible renal dysfunction associated with arteriography.

一旦决定要血管重建，需要进行影像学检查以进行合适的临床决策。动脉造影是下肢动脉影像学检查的金标准。一些新的检查如磁共振血管造影和多普勒超声检查越来越多地应用于临床。这些新的检查可以避免动脉造影检查动脉穿刺引起的并发症和肾衰竭的可能性。

Preoperative evaluation

The goal of preoperative evaluation is to identify those patients with a significant risk of perioperative morbidity and mortality. Ideally, preoperative evaluation would diminish the risk to these patients by allowing the safest possible operative intervention. Coronary artery disease is the major cause of complications after vascular reconstruction with myocardial infarction accounting for over 50% of perioperative mortality[13]. Cardiovascular risk can impact upon the method of anesthesia or operative revascularization chosen for each patient.

【术前评估】

术前评估的目的是发现围术期死亡率和并发症发病率风险很大的患者。最理想的情况是：术前评估可以减少患者的风险，采用最安全的手术方案。冠心病是血管重建手术后最常见的引起并发症的原因，血管重建手术后的并发症心肌梗死约占 50%[13]。心血管的风险可以影响麻醉方式的选择和手术血管重建的方式。

Initial screening of history and significant risk factors is used to identify those patients requiring further evaluation with specific cardiovascular testing. However, cardiac symptoms are often latent due to the functional limitations of the vascular patient. Multivariate analysis by Eagle resulted in a useful system that has been prospectively evaluated in vascular patients[14]. Eagle identified five criteria used to prompt additional cardiovascular evaluation including age greater than 70, diabetes mellitus requiring treatment, a history of angina or myocardial infarction, ventricular arrhythmia requiring treatment, and Q-waves on the EKG. Timing is also important, as Surgery should be deferred if possible within three months of a myocardial infarction, especially if the patient has experienced subsequent congestive heart failure or unstable angina[15].

通过最初的病史和高危因素筛查可以确认需要进一步心血管专科检查来评价的患者。然而，血管病患者的心血管症状因功能限制经常是潜伏的。Eagle 的多变量分析形成了一个可预先分析血管病患者的有效评价系统 [14]。Eagle 确定了 5 条标准用以促进心血管风险评价，包括年龄大于 70 岁、需要治疗的糖尿病、有心绞痛后心肌梗死病史、需要治疗的室性心律不齐和心电图存在 Q 波。手术时间也很重要，如患者有 3 个月内的新发心肌梗死，手术应该延期，特别是有反复发作的充血性心力衰竭或不稳定心绞痛时 [15]。

A number of noninvasive methods to evaluate cardiac function exist, although cardiac catheterization remains the gold standard. The exercise stress test is a common noninvasive test, but often is not useful in the vascular population because these patients cannot ambulate sufficiently to stress their myocardial reserve. Echocardiography measures left ventricular ejection fraction and has been advocated by some groups. However, echocardiography is technician dependent and the sensitivity and specificity of the test are questionable. Dypridamole-thallium scans provide a functional assessment of myocardial perfusion. A nuclear scan is obtained after administration of intravenous thallium. Dypridamole is a coronary vasodilator, which causes a vascular steal distal to critical coronary stenoses creating a filling defect in the thallium scan in areas of underperfused myocardium. The scan is repeated in 4 hours with reperfused areas designated as reversible defects consistent with viable myocardium at risk for ischemia when stressed. This test appears to be an accurate functional test to assess preoperative cardiac risk[16]. Holter monitoring to detect silent myocardial ischemia during normal daily activity has also proved an accurate assessment of perioperative cardiac risk in recent series.

虽然有大量无创的评价心功能的检查方法，冠脉造影检查仍然是金标准。虽然运动后负荷试验是一种常用的无创性检查，但血管病患者常常无法充分活动以测试心脏储备功能。有一些单位采用超声心动描记术评价左心室射血功能。然而超声心动描记术对技术要求非常高，而且依赖于操作者的经验，其敏感度和特异度是可疑的。铊扫描可以评价心肌灌注的功能。静脉注射铊后可以进行核素扫描。Dypridamole 是一种血管扩张剂，可以使严重狭窄的冠状动脉血管远端侧支形成。未灌注的心肌在铊扫描中呈充盈缺损。4 小时重复一次扫描，对于可逆性缺损再灌注区域，与当受压时有活力的心肌但有缺血风险一致。这一实验可能是评估围术期非常精确的检查 [16]。在近系列的研究中发现，Holter 监测可以发现在日常活动中无症状的心肌缺血，可精确评估围术期的心脏风险。

Cardiac catheterization is an invasive assessment of coronary artery anatomy and left ventricular function. Intravenous contrast is injected into the coronary arteries with delineation of critical stenoses. Assessment of function is made by ejection fraction determinations. This is an invasive test with risk to the punctured artery and to renal function from nephrotoxic contrast materials. However, a positive noninvasive test requires a cardiac catheterization prior to therapeutic procedures such as coronary angioplasty or bypass Surgery.

冠脉造影术是一项评价冠心病和左心室功能的有创检查。向冠状动脉内注入对比剂可显示临界的狭窄。可以通过射血分数评估心功能。这是一项有创检查，其风险包括动脉贯穿损伤以及肾毒性对比剂带来的肾衰竭风险。然而需要进行冠状动脉血管成形术或外科旁路移植治疗的患者如果有阳性的无创性血管检查结果，提示需要行心导管插入术。

Noncardiac complications of vascular procedures involve pulmonary and renal function. Patients with vascular disease often use tobacco resulting in pulmonary dysfunction. If there is a clinical history of pulmonary dysfunction, preoperative arterial blood gases and pulmonary function studies should be obtained. Incentive spirometry and pulmonary toilet are beneficial in all patients. Renal insufficiency can occur, as there often exists a component of nephropathy exacerbated by the contrast agents used during perioperative arteriography and the hemodynamic changes occurring at Surgery. Vascular patients should have BUN and creatinine values monitored before and after any arteriogram and during the perioperative period. Careful hydration should be performed to avoid nephrotoxicity and renal insufficiency. Perioperative stroke can also occur and noninvasive carotid testing should be performed prior to operation for any patient with a history of a transient ischemic attack or stroke.

血管手术的非心源性并发症主要包括肺和肾功能的影响。血管病患者通常有吸烟所导致的肺功能不全。如果既往有肺功能不全的病史，术前应进行动脉血气分析和肺功能检查。刺激性肺量测定法和肺部清洗对所有的患者有益。有时会发生肾衰竭，因为术前动脉造影使用的造影剂通常对肾有一定的损害，并且手术时血流动力学的改变造成肾功能恶化。血管病患者应在造影术术前和术后及围术期检查血肌酐及尿素氮。充分细心地水化可以避免肾毒性以及肾功能不全的发生。围术期也可能发生脑卒中，并且在对具有短暂性脑缺血或脑卒中病史的任何患者手术前应进行无创性颈动脉检查。

Vascular reconstruction

Once the decision has been made to revascularize a limb based on history, physical findings and non-invasive vascular studies, arterial imaging is performed to plan the revascularization. This imaging can be the "gold standard" arteriogram, MR angiography, or CT angiography. Concern about contrast-induced renal dysfunction in the presence of diabetes should not mitigate against the performance of a high-quality arteriogram of the entire distal Circulation. Several prospective studies have demonstrated that the incidence of contrast-induced nephropathy is not higher in the diabetic patient without preexisting renal disease, particularly with the judicious use of hydration and renal protective agents[3]. The expected pattern of disease involving primarily the tibial arteries can be readily assessed with arteriography, as can inflow source and, more importantly, adequacy of outflow vessel, if lateral and anterior views of the foot are obtained. Non-invasive imaging such as MRA and CTA has made significant technological strides, but imaging of the smaller infrapopliteal arteries is often of limited quality. MRA is also contraindicated in the setting of renal insufficiency due to the risk of nephrogenic systemic fibrosis. Arterial imaging helps select the optimal mode of therapy as well as inflow and outflow sites for revascularization.

【血管重建术】

通过病史采集、体格检查及无创性血管检查，一旦决定对患者进行肢体血管重建术，我们需要进行动脉影像学检查以设计血管重建方案。动脉影像学检查包括“金标准”动脉造影，或 MRA、CTA 检查。为了防止造影剂相关性肾病，对糖尿病患者不能应用高质量动脉造影以显示远端末梢循环。几项目前的研究表明，糖尿病患者如果没有发生糖尿病肾病，在治疗中注意水化和肾保护，则发生造影剂相关性肾病的发病率并不比其他患者高[3]。特征性的病变如胫动脉起始段病变可以很容易地通过动脉造影确定，如果行侧位或前位足部成像，需要注意流出道的情况比流入道的情况更重要。非侵入性影像学检查包括 MRA 和 CTA，是当前影像技术的一大进步，但是对于小血管的显像仍然欠佳。如果患者存在肾功能不全，MRA 检查同样是禁忌证，因为存在导致肾纤维化的风险。动脉影像学检查帮助我们根据流出道和流入道的血管条件选择治疗方案。

Although vascular bypass is the mainstay in the treatment of symptomatic vascular occlusion, other modes of therapy are now available and some of them are highly efficacious. Short areas of significant stenosis can be treated by balloon angioplasty especially if they arelocated in the iliac artery. Complete occlusion can be recanalized with lytic therapy using tPA especially if the occlusion is recent. The underlying arterial stenosis can then be treated with various endovascular procedures, including balloon angioplasty or atherectomy. Long segment arterial occlusions are best treated by bypass procedures. The preoperative arteriogram may reveal inflow lesions that need to be addressed with endovascular therapy before performing an infrainguinal bypass. The preoperative arteriogram also identifies the outflow vessel to receive the bypass. Although the distal anastomosis is preferentially performed to arteries with run-off to the foot, recent reports indicate that bypasses to isolated segments of the tibial and peroneal arteries result in acceptable patency and limb salvage rates[17].

尽管血管旁路移植术是治疗症状性血管闭塞的主要治疗方法，但其他治疗模式同样可供选择并有较好的疗效。动脉短段明显狭窄特别是髂动脉狭窄可以通过球囊扩张成形术治疗。血栓形成的最初时期可以通过 tPA 溶栓治疗恢复血流。血管动脉硬化可以通过多种血管腔内治疗技术，包括球囊扩张或斑块切除术治疗。长段血管闭塞最好通过旁路移植术治疗。腹股沟下血管旁路移植术前如果行血管造影，血管腔内操作可能损伤流入道。尽管传统认为应优先吻合流入远端足部的血管，但最近的研究表明，孤立节段的胫动脉或腓动脉的旁路移植术也可获得不错的血管再通率和保肢率[17]。

Endovascular procedures

In 1964 Dr. Charles Dotter performed the first dilation of an atherosclerotic stenosis by sequentially passing larger catheters through the lesion[18]. Andres Gruntzig then developed the double lumen polyvinyl balloon catheter greatly increasing the ease and effectiveness of arterial dilation. These advances have led to an explosion of intraluminal devices for the treatment of atherosclerotic lesions. Although these devices can be applied percutaneously, they are invasive and should be implemented in appropriate clinical situations by those familiar with the treatment of vascular disease.

【腔内治疗技术】

1964 年，Charles Dotter 第一次用大球囊连续通过的方法完成了动脉粥样硬化患者狭窄动脉球囊扩张术[18]。随后，Andres Gruntzig 应用双腔球囊显著改善了动脉球囊扩张的效率，降低了操作难度。但是这一技术也导致了在治疗动脉粥样硬化过程中的球囊破裂风险。尽管这些装置能够经皮穿刺应用，但毕竟属于侵入性操作，应该遵循血管外科疾病的临床适应证。

Angioplasty with balloon catheters is the most commonly utilized endovascular therapeutic procedure. Balloon dilation creates a controlled injury resulting in plaque fracture and separation from the media of the arterial wall. The media is thus released allowing an increase in the arterial lumen. The controlled injury heals thereby remodeling the lesion into one less obstructive of arterial flow. The role of plaque compression by the balloon accounts for only five percent of angioplasty's effect. Balloon angioplasty has been performed in the aorta, iliac, femoral and tibial arteries with varied success. Difficulty in objective interpretation of the data arises from lack of uniform reporting standards, variability of indications and patient populations, exclusion of initial failures from follow-up, and different methods used to evaluate therapeutic success. In the aortoiliac system the effectiveness of balloon angioplasty approximates that of surgical reconstruction for the appropriate lesion. Aortoiliac angioplasty results in patency rates of 90% at one year and 70% at five years, which is comparable to surgical results of 95% and 87%, respectively[19]. Clinical series of femoral-popliteal angioplasty report 75% one-year patency with 45% five-year patency[19]. These results are slightly less then those reported with femoral-popliteal bypass. The results of infrapopliteal angioplasty are significantly inferior to surgical revascularization. One-year patency after tibial angioplasty is approximately 45%[20]. This compares to 70%-90% patency with surgical revascularization[21].

球囊扩张术是应用最广泛的血管腔内治疗技术。球囊造成动脉壁斑块破裂并与中膜分离，导致动脉管腔内的炎症介质释放。这种可控损伤的愈合即为损伤区域重塑，可能导致动脉血流减少。通过球囊扩张进行的血管成形术仅 5% 有效。球囊血管扩张术通过各种入路，能够应用于主动脉、髂动脉、股动脉和胫动脉。由于欠缺统一的研究标准，患者的人种和临床表现多样，有些随访排除了初次治疗失败的情况，评价治疗成功率的方法也不尽相同，因此很难客观地评价目前关于球囊扩张研究的数据。在主 - 髂动脉系统的球囊扩张有效率基本与外科重建术持平。主 - 髂动脉球囊扩张的 1 年通畅率为 90%，5 年通畅率为 70%，与外科手术的 95% 和 87% 相近[19]。股 - 腘动脉的临床研究表明球囊扩张的 1 年通畅率为 75%，5 年通畅率为 45%[19]，较股 - 腘动脉旁路移植术的远期通畅率稍低。腘动脉以下的腔内治疗技术的远期通畅率明显低于外科手术。胫动脉腔内成形术的 1 年通畅率约为 45%[20]，远远低于外科血管重建术的 70% ～ 90%[21]。

It becomes obvious that angioplasty is most successful in the aortoiliac system, less so in the femoral-popliteal segment, and least in the tibial arteries. Favorable lesions for angioplasty include focal stenoses or short occlusions as opposed to diffuse disease or chronic, total occlusions beyond 5-7cm. Patients with claudication have better success with angioplasty then do those treated for limb salvage. The major complications of balloon angioplasty are acute thrombosis and restenosis. Early failure occurring within one month indicates an ineffective initial dilatation, which is prominent with eccentric lesions. Late restenosis occurs due to myointimal hyperplasia and accelerated atherosclerosis, the same processes which plague surgical revascularization[22].

很明显，血管腔内成形术在主－髂动脉系统是非常成功的，在股 - 腘动脉系统相对成功，在胫动脉以下效果不佳。血管腔内成形术的术后损伤包括局部狭窄和短期堵塞，不同于弥漫或慢性病变，这种堵塞总长度在 5 ～ 7cm。间歇性跛行的患者通过血管腔内成形术改善了肢体缺血症状。球囊扩张技术的主要并发症是急性栓塞和再狭窄。初始扩张失败发生在第一次治疗的 1 个月内。晚期再狭窄主要由于内膜增生和动脉硬化加速进展，此过程与外科手术切除斑块后的过程类似 [22]。

Intravascular stents are expandable coils placed in the artery to increase the effectiveness of angioplasty. Stents can tack down intimal flaps raised by balloon dilation and provide support against the elastic recoil, which may play a role in restenosis. The Palmaz stent is an articulated, metallic stent deployed by dilation on a standard balloon catheter[23]. Other stents include various coils and mesh work patterns which are either self-expanding upon release or are deployed on a balloon catheter. The initial clinical work with intravascular stents points to possible role for stents after acute occlusions with a possible reduction in restenosis in fibroplastic lesions such as graft stenosis. Intravascular ultrasound consists of a transducer in the tip of a flexible catheter which is inserted into a vessel to deliver cross-sectional images of the lumen and vessel wall. Plaque composition and the exact dimensions of stenosis can be measured and used to guide endovascular treatment especially stent placement[24].

血管内支架能够扩张动脉，增加血管成形术的有效性。覆膜支架通过球囊撑开并提供支撑力以对抗弹性回缩，后者在支架术后再狭窄过程中起重要作用。帕尔马滋支架（Palmaz stent）是分节的金属支架，通过一个标准大小的球囊扩张 [23]。其他支架还包括不同线圈和网孔形态的支架、自延式支架或展开在球囊上的支架。最初用于临床的血管内支架用于防止狭窄动脉内膜剥膜术后急性动脉栓塞，如纤维化损伤造成人造血管再狭窄。含有软导丝传感器的血管内超声可以进入血管，显示血管壁不同层面的图像。需要测量斑块成分和狭窄的确切程度以指导腔内治疗技术尤其是支架的植入 [24]。

Endovascular techniques should be considered an adjunct to the treatment of peripheral vascular disease in the diabetic population. Transluminal angioplasty should be included as a standard option in the treatment modalities available to the diabetic patient with vascular disease, although diabetics have a higher reocclusion rate after angioplasty[25]. Other devices should be considered experimental at this time and used in the context of approved clinical protocols to collect objective data. Despite the initial wave of enthusiasm for these "minimally-invasive" devices, critical appraisal is required to achieve proper device application in appropriate clinical situations and continue to advance technical refinements.

应用腔内技术能够辅助治疗糖尿病周围血管病变。虽然糖尿病患者经过血管成形术后再堵塞率较高，但认为腔内血管成形术是治疗糖尿病周围血管病变可供选择的标准化治疗方案之一 [25]。其他的治疗方法目前仍处于实验阶段或正在收集临床客观数据。尽管人们热衷于

“最低限度损伤”的治疗方案，但新装置应用于临床、继续简化的技术都需要严格的审批。

Inflow Procedures

Inflow procedures address occlusive disease in the aorta and iliac arteries of symptomatic limbs. Symptomatic aortoiliac disease is usually manifest as claudication in the calf with extension to the thigh and buttock area. Rest pain and tissue loss are unusual with isolated aortoiliac disease because significant collaterals develop maintaining distal perfusion. Limb threatening ischemia, rest pain, and tissue loss occur when multilevel occlusive disease involves a combined distribution of aortoiliac and infrainguinal disease. Claudication and rest pain may be relieved by treatment of the inflow problem, however tissue loss may require the addition of a distal revascularization. The Leriche syndrome is a classic symptom complex of aortoiliac disease involving hip and thigh claudication, impotence, and absent femoral pulses. Impotence occurs as flow to the internal pudendal artery is decreased causing insufficient flow for erectile function. Indications for treatment of inflow disease include disabling claudication, rest pain, or tissue loss.

【流入道】

流入道阻塞性疾病指主动脉、髂动脉阻塞导致的肢体缺血症状。有症状的主－髂动脉疾病通常表现为腓肠肌伸展障碍或大腿、臀部运动障碍导致的间歇性跛行。静息痛和组织缺损在单纯的主－髂动脉性疾病中少见，原因是主要供血血管维持了远端的肢体灌注。多发阻塞性疾病如病变同时累及主-髂动脉分支和腹股沟下血管时才会出现威胁肢体的缺血、静息痛和组织缺损。间歇性跛行和静息痛可能在流出道阻塞治疗后得到改善，但组织缺损需要远端血管重建术后才能恢复。Leriche 综合征是一种典型的主－髂动脉闭塞性疾病，表现为影响臀部和大腿的间歇性跛行，同时伴股动脉搏动消失。阴部内动脉血流减少导致性功能障碍。流入道疾病治疗的适应证包括致残性的间歇性跛行、静息痛和组织缺损。

The standard treatment for diffuse aortoiliac disease is the *aortobifemoral bypass* (Figure 3-12). Unilateral aortofemoral bypasses are performed, however, aortoiliac disease is commonly bilateral mandating bilateral reconstruction. The operation involves placement of a synthetic graft from the infrarenal abdominal aorta to each femoral artery. The most commonly used grafts are made of Dacron in a knitted or woven fashion and polytetrafluoroethylene (PTFE). Arguments exist as to the proper graft material and the choice is determined by the preference of the surgeon. Results of aortobifemoral bypass are excellent with close to 100% immediate patency, and, 5 and 10-year patency greater than 80% and 75%, respectively[26]. Postoperatively, patients return to normal function with more than 80% of patients symptom free after 5 years and half of those not previously working due to ischemic symptoms returning to employment[27]. Operative mortality rates are below five percent. Recognized complications include colonic ischemia, retrograde ejaculation, graft thrombosis, graft infection and hemorrhage as well as the previously mentioned cardiopulmonary and renal problems.

弥漫性主-髂动脉闭塞性疾病的标准治疗是主-股动脉人工血管移植术（图 3-13）。通常进行的是单侧主股动脉人工血管移植术，然而主-髂动脉性疾病通常为双侧病变，需要进行双侧血管重建。手术方案为从肾下腹主动脉到双侧股动脉分别移植人工血管。最常用的人工血管移植物是由聚酯纤维或聚四氟乙烯（PTFE）制成。目前对于是否使用带支撑环的人工血管有不同的意见，仅由外科医生的偏好决定。主 - 股动脉人工血管动脉移植术的治疗效果很好，即刻通畅率可达 100%，5 ～ 10 年的远期通畅率可达 75% ～ 80%[26]。术后 5 年超过 80% 的患者功能恢复正常，其中半数患者因为缺血症状消失而恢复正常工作[27]。手术死亡率在 5% 以下。公认的术后并发症包括慢性缺血、逆行射精、人工血管闭塞、出血以及曾经提到过的心肺疾患和肾的问题。

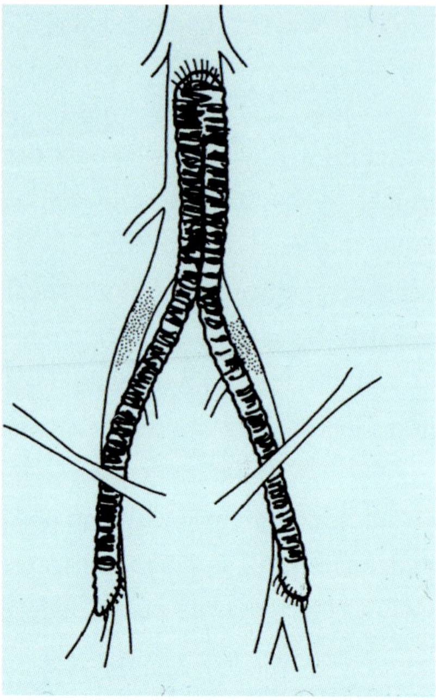

图 3-13　主股动脉人工血管移植术

In the patient with unilateral inflow occlusive disease an *iliofemoral bypass*（Figure 3-14）is an excellent option，especially for patients who are at increased risk for an abdominal aortic procedure. The operation is performed through a flank approach and a retroperitoneal dissection. The bypass extends from the common iliac artery to the femoral artery using a 8mm Dacron or PTFE graft. The graft is tunneled in an anatomic position in the retroperitoneum and brought under the inguinal ligament into the groin for anastomosis to the femoral artery. Results are excellent with 5-year patency reported between 75 %and 90%[28].

对单侧血流堵塞性疾病，髂 - 股动脉人工血管搭桥术（图 3-13）是很好的选择，特别是当患者有腹主动脉手术风险的时候。手术方案为通过侧腹部途径或腹膜后途径，应用直径 8mm 的聚酯纤维或聚四氟乙烯制成的人工血管从髂总动脉延伸至股动脉。人工血管在腹膜后腔隙通过解剖位置下的隧道经过腹股沟韧带进入腹股沟下与股动脉吻合。术后 5 年通畅率可达 75% ～ 90%[28]。

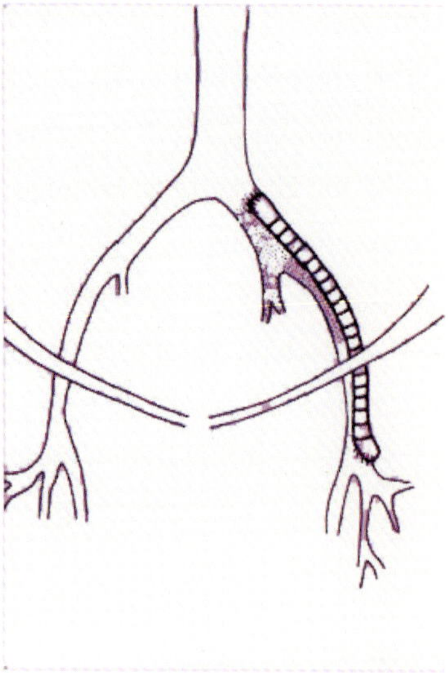

图 3-14　髂股动脉人工血管搭桥术

Extra-anatomic bypasses do not follow the normal anatomic course of the arterial tree. These operations are performed when the risk of an anatomical procedure is excessive due to the patient's medical condition or infected tissue planes. The procedures can be performed using regional and/or local anesthesia minimizing the cardiopulmonary risk of a general anesthetic and intubation. Examples of extra-anatomic procedures include *femoral-femoral and axillo-femoral bypass*. (Figure 3-15) Femoral-femoral bypass is appropriate for unilateral aortoiliac disease in a patient considered a poor operative risk for an intraabdominal procedure. The bypass requires a contralateral femoral artery with normal blood flow. Blood is routed from the femoral artery with sufficient flow to the femoral artery on the symptomatic side with a 8mm externally reinforced PTFE graft. The graft is placed through a subcutaneous tunnel in a suprapubic position on the anterior abdominal wall in a C configuration. Patency rates for crossover femoral-femoral bypass are 60%-80% at 5 years[29]. Progression of disease in the donor iliac artery can occur, however is relatively uncommon. Axillofemoral bypass is performed in patients with aortic or bilateral iliac disease who are high risk for an intraabdominal procedure. The proximal anastomosis is performed at the first portion of the axillary artery. Externally reinforced PTFE is tunneled in a subcutaneous position along the anterior axillary line to the ipsilateral femoral artery. Patency rates in axillofemoral bypasses are 70% at five years but are inferior to those of aortofemoral, iliofemoral and femorofemoral bypasses.

解剖外途径人工血管搭桥并不遵从正常动脉的解剖路径。通常在患者由于疾病条件或涉及感染区域不能采用解剖内途径手术时应用。解剖外途径手术可以采用区域或局部麻醉，以最大程度地降低全身麻醉和气管插管带来的手术风险。常见的解剖外手术方式包括股-股动脉搭桥术和腋-股动脉搭桥术（图 3-15）。股-股动脉搭桥术非常适合于开腹手术风险高的单侧主-髂动脉闭塞性疾病的患者。人工血管旁路需要对侧股动脉有正常血流。正常一侧的股动脉血流通过 8mm 表面强化的聚四氟乙烯人工血管支援对侧有症状的下肢的股动脉。人工血管植入在耻骨联合上方腹前壁皮下的 C 型隧道中。股-股动脉人工血管搭桥术后的 5 年通畅率为 60% ～ 80%[29]。随着疾病进展，支援侧的髂动脉可能发生闭塞，但是

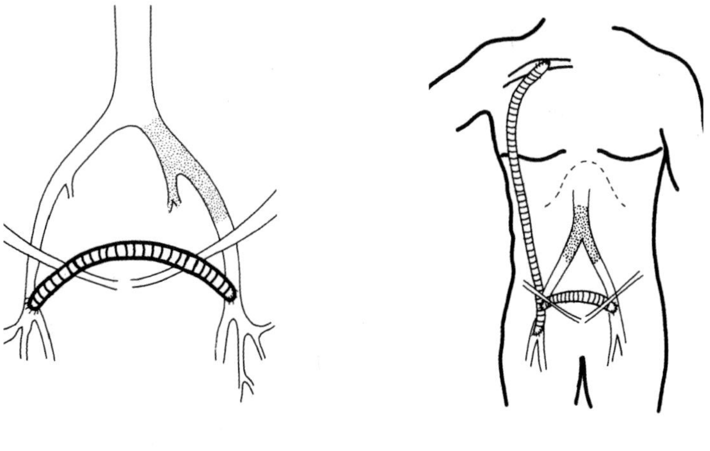

A B

A：股-股动脉搭桥术；B：腋-股动脉搭桥术

图 3-15 动脉搭桥术

这种情况相对少见。腋 - 股动脉人工血管搭桥术应用于患有主动脉或双侧髂动脉闭塞性疾病同时开腹手术有风险的患者。近端人工血管吻合在腋动脉第一部分。表面加强的聚四氟乙烯人工血管通过皮下隧道支援同侧的股动脉。腋－股动脉人工血管搭桥的 5 年通畅率为 70%，低于主 - 股动脉、髂 - 股动脉和股 - 股动脉人工血管搭桥的远期通畅率。

Outflow Procedures

Lower extremity bypass is the major procedure in revascularization of the lower extremity. Infrainguinal bypasses aim to restore circulation to the popliteal，anterior tibial，posterior tibial，peroneal，pedal or plantar arteries. The vast majority of these bypasses are performed for limb threatening situations such as rest pain and tissue loss. In each bypass three important factors need to be determined，the inflow artery，the outflow artery and the conduit.

【流出道】

下肢远端动脉搭桥术是进行下肢血运重建的主要方法。腹股沟下血管搭桥的主要目的是恢复腘动脉、胫前动脉、胫后动脉、腓动脉、足背动脉和足底内侧动脉的血液循环。大多数行此种动脉搭桥术的患者存在威胁肢体的缺血，如静息痛和组织缺损。影响血管旁路手术的 3 个最主要因素是流入道、流出道和桥血管。

The most commonly used inflow artery for infrainguinal bypasses is the common femoral artery. For a long time the use of the superficial femoral or popliteal arteries for inflow was avoided because the superficial femoral artery was thought to be readily affected by the atherosclerotic process thereby limiting the longevity of bypasses originating distal to the common femoral artery. However，various investigators reported good patency using the superficial femoral and popliteal arteries as inflow[30]. The limb salvage rates of bypasses originating from the superficial femoral and popliteal arteries have been reported to be better than those originating from the common femoral artery[31]. Seemingly，shorter bypasses result in better patency and limb salvage rates. It is very important to remember，however，that the inflow of the bypass should not originate distal to a hemodynamically significant lesion. If the preoperative arteriogram demonstrates a hemodynamically significant proximal stenosis，it should be treated or the bypass should originate proximal to it.

腹股沟下血管最常见的流入道是股总动脉。很长一段时间以来，股浅动脉和腘动脉都不作为流入道，因为相对于股总动脉，股浅动脉更容易受动脉粥样硬化过程的影响而限制了人工血管的远期通畅率。但是，目前很多研究表明，应用股浅动脉和腘动脉的远期通畅率较好 [30]。应用股浅动脉和腘动脉进行的人工血管搭桥术和肢体救助率比应用股总动脉还要高 [31]。似乎较短长度的人工血管旁路远期生存率和肢体救助率较高。特别需要记住的是，人工血管旁路起源点不能远离缺血明显的区域。如果术前动脉造影显示血管近端明显狭窄，则需要治疗流入道血管，或者人工血管吻合点必须在动脉狭窄近端。

The patency and limb salvage rates of bypasses performed to the popliteal artery（femoral popliteal bypass）above the knee are better than those performed to the below knee popliteal segment if prosthetic material is used as the conduit. In addition，autogenous saphenous vein is superior to polytetrafluoroethylene（PTFE）material in bypasses placed in the below knee popliteal artery (76% for vein vs. 54% for PTFE)[32]. This difference becomes significant after two and half years of observation. The better the runoff to the foot, the better the results of this bypass. However, acceptable patency rates were reported when popliteal bypasses were performed to an isolated popliteal segment lacking runoff to the foot when autogenous venous material was used for conduit indicating that isolated popliteal artery may have enough runoff via collaterals[33].

膝上股 - 腘动脉旁路移植术后的远期通畅率和肢体救助率较膝下腘动脉旁路移植术高。而且对于膝下动脉搭桥来说，来源于自体隐静脉的旁路血管的远期通畅率也高于聚四氟乙烯人工血管（自体静脉 76%，人工血管 54%）[32]。这种明显区别在术后 2 年半最容易观察到。足部血流量越高，旁路移植术的结局越好。然而，在治疗远端足部缺血的远期通畅率方面，单纯腘动脉旁路移植术同自体静脉作为移植管路结果相近，因为后者可能通过侧支循环得到改善[33]。

Bypasses to the tibial and peroneal arteries are primarily used for limb salvage in patients with rest pain or tissue loss. These bypass procedures are successful and durable with five-year patency rates over 80%. Although the peroneal artery does not directly continue to the foot and connects via terminal branches, the peroneal artery offers the same limb salvage rates as bypasses performed to the anterior or posterior tibial arteries. In a retrospective review of 78 tibioperoneal vein bypasses performed on 75 patients the 5 year limb salvage rates were 80%, 78% and 81% for the peroneal, anterior tibial and posterior tibial respectively with an overall mortality rate of 2%[34]. This excellent limb salvage rate reflects the value of tibial reconstruction. Bypasses can also be performed to the dorsalispedis and plantar branches of the foot when needed to heal foot lesions and obtain limb salvage. The results obtained with dorsalispedis bypass in diabetics are very favorable with a limb salvage rate of 87%, while those reported for plantar bypasses are also excellent[35].

胫动脉和腓动脉旁路移植术最初应用于有肢体严重缺血如静息痛和组织缺损的患者。这些旁路移植术通常成功率较高，5 年远期通畅率可达 80%。尽管腓动脉不直接延续为供应足部的血管而是通过终末分支供应，腓动脉旁路移植术同胫前或胫后动脉旁路移植术有相同的肢体救助率。在一项回顾性研究中，对 75 名患者行 78 例胫 - 腓动脉旁路移植术，腓动脉、胫前动脉和胫后动脉的 5 年肢体救助率分别为 80%、78% 和 81%，总死亡率为 2%[34]。如此高的肢体救助率显示出胫动脉重建术的价值。当需要治疗和挽救足部病变时，人工血管旁路移植术同样可以应用足背动脉和足底分支动脉。糖尿病患者足背动脉旁路移植术的肢体救助率可达 87%，足底动脉旁路移植术的肢体救助率同样良好[35]。

The conduit of choice for infrainguinal bypasses is autogenous vein. The most commonly used vein is the greater saphenous vein. Other autogenous vein sources include arm vein and lesser saphenous vein. The vein can be *reversed* so its valves do not interfere with blood flow; therefore, the vein's distal end is used for construction of the proximal anastomosis and its proximal end is used for the distal anastomosis. The vein can be used *in-situ* which allows the proximal vein end to be used for the proximal anastomosis and distal vein is used for the distal anastomosis in order to obtain a better size match between the ends of the vein and the arteries. The disruption of the valves can be done blindly or under direct vision. After preparation of the greater saphenous vein, the proximal anastomosis is performed between the proximal end of the vein and the inflow artery to distend its proximal portion down to its first competent valve. The valves are disrupted by introducing a valvulotome or a valve cutter, via branches or the vein's distal end. This method can be done either by completely unroofing the vein leaving it exposed but kept in its bed or by leaving the overlying skin intact except in areas where branches are to be ligated. The vein can also be used in a *translocated* configuration. Any vein including the greater saphenous can be prepared using this method. The vein is completely harvested from its bed, its branches tied, its valves disrupted and used in nonreversed prograde fashion. This method also allows a better size match between the ends of the vein and the inflow and outflow arteries. This method also allows the vein to be moved into the ideal position and location for the bypass. At the end of infrainguinal bypass procedures an intraoperative arteriogram is often performed. This arteriogram evaluates the distal anastomosis, the distal vasculature and the presence of competent valves and arteriovenous fistulae in an *in-situ* bypass graft. If any problem is found on the operative arteriogram, it should be corrected while in the operating room to obtain optimum results.

腹股沟下动脉旁路搭桥血管材料的选择应为自体静脉。最常用的静脉是大隐静脉，其他的自体静脉包括手臂静脉和小隐静脉。在搭桥时可以将选择的静脉倒转，这样其静脉瓣才不会阻碍血流。因此，静脉远端连接的是吻合口的近端，而近端用来连接吻合口的远端。对搭桥所用的静脉亦可以按其原位搭桥，即静脉的近端连接吻合口的近端，静脉的远端连接吻合口的远端，这样做的原因是为了让静脉和动脉端在尺寸上更加吻合。此种情况下，并非一定需要在直视下进行静脉瓣的清除。在准备好大隐静脉后，我们将其近端残端和输入动脉进行吻合，使从吻合口至第一个有作用的静脉瓣之间的节段膨胀。然后用瓣膜刀通过静脉分支或静脉远端对静脉瓣膜进行清除，也可以让静脉暴露并保留在静脉床上，并保留除需要结扎的分支以外的静脉表层完整。对搭桥的静脉也可以在改变其位置、形态后使用。任何静脉包括大隐静脉都可以使用这种方法。将静脉完整地从静脉床剥离，结扎分支、清除瓣膜，并沿大隐静脉走行方向行搭桥术。这种方法也可使静脉残端和输入、输出动脉有更好的匹配。同时，也可以使静脉移动到完美的方向位置上进行搭桥。腹股沟下动脉旁路搭桥手术结束前通常进行一次术中动脉造影。这次动脉造影可以用来评价远端吻合口、远端脉管系统、有功能静脉瓣的存在和在原位搭桥中形成的动静脉瘘。如果在这次造影中发现任何问题，为了取得最佳的手术效果，应在术中及时纠正。

Arm veins can also be used for infrainguinal bypasses. The cephalic vein from the wrist up to the shoulder area can be harvested for that method. The lesser saphenous vein on the posterior aspect of the lower leg can also be used for infrainguinal bypasses. The patency rate of arm vein and lesser saphenous vein bypasses is favorable and are better than those of pure prosthetic material such as PTFE or Dacron which has limited patency and limb salvage rate to the infrapopliteal vessels.

腹股沟下动脉旁路搭桥手术也可以应用手臂静脉。从手腕走行至肩膀区域的头静脉可以用来进行搭桥手术。下肢背侧的小隐静脉也可用做搭桥的材料。手臂静脉和小隐静脉行搭桥的通畅率要高于应用人工材料如聚四氟乙烯（PTFE）或聚酯纤维，因后者的通畅率及对膝下血管拯救的可能性较前者要低。

Prosthetic grafts should only be used as a last resort after all autogenous vein sources have been exhausted because the limb salvage rate for prosthetic bypasses to infrapopliteal arteries was significantly worse than those for saphenous vein. Autogenous saphenous vein is the conduit of choice for tibial revascularization. However, there is a growing group of patients who lack suitable saphenous vein. This group has been estimated at 30% of those needing distal reconstruction with an increase to near 50% for those undergoing a repeat or secondary procedure[36]. PTFE bypasses with direct anastomosis to the distal arteries have been used with generally poor results. Clinical series report one-year patency rates between 20% ~ 50% with three-year patency rates from 12% ~40%[36-37]. The major cause of these graft failures involving PTFE bypasses to infrainguinal arteries appears to be myointimal hyperplasia at the outflow anastomosis. Thrombogenicity may also play a role at the interface between the high resistance outflow artery and larger prosthetic graft.

因为人工血管对膝下动脉的解救效果明显低于自体血管，因此，只在所有自体静脉均不可用时才考虑应用人工血管。自体大隐静脉是胫动脉血运重建搭桥时可选择的血管。但是，越来越多的患者缺少可用的大隐静脉，据估计占需要进行远端重建人群的30%，在进行二次手术人群中其所占比例增长至约50%[36]。采用聚四氟乙烯材料人工血管进行直接和远端动脉搭桥吻合疗效往往较差。临床报道1年通畅率在20% ~ 50%，3年通畅率为12% ~ 40%[36-37]。应用聚四氟乙烯材料搭桥至膝下动脉通畅率较低的主要原因是输出动脉的肌内膜增生。在高阻力输出动脉和直径较大的移植血管交界处易形成血栓，这也是通畅率较低的原因之一。

Profundaplasty is often possible for those patients with limited bypass options. The common femoral artery divides into two major branches; the superficial femoral and the profundafemoris arteries. The profundafemoris gives rise to very important branches that supply the thigh and interconnect to form a collateral network, which eventually connects with collaterals of the popliteal artery and therefore is an important carrier of collateral flow to the lower limb. Patch angioplasty of the profunda artery is called profundaplasty. Profundaplasty can be performed in conjunction with infrainguinal bypasses. Less commonly, profundaplasty can be performed alone in symptomatic patients in whom infrainguinal bypasses are not feasible due to unsatisfactory autogenous vein or the absence of a suitable outflow artery for the distal anastomosis. The best results of profundaplasty are obtained when the profunda stenosis is severe, usually in patients with patent popliteal artery and adequate run off to the foot. In addition, a patent profunda is important in lowering the level of amputation as a patent profunda will allow a below knee amputation to heal the vast majority of the time.

股深动脉成形术对于搭桥方式有限的患者是一个可选择的治疗方式。股动脉分为两支：股浅动脉和股深动脉。股深动脉延伸出的分支供应下肢的血液循环并相互联系形成侧支，最后与腘动脉的侧支相联系，这使得股深动脉成为供应下肢血液的重要通道。对股深动脉进行补片成形术即股深动脉成形术。股深动脉成形术可以和膝下动脉搭桥术同时进行。有时，当自体静脉不理想或缺少合适的输出动脉进行远端吻合，膝下动脉搭桥术不可行，并且患者也有自身症状，此时可以单独行股深动脉成形术。股深动脉成形术在患者股深动脉狭窄较严重且腘动脉血液能运行至足部时疗效最显著。有显著疗效的股深动脉成形术在降低截肢术的截肢平面上起到了重要的作用。

Alternative conduits

Arm vein and lesser saphenous vein are alternative autogenous conduits when greater saphenous vein is not available. The Deaconess group has championed the use of arm vein by demonstrating that there is an improved patency rate for arm vein bypasses as compared to PTFE alone[38]. However, Calligaro demonstrated that arm vein may be only slightly better than PTFE for bypass to infrapopliteal arteries, and lesser saphenous vein may not function any better than PTFE material alone[39]. Our experience with arm vein and lesser saphenous vein has been limited by the problem of sufficient conduit length. Arm veins and lesser saphenous segments may not be long enough to reach a distal tibial artery especially when the proximal anastomosis must begin from the external iliac artery to avoid the presence of a heavily scarred groin from previous bypass attempts. Arm vein is also problematic in the diabetic patient with renal failure and a history of upper extremity arteriovenous fistulas for hemodialysis access. However, arm vein and lesser saphenous segments remain a particularly good choice for autogenous reconstructions for younger patients in whom the vein is long enough to reach the appropriate recipient artery.

【替代的搭桥血管】

当大隐静脉不可用时，手臂静脉和小隐静脉可作为替代的搭桥血管。Deaconess 小组支持应用手臂静脉，据其报道同 PTFE 材料相比手臂静脉搭桥的通畅率明显高[38]。但是，Calligaro 宣称手臂静脉用于膝下动脉搭桥其通畅率只比 PTFE 略好一点，并且小隐静脉的效果可能并不比 PTFE 材料好[39]。由于受血管长度问题的影响，我们应用手臂静脉和小隐静脉的经验比较有限。手臂静脉和小隐静脉节段的长度可能不够延伸至远端胫动脉，特别是为了避免前一次搭桥所形成的严重腹股沟瘢痕而选取髂外动脉作为近端吻合口时。糖尿病合并肾功能不全的患者，当上肢有动静脉瘘作为血液透析通路时，其手臂静脉存在问题而不可用。但是，对于年轻患者，其手臂静脉和小隐静脉足够长，可延伸至合适的接收动脉，在这种情况下，手臂静脉和小隐静脉是个很好的选择。

Cryopreserved vein and human umbilical vein are alternative conduits that are biologic in their properties and therefore have an intrinsic appeal for distal reconstruction. However, these grafts have also met with limited success when used for tibial bypass. Farber reported a 30% patency rate, at twelve months, for cryopreserved veins used in infrapopliteal bypass procedures with the presence of diabetes having a particularly adverse impact on graft patency in this study. The best use of cryopreserved vein may be limited to bypasses which must traverse infected fields in the absence of any autogenous conduit.

冷藏保存的静脉和人脐静脉作为可选择的搭桥导管，其生理特征适合作为远端重建的材料。但是，这些静脉在用于胫动脉搭桥时仍然存在局限性。Farber 在一项研究中报道了在患有糖尿病影响搭桥通畅率的患者中用冷藏保存静脉进行膝下动脉搭桥手术后 12 个月，其通畅率为 30%。最好是在任何自体材料不可用而搭桥必须穿过感染区域时使用冷藏保存静脉进行搭桥。

New techniques

Attempts have been made to improve PTFE bypass results by the interposition of venous tissue between the prosthetic graft and the recipient tibial artery. Each configuration has certain advantages and disadvantages both real and potential. The Neville patch (DVP) has improved the results of prosthetic bypass in the lower extremity (Figure 3-15) [40]. A two to three centimeter segment of tissue for the patch is suitable and can include saphenous vein remnants, arm vein harvested under local anesthesia, superficial femoral vein, or a segment of occluded superficial femoral artery that is opened and endarterectomized. The segment is gently irrigated with prepared vein solution and opened longitudinally in preparation for the patch. A 2 3 cm arteriotomy is then performed in the artery chosen for the distal anastomosis. The venous segment is cut to the appropriate length and width in preparation for the patch. In most cases, the width is left unaltered to allow for a generous patch in order to permit bulging of the patch under arterial flow to have a functional result similar to that of a vein cuff. After the patch is sewn in place, a longitudinal venotomy is made in the proximal two thirds of the patch (Figure 3-16). An externally reinforced, 6 mm, thin walled e-PTFE graft is then sutured to the vein patch using 6 0 Prolene monofilament suture. (Figure 3-17). The anastomosis is constructed in order to maintain a rim of venous tissue interposed between the PTFE graft and the entire circumference of the arterial wall. Because the venotomy is made in the proximal two thirds of the patch, more venous tissue is left interposed at the toe of the anastomosis than the heel of the anastomosis. A heparin infusion is started four to six hours postoperatively with coumadin administered on the first postoperative day. Long term anticoagulation with coumadin is continued with an INR of 2.0 as the goal.

【新技术】

为了提高 PTFE 人工血管搭桥的通畅率，尝试在人造血管和受体胫前动脉之间加入自体静脉组织。自体血管和人工血管都有特定的优势和劣势。Neville 补片（DVP）增加了下肢行人工血管搭桥的成功率（图 3-16）[40]。用长 2 ~ 3cm 的组织做补片比较合适，合适的组织包括剩余的隐静脉、局部麻醉下取出的手臂静脉、股浅静脉或一段经过再通和切除内膜后的闭塞股浅动脉。补片前的准备需要将静脉节段用准备好的静脉溶液轻轻冲洗并纵向剖开。然后在需要进行远端吻合的动脉处切开 2 ~ 3cm。根据需要的补片大小将静脉裁剪成合适的长和宽。大多数情况下，对宽度不做修改以使补片较大，便于补片在动脉血流冲击下的膨出，起到相当于静脉袖套的作用。补片缝合后，在补片近端 2/3 处行纵向的静脉切开（图 3-17A 和 B）。然后将已外加固的 6mm 薄壁 e-PTFE 人工血管用单根 6-0 Prolene 线缝至静脉补片上（图 3-18）。这样吻合的目的是为了在 PTFE 材料和整个循环动脉壁之间连接一层自体静脉组织。因为是在静脉补片近端 2/3 处行静脉切开，所以在吻合口远端残留的静脉组织比留在近端的要多。术后 4 ~ 6 小时应给予肝素持续泵点，术后 1 天口服华法林。术后应长期服用华法林抗凝，使 INR 达到目标值 2.0。

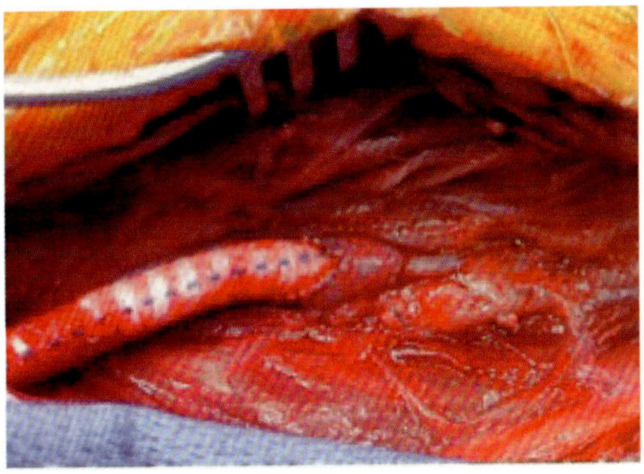

图 3-16 Neville 补片

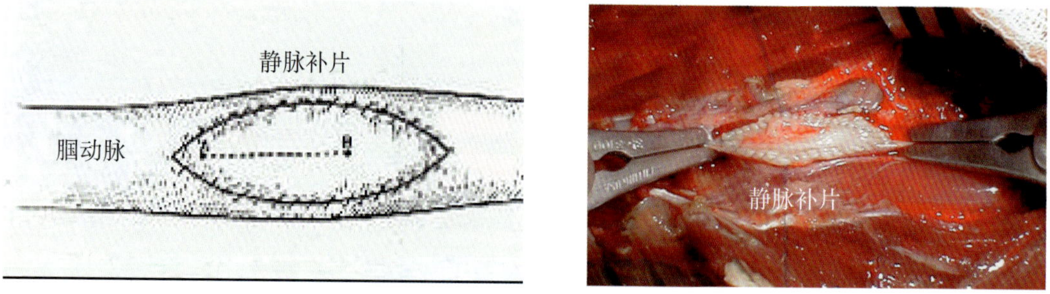

A　　B

图 3-17　切开静脉补片

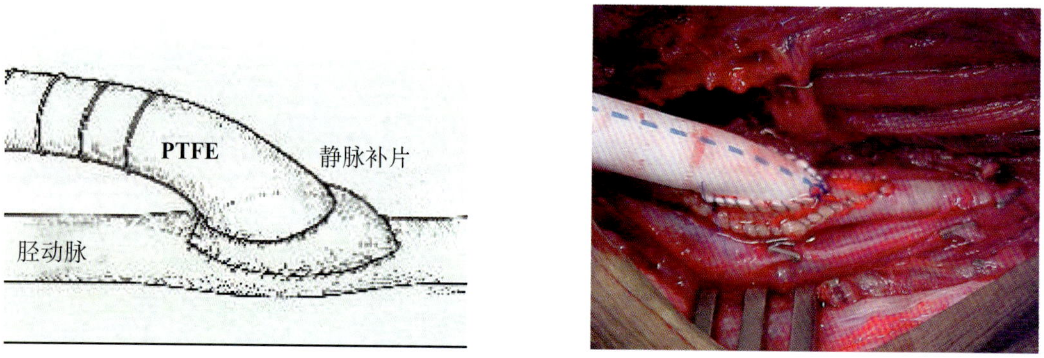

A　　B

图 3-18　人工血管 - 静脉补片吻合

The initial data using the Neville DVP bypass included 79 patients with no autogenous vein available as conduit for a bypass[41]. In each patient who received a Neville DVP bypass, the ipsilateral and contralateral greater saphenous veins were either not present having been used for previous revascularization procedures, or, were unsuitable due to inadequate length or quality. 80 bypasses were performed in the 79 patients with follow up ranging from thirty days to four years. Risk factor analysis revealed 53% of patients with diabetes mellitus, 20% of patients with renal failure, and 60% of patients with increased perioperative cardiac risk as assessed by Eagle's criteria. The indication for revascularization was limb threatening ischemia in all patients with rest pain in 49% of limbs and gangrene or non healing ulceration present in 51%. Reasons for the lack of adequate saphenous vein included previous failed lower extremity bypass at an outside institution in 47 patients (59%), previous coronary bypass in 21 (26%), unsuitable vein quality due to size or thrombosis in 8 (10%), and absence of vein due to varicose vein stripping in 4 (5%). A fairly high percentage of grafts originated from the external iliac artery (43%) in order to avoid hostile, scarred groins from previous bypass attempts at outside institutions. Occasionally, the superficial femoral artery was a suitable source of inflow (8%) with the remainder of the grafts originating at the common femoral artery. Recipient arteries included the peroneal artery in 35 cases (44%), the posterior tibial artery in 28 cases (35%), and the anterior tibial artery in 17 cases (21%). Two of the posterior tibial bypasses were to inframalleolar plantar branches. Primary graft patency was 90% at 6 months, and 82%, 78%, 69%, and 62% at respective 12 months intervals to

48 months. Since that report, the Neville patch technique has been used to perform 270 bypass grafts in 1, 296 patients that had a bypass. This series confirmed excellent four year results in a larger series[42].

采用 Neville DVP 进行搭桥的初始数据包括 79 名无自体合格静脉的患者[41]。接受 Neville DVP 材料进行搭桥手术的每名患者，同侧和对侧大隐静脉或因既往用于血运重建手术而不存在，或因质量或长度不合格而不适合搭桥手术。这 79 名患者共进行了 80 次搭桥手术，随访时间 30 天至 4 年。风险因素分析显示 53% 的患者有糖尿病病史，20% 的患者有肾衰病史，60% 的患者经 Eagle's 评分标准具有围术期心脏风险。血运重建手术的指征为患者有威胁到下肢的缺血，其中 49% 的患者有静息痛，51% 的患者有坏疽或不愈合的溃疡。缺少充分的自体隐静脉的原因包括既往外院行下肢动脉搭桥失败（47 名患者，占 59%），之前于心脏冠脉搭桥术中已使用了大隐静脉（21 名患者，占 26%），因长度或血栓原因致隐静脉不合格（8 名患者，占 10%），因静脉曲张行静脉剥脱术（4 名患者，占 5%）。因既往在外院尝试行搭桥术失败，本次搭桥为了避开前次手术导致的腹股沟瘢痕，从髂外动脉搭桥的患者比例较高（43%）。偶尔，当前次搭桥手术残留的股动脉搭桥血管存在时，股浅动脉也可作为搭桥的输入动脉（占 8%）。接收动脉包括腓动脉（35 名患者，占 44%）、胫后动脉（28 名患者，占 35%）、胫前动脉（17 名患者，占 21%）。2 名经胫后动脉搭桥的患者搭桥血管延伸至经踝脚底动脉分支。初期 6 个月搭桥通畅率 90%，之后通畅率下降至 82%（12 个月后）、78%（24 个月后）、69%（36 个月后）和 62%（48 个月后）。自此报道以后，在 1296 名患者中已有 270 例搭桥手术应用 Neville 补片技术。大病例研究确认了这项技术有很好的术后 4 年疗效[42]。

The addition of an arteriovenous fistula at the distal anastomosis has been added as another measure to improve graft patency. We have added an arteriovenous fistula to the distal anastomosis of a distal vein patch bypass (Neville "patch-ula")[43] (Figure 3-18). This modification has been performed in patients with no vein available and severely disadvantaged arterial runoff on the preoperative arteriogram. The target tibial artery is opened longitudinally with a venotomy in the corresponding tibial vein. The vein patch is then sutured to the common ostium created by this fistulous connection. An anastomosis is then constructed between the vein patch and the PTFE as described in the DVP bypass configuration. The patients has included several who would not have been offered an attempt at a bypass due to the lack of a target artery with suitable runoff that would support a reasonable chance of success. The AV fistula was added to the DVP in the hopes of decreasing outflow resistance in those patients with a severely diseased arterial runoff bed. This technique has led to reasonable limb preservation in a challenging group of patients otherwise facing amputation.

在吻合口远端加做一个动静脉瘘成形术是提高动脉旁路移植术通畅率的方法之一。我们在 1 例远端静脉补片搭桥术（Neville"patch-ula"）中加做了动静脉瘘成形术[43]（图 3-19）。该患者没有合格的静脉可用，并且在术前动脉造影中显示有严重的血流中断。术中我们纵向切开目标胫动脉，同时在伴行的胫静脉上做静脉切开。然后将静脉补片缝合在动静脉瘘连接的开口上。最后按前述的 DVP 搭桥血运重建步骤将静脉补片缝合至 PTFE 材料人工血管。对于因血流阻断范围广、没有适合的目标动脉，因而不存在搭桥机会的患者，这项手术提供了血运重建的机会。在 DVP 搭桥术基础上加做动静脉瘘成形术的原理是希望在动脉血流阻断严重的患者身上借此降低流出道阻力。此技术为那些面临截肢风险的患者提供了保肢的希望。

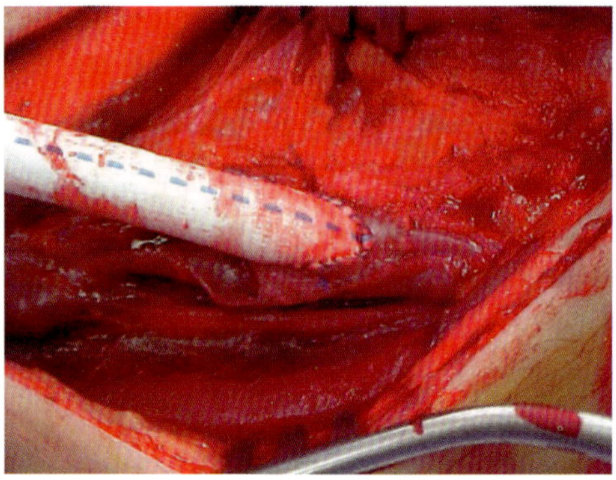

图 3-19　静脉补片联合动静脉瘘成形术

Another strategy to improve prosthetic graft performance involves heparin bonding on the inner surface to reduce graft thrombosis and myoimtimal hyperplasia. Heparin-bonded grafts (*Propaten* W. L. Gore & Associates, Flagstaff, AZ) use end-point covalent bonding of heparin to the luminal surface of the graft in order to maintain the bioactivity of the heparin molecule[44] (Figure 3-19). We compared our own experience over a similar time period with 62 heparin bonded PTFE grafts and 50 saphenous vein grafts[45]. Graft thrombosis occurred in twelve PTFE grafts and seven vein grafts for a one year primary patency of 86% for vein and 75% for heparin bonded PTFE. This difference did not reach statistical significance (P=0.11). Based on this experience, we believe that a quality saphenous vein is the ideal conduit for a tibial bypass, although heparin bonded ePTFE can be considered when intact ipsilateral or contralateral vein is not available.

其他提高人造血管搭桥通畅率的技术包括在人工血管内表面覆盖肝素以减少血栓形成和血管内膜增生。覆盖肝素的人工血管（Propaten W. L. Gore & Associates, Flagstaff, AZ）在管腔表面用末端结合的肝素以达到维持肝素分子生物活性的目的[44]（图 3-20）。我们在相似的一段时间内通过自己的经验对用覆盖肝素的 PTFE 搭桥的 62 例病例和用隐静脉

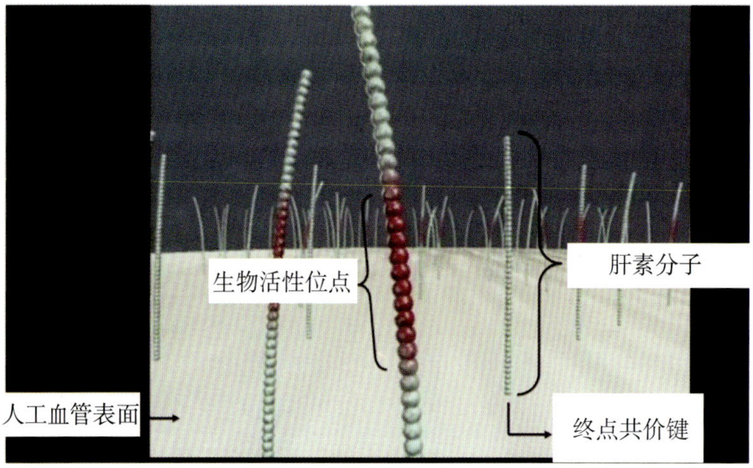

图 3-20　带肝素涂层的人工血管

搭桥的 50 例病例进行了比较[45]。12 例 PTFE 搭桥和 7 例静脉搭桥出现了搭桥血管血栓，一年通畅率分别为 86% 和 75%，统计学上结果没有显著性差异（P=0.11）。根据此经验，我们相信合格的隐静脉是行胫动脉搭桥的理想材料，但是当完整的同侧或对侧静脉不存在时，可以考虑肝素覆盖的 ePTFE 材料。

Why is the Neville patch successful？

Bypass graft failure occurs for several reasons. Graft stenosis due to myointimal hyperplasia becomes the leading cause of graft failure 6 to 24 months after the perioperative period. Beyond the two year postoperative period, progression of atherosclerosis proximal or distal to the graft is the most likely cause of graft failure. Myointimal hyperplasia at the anastomosis is particularly important in the failure of prosthetic bypass grafts[46]. The hyperplastic lesion is thought to originate from the proliferation of vascular smooth muscle cells in the arterial media with subsequent cellular migration into the "injured" intimal layer of the arterial wall at the anastomotic site. The interposition of venous tissue between a PTFE graft and the recipient tibial artery may improve results in several ways. These bypasses are technically demanding requiring an anastomosis between a small, diseased tibial artery and a fairly noncompliant prosthetic material. The interposed venous tissue may simply make the bypass less technically demanding by suturing vein to the tibial artery. There may also be an effect on the thrombogenicity that may play a role at the interface between the high resistance outflow artery and larger prosthetic graft. Finally, the venous tissue may reduce the hyperplastic myointimal response and thereby improve graft patency.

为什么 Neville 补片会成功?

有很多原因可导致搭桥失败。血管内膜增生导致搭桥血管狭窄成为围术期后 6 ~ 24 个月搭桥失败的首要原因。围术期 2 年后移植血管远端或近端的动脉粥样硬化发展很可能是导致搭桥失败的原因。吻合口内膜增生在人工血管搭桥术失败中起到尤为重要的作用[46]。认为损伤性细胞增生是由起源自动脉中层的血管平滑肌增生所致，增生的平滑肌随后迁移至位于吻合口"损伤的"动脉壁内层。在 PTFE 人工血管和接收动脉 - 胫动脉间插入静脉组织可以在以下方面提高搭桥通畅率。常规搭桥在技术上要求在一根较小的病态胫动脉和一根顺应性较差的人工血管之间进行吻合。通过将静脉组织缝合到胫动脉上使两者间植入静脉组织可降低搭桥的技术难度。Neville 补片也可能降低在高阻力的输出动脉和较大的人工血管交界处血栓形成的可能。最后，补片静脉组织可能通过降低血管内膜增生反应从而增加搭桥通畅率。

CONCLUSION

Aggressive evaluation and treatment of the patient suffering from lower extremity ischemia is critical. Vascular reconstruction can be performed to enhance healing and decrease the incidence of major limb amputation；therefore returning these patients to active and productive life.

【总结】

对于承受下肢缺血病痛的患者，积极的评估和治疗是关键。血运重建可增加患者治愈率，减少截肢率，让患者能重新回到正常的工作生活中。

参考文献

1. Juergens JL, Baker NW, Hines EA. Arteriosclerosis obliterans: Review of 520 cases with special reference to pathogenic and prognostic factors. *Circulation*, 1960, 71: 429.
2. LoGerfo FW, Coffman JD. Vascular and microvascular disease of the foot in diabetes. *New Eng J Med*, 1984, 311: 1615-1619.
3. Strandness DE, Priest RE, Gibbons GE. Combined clinical and pathologic study of diabetic and nondiabetic with severe vascular disease. *Circulation*, 1967, 36: 83-91.
4. Menzoian JO, LaMorte WW, Panniszyn CC, *et al*. Symptomatology and anatomic patterns of peripheral vascular disease: Differing impact of smoking and diabetes. *Ann VascSurg*, 1989, 3: 224-228.
5. Kempczinski RF, Bernhard VM. Management of chronic ischemia of the lower extremities: introduction and general considerations. In Vascular Surgery, Rutherford RB (ed). Philadelphia: Saunders, 1989: 643.
6. Jager KA, Langlois Y, Roederer GO, *et al*. Non-invasive assessment of upper and lower extremity ischemia. In Bergan JJ and Yao JST (eds) Evaluation and treatment of Upper and lower extremity circulatory disorders. Grune and Stratton, Orlando, FL, 1984: 97.
7. Christensen T, Neubauer B. Increased arterial wall stiffness and thickness in medium-sized arteries in patients with insulin-dependent diabetes mellitus. *ActaRadiol*, 1988, 29: 299.
8. Raines JK, Darling RC, Buth J, *et al*. vascular laboratory criteria for the management of peripheral vascular disease of the lower extremities. *Surgery*, 1976, 79: 21.
9. Clark LC. Monitor and control of blood and tissue oxygen tensions. *Trans Am SocArtif Intern Organs*, 1956, 2: 41.
10. White RA, Nolan L, Harley D, *et al*. Non-invasive evaluation of peripheral vascular disease using transcutaneous oxygen tension. *Am J Surg*, 1982, 144: 68.
11. Hauser CJ, Shoemaker WC. Use of transcutaneous Po2 regional perfusion index to quantify tissue perfusion in peripheral vascular disease. *Ann Surg*, 1983, 197: 337.
12. Vincent DG, Salles-Cunha SX, Bernhard VM, *et al*. Non-invasive assessment of toe systolic pressures with special reference to diabetes mellitus. *J CardiovascSurg*, 1983, 24: 22.
13. Partamian JO, Bradley RF. Acute myocardial infarction in 258 cases of diabetes. Immediate mortality and five year survival. *NEJM*, 1965, 273: 455-461.
14. Cambria RP, Brewster DC, Abbott WM, *et al*. The impact of selective use of dypyridamole-thallium scans and surgical factors on the current morbidity of aortic *Surgery*. *J Vasc Surg*, 1992, 15: 43-51.
15. Eagle KA, Cley CM, Newell JB, *et al*. Combining clinical and thallium data optimizes preoperative assessment of cardiac risk before major vascular *Surgery*. *Ann*

Int Med, 1989, 110: 859-866.
16. Eagle KA, Singer DE, Brewster DC, *et al*. Dipyridalole-thallium scanning in patients undergoing vascular Surgery. *JAMA*, 1987, 257: 2185-2189.
17. Belkin M, Welch HJ, Mackey WC, *et al*. Clinical and hemodynamic results of bypass to isolated tibial artery segments for ischemic ulceration of the foot. *Am J Surg*, 1992, 164: 281-285.
18. Dotter CT, Judkins MP. Transluminal treatment of arteriosclerotic obstruction: description of a new technique and a preliminary report of its application. *Circulation*, 1974, 30: 654-670.
19. Johnston KW. Factors that influence the outcome of aortoiliac and femoropopliteal percutaneous transluminal angioplasty. *SurgClin N Am*, 1992, 72 (4) : 843-850.
20. Schwarten DE, Cutcliff WB. Arterial occlusive disease below the knee: treatment with percutaneous transluminal angioplasty performed with low profile catheters and steerable guide wires. *Radiology*, 1988, 169: 71-74.
21. Rutherford RB, Jones DN, Bergentz SE, *et al*. Factors affecting the patency of infrainguinal bypass. *J Vasc Surg*, 1988, 8: 236-246.
22. Ip JH, Fuster V, Badimon L. Syndromes of accelerated atherosclerosis: role of vascular injury and smooth muscle proliferation. *JACC*, 1990, 15: 1667-1687.
23. Palmaz JC, Garcia O, Schatz RA, *et al*. Placement of balloon expandable stents in iliac arteries - first 171 patients. *Radiology*, 1990, 174: 969-975.
24. Neville RF, Hobson RW, Jamil Z, *et al*. Intravascular ultrasonography: validation studies and preliminary intraoperative observations. *J Vasc Surg*, 1991, 13 (2) : 274-283.
25. Spence RK, Freiman DB, Gatenby R, *et al*. Long-term results of transluminal angioplasty of the iliac and femoral arteries. *Arch Surg*, 1981, 116: 1377-1386.
26. Crawford ES, Bomberger RA, Cooley, *et al*. Aortoiliac occlusive disease: factors influencing survival and function following reconstructive operation over a twenty five year period. *Surgery*, 1981, 90: 1055.
27. Waters KJ, Prud G. Return to work after aortofemoral bypass *Surgery*. *Br Med J*, 1977, 2: 556.
28. Sidawy AN, Menzoian JO, Cantelmo NL, *et al*. Retroperitoneal inflow procedures for aorto-iliac occlusive vascular disease. *Arch Surg*, 1985, 120: 794-796.
29. Brief DK, Brener FJ, Alpert J, *et al*. Crossover, femoro-femoral grafts followed up five years or more. *Arch Surg*, 1975, 110: 1294.
30. Veith FJ, Gupta SK, Samson RH, *et al*. Superficial femoral and popliteal arteries as inflow sites for distal bypasses. *Surgery*, 1981, 90: 980-990.
31. Sidawy AN, Menzoian JO, Cantelmo NL, *et al*. Effect of inflow and outflow sites on the results of tibioperoneal vein grafts. *Am J Surg*, 1986, 152: 211-214.
32. Veith FJ, Gupta SK, Ascer E, *et al*. Six-year prospective multicenter randomized comparison of autologous saphenous vein and expanded polytetrafluoroethylene grafts in

infrainguinal arterial reconstructions. *J Vasc Surg*, 1986, 3: 104-114.
33. Mannick JA, Jackcon BT, Coffman JD, *et al*. Success of bypass vein grafts in patients with isolated popliteal artery segments. *Surgery*, 1967, 61: 17-25.
34. Corson JD, Brewster DC, LaSalle AJ, *et al*. Comparative analysis of vein and prosthetic bypass grafts to the isolated popliteal artery. *Surgery*, 1982, 91: 448-451.
35. Pomposelli FB, Jepsen SJ, Gibbons GW, *et al*. Efficacy of the dorsal pedal bypass for limb salvage in diabetic patients: Short-term observation. *J Vasc Surg*, 1990, 11: 745-752.
36. Brewster DC. Composite grafts. In: Rutherford RB, ed. Vascular *Surgery*. Philadelphia: WB Saunders; 1989: 481-486.
37. Hobson RW, Lynch TG, Jamil Z, *et al*. Results of revascularization and amputation in severe lower extremity ischemia: a five year experience. *J Vasc Surg*, 1985, 2: 174-185.
38. Holzenbien TJ, Pomposelli FB, Miller A, *et al*. Results of a policy of arms veins used as the first alternative to an unavailable ipsilateral greater saphenous vein for infrainguinal bypass. *J Vasc Surg*, 1996, 23: 130-140.
39. Calligaro KD, Syrek JR, Dougherty MJ, *et al*. Use of arm vein and lesser saphenous vein compared with prosthetic grafts for infrapopliteal bypass: are they worth the effort? *J Vasc Surg*, 1997, 26: 919-927.
40. Neville RF, Attinger C, Sidawy AN. Prosthetic bypass with a distal vein patch for limb salvage. *Am J Surg*, 1997, 174: 173-176.
41. Neville RF, Tempesta B, Sidawy AN. Tibial bypass for limb salvage using polytetrafluoroethylene and a distal vein patch. *J Vasc Surg*, 2001, 33: 266-272.
42. Neville RF, Lidsky M, Capone A, *et al*. An expanded series of distal bypass using the distal vein patch technique to improve prosthetic graft performance in critical limb ischemia. *Eur J Vasc Endovasc Surg*, 2012, 44: 177-182.
43. Neville RF, Dy B, Singh N, *et al*. Distal vein patch with an arteriovenous fistula: a viable option for the patient without autogenous conduit and severe distal occlusive disease. *J Vasc Surg*, 2009, 50: 83-88.
44. Heyligers JM, Verhagen HJ, Rotmans JI, *et al*. Heparin immobilization reduces thrombogenicity of small-caliber expanded polytetrafluoroethylene grafts. *J Vasc Surg*, 2006, 43: 587-591.
45. Neville RF, Capone A, Amdur R, et al. Babrowicz A comparison of tibial artery bypass performed with heparin bondedePTFE and greater saphenous vein to treat critical limb ischemia. *J Vasc Surg*, 2012, 54 (4): 1008-1014.
46. Neville RF, Sidawy AN, Foegh ML. The molecular biology of vein graft atherosclerosis and myointimal hyperplasia. *Current Cardiology*, 1992, 7: 930-938.

二、Leriche 综合征

Leriche 综合征是指腹主动脉下段和双侧髂动脉的严重狭窄和（或）闭塞，又称主动脉分叉闭塞综合征、末端主动脉血栓形成综合征、渐进性主动脉末端部分血栓形成综合征、终末主动脉髂动脉闭锁综合征、慢性腹主动脉髂动脉阻塞、孤立性腹主动脉髂动脉病等。

Leriche 首次为一名 29 岁因下肢间歇性跛行伴性功能障碍的男性卡车司机施行手术治疗，在 1923 年报道了腹主动脉分叉部动脉闭塞病例，1940 年描述了主动脉分叉处硬化性阻塞引起的下肢缺血综合征，称之为 Leriche 综合征。本病可能由于动脉硬化、动脉瘤、创伤、肿瘤或异物损害而形成血栓，主动脉缓慢闭塞，可能有机会建立侧支循环，一般只引起下肢动脉血运不良。典型表现即所谓的 Leriche 三联症：下肢间歇性跛行或静息痛、男性患者阳痿或阴茎勃起困难、股动脉搏动减弱或消失。

Leriche 综合征是血管外科常见的动脉闭塞性疾病，病因多数为动脉粥样硬化。通过详细询问病史、仔细查体和必要的辅助检查，该病的诊断不难确立。随着外科医生手术技巧的提高、治疗材料的改进、术中、术后监护的发展，在手术安全性得到明显提高的同时远期疗效也有明显改善，手术死亡率和并发症发生率则明显降低。

手术治疗和腔内治疗是 Leriche 综合征的主要治疗方法。主髂 -（股）动脉人工血管转流术等外科手术疗法应用于临床已有几十年，其疗效已经得到肯定，成为治疗主 - 髂动脉闭塞的标准术式。近年来血管腔内治疗发展迅速，治疗范围不断扩大。但是手术治疗和腔内治疗方法孰优孰劣目前尚缺少足够的循证医学证据。

（一）外科干预的适应证

近年来，腔内治疗发展迅速，尤其对主 - 髂动脉短段的狭窄或闭塞性病变，治疗成功率、近期及远期通畅率、围术期病死率和并发症发生率都取得了满意的结果，因此对主 - 髂动脉闭塞性疾病的外科治疗适应证有放宽的趋势。例如，美国 1996—2000 年主 - 髂动脉闭塞性疾病的外科治疗量（包括手术和血管腔内治疗）增加了 34%，其中腔内治疗主 - 髂动脉闭塞性疾病增长了 850%[1]，国内对腔内治疗主 - 髂闭塞性疾病的报道也明显增多 [2]。

腔内治疗病例的增多，集中在主 - 髂动脉的短段狭窄或闭塞型的病例 [3]，属于 TASC 分型中的 A 型和 B 型病变（表 3-5），以往对这一类患者或采取内膜剥脱术，或因为间歇性跛行症状而采用药物治疗。而 Leriche 综合征是主 - 髂动脉闭塞中的重型病变，常为长段的重度狭窄甚至闭塞，属于 TASC 分型中的 C 型和 D 型病变，目前血管腔内治疗长段病变的远期疗效尚不能肯定。因此，尽管有报道称采取腔内治疗取得成功，但在没有足够的与手术治疗进行随机对照的研究结论和远期疗效的结论前，不宜盲目扩大治疗适应证，在出现以下情况时可考虑外科干预。

表 3-5　TASC II 分型

分型	病变描述	推荐治疗策略
TASC A 型	① 单侧或双侧髂总动脉的狭窄 ② 单侧或双侧髂外动脉＜ 3cm 的狭窄	推荐腔内治疗，不推荐手术治疗
TASC B 型	① 3cm 以内的肾下腹主动脉狭窄 ② 单侧髂总动脉闭塞 ③ 长度在 3 ～ 10cm、累及髂外动脉但未累及股总动脉的狭窄 ④ 单侧髂外动脉闭塞，但不累及髂内动脉和股总动脉	腔内治疗患者获益更多，部分患者可选择手术治疗，如低风险患者

续表

分型	病变描述	推荐治疗策略
TASC C 型	① 双侧髂总动脉闭塞 ② 双侧髂外动脉 3 ~ 10cm 长的狭窄病变，未累及股总动脉 ③ 单侧髂外动脉狭窄累及到股总动脉 ④ 单侧髂外动脉闭塞累及髂内动脉或股总动脉 ⑤ 单侧髂外动脉闭塞伴严重钙化	手术治疗患者获益更多，部分患者可选择腔内治疗，例如有手术高风险的患者
TASC D 型	① 肾下主动脉闭塞 ② 弥漫性病变，包括腹主动脉、双侧髂动脉 ③ 单侧髂总动脉、髂外动脉、股总动脉的弥漫性多个狭窄性病变 ④ 单侧髂总动脉及髂外动脉闭塞 ⑤ 双侧髂外动脉闭塞 ⑥ 髂动脉狭窄伴不适合腔内修复治疗的腹主动脉瘤或者其他需要手术的病变	推荐手术治疗，不推荐腔内治疗

下肢出现静息痛和组织的缺血坏死（包括缺血性溃疡和趾端坏疽）是肢体缺血进展的表现。如不及时治疗，大部分患者可致残或致死。只要存在流出道，应争取血管重建，这是外科干预的绝对适应证。高龄并不是禁忌证，即使是高龄、虚弱、合并多种疾病的高危患者，仍有进行外科干预的方法。间歇性跛行和男性性功能障碍是相对适应证。应根据患者意愿、生活质量和工作的要求、年龄、全身状况、预期寿命综合考虑。如这些症状严重影响生活和工作，或患者对生活质量和工作要求较高，而且流出道血管条件良好，应考虑外科手段干预。

（二）手术治疗

手术治疗 Leriche 综合征已有近 70 年的历史，内膜剥脱术、主 - 髂（股）动脉人工血管转流术、解剖外途径人工血管转流术等手术方式的有效性、安全性已经得到证实，这些仍是治疗该病的重要方法。我们以肾动脉下腹主动脉局部主动脉内膜剥脱术后再行主 - 髂动脉人工血管重建为治疗本病的常规主要术式。阻塞平面平行于或高于肾动脉者，为保证完整的内膜剥脱，有时也于肾动脉上用阻断钳暂时阻断腹主动脉，以更好地清除肾动脉周围的血栓，然后再将阻断钳移至肾动脉下，完成主 - 髂动脉人工血管重建。

1．主 - 髂动脉内膜剥脱术　主 - 髂动脉内膜剥脱术于 20 世纪 40 年代首先用于主 - 髂动脉闭塞。自 20 世纪 80 年代随着转流手术和血管腔内治疗的发展，单纯内膜剥脱术应用得越来越少。内膜剥脱术具有以下几个优点：不需放置人工血管和支架材料，减少了感染机会，可保证肠系膜下动脉血流和增加髂内动脉血流。适用于年轻、病变局限的主 - 髂动脉闭塞症患者。对腔内治疗失败的 TASC A 型病变也可考虑行内膜剥脱术。相对于主 - 髂（股）动脉人工血管转流术和腔内治疗，主 - 髂动脉内膜剥脱术在改善患者阳痿的症状上占有优势。目前，临床上更多的是将内膜剥脱术应用于与血管转流术相结合的手术中。

2．主 - 髂（股）动脉人工血管转流术　自 20 世纪 50 年代人工血管开始应用于主 - 髂动脉重建，主 - 髂（股）动脉人工血管转流术发展至今得到了广泛应用。其疗效确切，远期通畅率高，5 年通畅率为 87.15%，10 年通畅率为 81.15%，围术期病死率和并发症发生率分别为 3% 和 8%。因此已成为目前的标准术式，适用于 TASC C 型和 D 型病变。虽然手术技术已较成熟甚至已经标准化，但对一些具体操作仍不能形成共识，甚至还有争论。

（1）近端吻合术式的选择：近端吻合包括端 - 端吻合和端 - 侧吻合。两种方法有各自的优缺点，应根据病变累及范围、髂内动脉是否闭塞、是否会引起盆腔脏器缺血、术者的实践经验等情况全面分析，进行选择。端 - 端吻合适合于动脉有瘤样改变或腹主动脉完全闭塞的患者。端 - 侧吻合则更有利于保持盆腔脏器的供血、改善性功能障碍以及避免大腿和臀部的间歇性跛行。如果肾动脉异位起源于腹主动脉下端或髂动脉，或粗大的肠系膜下动脉和侧支血管供应盆腔脏器，尤其是对于髂外动脉闭塞而腹主动脉、髂总动脉、髂内动脉尚通畅，端 - 侧吻合可避免端 - 端吻合至股动脉导致无反向血流引起的盆腔脏器缺血。我们通常于肾动脉水平以下用止血带阻断腹主动脉后，在近心端闭塞段腹主动脉前壁作纵向切口，完成内膜剥脱，尽可能地开通各分支血管，最后在切开部位作腹主动脉与人工血管的端 - 侧吻合。

（2）远端吻合术式的选择：远端吻合口可选在髂总动脉、髂外动脉或股动脉。选择股动脉吻合，操作简单，血管显露快，吻合方便，可更好地保证良好的流出道直接至股深动脉，尤其适合于股浅动脉闭塞者。主 - 髂动脉转流术后，往往因髂外动脉等部位有较高的病变复发率而导致转流失效。因此，主 - 股动脉人工血管转流几乎成为治疗大多数主 - 髂动脉闭塞的习惯方法。近年来我们高度重视机体侧支循环的建立。如有后腹膜和盆腔广泛侧支循环建立，为避免影响侧支循环，其吻合口应尽量做在侧支循环的近心端，完成动脉内膜剥脱术后吻合口做在位于髂动脉上为好。

（3）髂内和股深动脉重建：为建立良好的远端流出道，提高手术疗效，对于这类患者，应高度重视髂内动脉和股深动脉的重建。在动脉开口部狭窄处作局部内膜剥脱或补片扩大成形。

（4）经腹和腹膜后径路：Rob 等学者对早期主 - 髂动脉闭塞和动脉瘤手术采用腹膜后径路，认为可减少对心肺功能的影响，减少术后肠梗阻的发生和第三间隙液体的流失。实际上在手术时显露血管困难，操作不方便。有学者对这两种方法进行随机对比后发现，两者在并发症方面差异无统计学意义。因此我们主张以经腹径路为主。

（5）多节段病变的处理：主 - 髂动脉闭塞常合并下肢远端动脉病变。对于多节段病变的外科处理，大多数患者（约 76%）仅行主 - 髂动脉重建即可明显改善下肢血运，无需序贯手术。仅有少部分患者，如肢体远端缺血严重、濒临截肢，适宜同期行远端及近端动脉重建。

3．解剖外途径转流术　主 - 髂动脉闭塞的解剖外转流主要包括腋 - 股、股 - 股、髂 - 股耻骨上转流等。其优点在于避免开腹，降低了手术风险，患者术后恢复快。适合于不能经受麻醉和手术打击，又不适合行血管腔内治疗的高危患者，缺点是远期通畅率低于主 - 髂动脉解剖位转流。如文献报道 5 年腋 - 股动脉转流通畅率在 33% ~ 85%，股 - 股动脉转流通畅率为 60% ~ 90%[4]。

（三）Leriche 综合征的腔内治疗

2000 年 1 月，TASC 合作组（Transatlantic Inter-Society Consensus Working Group）发表了下肢动脉闭塞性疾病的治疗指南。指南中给出了新的下肢动脉闭塞性疾病的分类方法，即 TASC 分型。随着腔内治疗技术的迅速发展，外科医生操作技巧越来越熟练，腔内治疗设备和材料向着精密、微创、稳定、准确、安全发展。部分血管外科医生和介入科医生采用腔内技术处理部分 C 型甚至 D 型病变，超出了分型的限制，并且在治疗成功率、近期通畅率、围术期并发症发生率、病死率上取得了较满意的效果。为此，2007 年 TASC 合作组修订了 TASC 分型，公布了新的分型标准，即 TASC Ⅱ分型。分型中对主髂动脉病变的分型进行了调整（表 3-6）。Leriche 综合征病变类型复杂，不能完全划分为某一具体类型，但多数病例属于 C 型和 D 型病变。治疗的选择，可根据临床检查结果，结合 TASC Ⅱ分型处理。对于短段的狭窄和闭塞一般可行球囊扩张和支架置入治疗，手术成功率和远期通畅率较高。对于长段闭塞性病变腔内治疗困难，主要问题是导丝难以通过较长的闭塞段。有报道称，如对患者的选择合适，可取得满意的近期和中期疗效。在 Piffaretti 等的研究中[5]，对 43 例主 - 髂动脉闭塞的患者（C 型 34 例，D 型 9 例）行球囊扩张支架术，平均随访 32.14 个月，第 1、2、5 年的通畅率分别为 92%、85.17% 及 80.17%。该型病变的腔内治疗，目前临床应用较少，还缺少大规模的临床观察结果和随机对照研究结果。腔内技术联合手术治疗主 - 髂动脉闭塞症引起的下肢缺血，可以简化手术过程，缩短手术时间，避免开腹手术的风险，降低麻醉风险，适合高龄、手术耐受力差、腹部多次手术、显露困难、手术区域内有感染灶等情况的患者，初步临床观察已取得良好疗效。治疗方式主要包括主 - 髂动脉支架联合股 - 股动脉人工血管转流术、主 - 髂动脉支架联合股深动脉成形术、髂动脉取栓联合支架、远端动脉转流术等。

（四）Leriche 综合征的腹腔镜治疗

腹腔镜技术应用于血管外科始于 1993 年，Dion 等完成了第 1 例腹腔镜辅助下的主 - 股动脉转流术。目前国外一些大的医疗中心开展了该项工作，手术方式包括手法辅助腹腔镜（hand-assisted laparoscopy）、腹腔镜辅助下小切口手术（laparoscopic-assisted mini laparotomy）、机器人辅助腹腔镜（robot-assisted laparoscopy）、完全腹腔镜下手术（total laparoscopy）等。Nio 等[6]汇总分析了各医疗中心 2006 年之前采用腹腔镜技术治疗的主 - 髂动脉闭塞症共 630 多名患者，围术期病死率 21.3%，中转手术率 41.2%，腹主动脉阻断时间 54 ～ 146min，血管吻合时间 30 ～ 60min，中期血管通畅率与开腹手术接近，在患者术后恢复时间、住院时间的比较上优于开腹手术。主要并发症包括切口感染、呼吸功能障碍、肾功能不全、肠缺血、脾破裂、脂肪栓塞、移植物血栓形成、出血等。腹腔镜技术治疗主 - 髂动脉疾病仍处于早期研究阶段，尽管其安全性和可行性已得到肯定，仍存在术中显露困难、手术时间长、血管阻断时间长等问题，不易被广大血管外科医师所接受，其疗效还需长期的观察。

综上所述，手术治疗和腔内治疗是处理 Leriche 综合征的两种主要方法。外科手术方法疗效确切，远期通畅率高，仍是目前临床治疗的主要方法。手术适应证主要受患者全身状况、高龄等限制。腔内治疗具有创伤小、安全性高、围术期并发症发生率低、术后恢复快等优势，主要受病变血管局部条件的影响，对患者全身状况要求较低。腔内治疗与外科手术相结合的联合治疗策略，结合了两种疗法的优点，使传统的手术方法更为简化，远期疗效仍需继续观察。

参 考 文 献

1．Upchurch GR，Dimick JB，Wainess RM，*et al*．Diffusin of new technology in health care：The case of aorto-iliac occlusive disease．*Surgery*，2004，136（4）：812-818．

2．吴庆华．主-髂动脉闭塞的外科手术治疗．中国实用外科杂志，2004，24（4）：197-199．
3．Perter A．Schneider．Endovascular or open Surgery for aortoiliacoc-clusive disease ? *CadiovascularSurg*，2002，10（4）：378-382．
4．LiapisCD，TzortzisEA．Advances in themanagementofilliacar-tery occlusive disease：a short review．*Vasc EndovascularSurg*，2004，38（6）541-546．
5．Piffaretti G，Tozzi M，Lomazzi C，*et al*．Mid-term results of endo-vascular reconstruction for aorto-iliac obstructive disease．*IntAngio*，2007，26（1）18-25．
6．Nio D，Diks J，Bemelman WA，*et al*．Laparoscopic vascular sur-gery：a system review．*Eur J Vas EndovascSurg*，2007，33（3），263-271．

Leriche综合征典型病例

病例摘要

男，58岁。住院日期：2012-12-11入院

主诉：双下肢间歇性跛行4年余。

现病史：患者4余年前无明显诱因突然出现双下肢活动后酸胀、疼痛，伴双侧膝关节下发凉，以右侧小腿为著，行走500米左右后酸胀感加重，需停下休息，休息1～2分钟后症状缓解，再次行走症状反复，无头晕、视物旋转、恶心、呕吐、下肢放射性疼痛等，双下肢症状逐渐加重，目前步行50米左右即出现症状。患者一般情况好。

既往史：高血压4年余，血压最高150/100mmHg，目前服用寿比山1片Qd治疗，血糖控制在120/80mmHg。诊断“糖尿病”1年，餐前血糖8mmol/L，餐后2h血糖12mmol/L，目前服用二甲双胍500mg bid治疗，自述血糖控制好。否认冠心病、肾病病史，否认肝炎、结核等传染病史，无药物及食物过敏史，否认外伤、输血史，预防接种史不详。长期服用拜阿司匹林100mg Qd。

个人史：生于当地，吸烟35年，1包半/日。患者无性生活10余年。

家族史：家族中无类似病史及遗传病史。

入院查体主要发现：

T 36.5℃ P 80次/分 R 20次/分 BP 140/80mmHg

患者发育正常，营养良好，步入病房。心肺腹（－）。

专科查体：

颈部对称，颈静脉无怒张，颈动脉无异常搏动，未触及震颤，听诊未闻及血管杂音，双上肢肱、桡动脉搏动正常，皮温不低。双侧股动脉、腘动脉、足背动脉、胫后动脉未触及，双下肢皮肤颜色正常，双下肢皮温低，以小腿及足背为著，双下肢无水肿，双侧跟腱、膝腱反射对称引出，双侧巴宾斯基征阴性。

辅助检查：
暂无。

主要诊断及诊断思路：
1．双下肢动脉硬化闭塞症：中年男性，慢性病程，进行性加重的双下肢间歇性跛行伴肢体发凉。查体双侧股动脉、腘动脉、足背动脉、胫后动脉未触及，双下肢皮肤颜色正常，双下肢皮温低，以小腿及足背为著，双下肢无水肿。结合病史及体征，符合该诊断。
2．高血压病 2 级，极高危：病史提供，诊断明确。
3．2 型糖尿病：病史提供，诊断明确。

鉴别诊断：
1．腰椎间盘突出症：老年男性，无下肢放射性腰腿痛，下肢间歇性跛行症状典型，右下肢为甚，既往有高血压、心肌梗死病史。不支持该诊断。
2．多发性大动脉炎：多见于年轻女性，常累及弓上动脉，有红细胞沉降率（血沉）、CRP 等炎性反应标记物升高，激素治疗有效。患者病史及影像学检查不支持。
3．血栓闭塞性脉管炎：多见于中年男性、有吸烟史患者，下肢中小动脉及静脉受累常见，可伴游走性浅静脉炎。本例不支持该诊断。

诊疗过程：
1．完善血、尿常规、生化、感染筛查、凝血、心电图、超声心动、头颅 CT 等必要的术前检查。超声心动示左室射血分数 69%。余无明显异常。
2．患者于 2012-11-10 日行下肢动脉 CTA 检查。CTA 示双下肢动脉重度硬化闭塞，最高达髂动脉水平（图 3-21）。

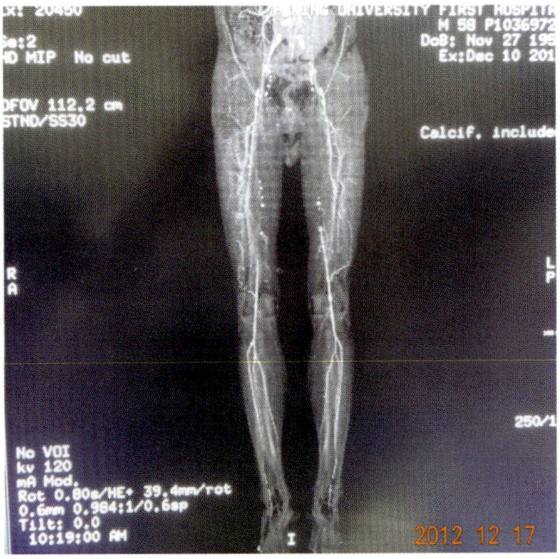

图 3-21　患者入院后查 CTA 示：双下肢动脉重度硬化闭塞，最高达髂动脉水平

3．患者于 2012-11-12 日于我院导管室行 DSA，术中见腹主动脉闭塞严重，双肾动脉狭窄，存在继发血栓，远端髂动脉、股动脉显影极浅（图 3-22）。

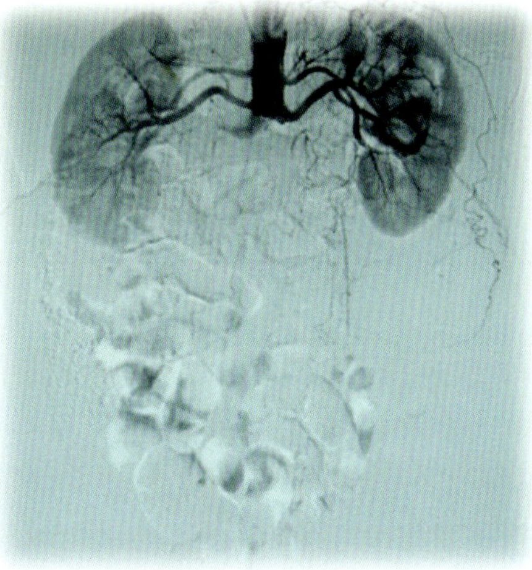

图 3-22　患者入院后行 DSA，术中见腹主动脉闭塞严重，双肾动脉狭窄，存在继发血栓，远端髂动脉、股动脉显影极浅

进一步诊断：患者存在双下肢间歇性跛行、双侧股动脉搏动消失、阳痿（Leriche 三联征），造影及 CTA 检查结果符合腹主动脉下段和双侧髂动脉严重狭窄和（或）闭塞。病变同时累及主 - 髂动脉和股 - 腘动脉，进一步诊断为 Leriche 综合征Ⅲ型（见附 1）。TASC Ⅱ分型 D 型。

4．手术治疗：患者于 2012-12-18 日于手术室全麻下行双侧腋 - 股动脉搭桥术。患者取仰卧位，全麻成功后，常规消毒、铺无菌巾，于左锁骨下做横向切口逐层切开，游离显露左腋动脉，左腋动脉搏动良好；于左腹股沟做纵向切口，游离显露左侧股动脉。静脉注射肝素 10 分钟后，切开左侧腋动脉，用肝素盐水反复冲洗血管腔，用不可吸收缝线行人工血管 - 左腋动脉端侧吻合，吻合口喷可吸收止血胶，并用胶原蛋白海绵压迫止血。沿左侧腋前线穿皮下隧道将人工血管引至左股动脉，切开左侧股动脉，可见血管壁硬化，有鲜血，返血良好，向远端注入东菱迪芙 10BU，用人工血管行人工血管 - 左股动脉吻合，吻合口喷可吸收止血胶，并用胶原蛋白海绵压迫止血。以同样方法处理右侧腋 - 股动脉，认真止血，上、下伤口分别放置引流管引流，清点器械、敷料无误，逐层缝合上、下伤口。手术进行顺利，麻醉满意，术中出血约 80ml，患者安全返回病房，予抗凝、抗炎、扩张血管治疗，注意生命体征、肾功能、伤口引流及双下肢皮温颜色。

5．术后治疗：普通肝素泵持续泵点抗凝，维持凝血指标 APTT 于正常值 1.5 ～ 2.5 倍；静脉使用激素连用 3 天；予凯时、罂粟碱行扩张血管、解痉治疗；密切注意患者心、肾功能。每 6 小时监测凝血。重点监测生命体征、患肢颜色、温度、肿胀情况及足背动脉搏动情况，监测血、尿常规、生化（重点为肾功能、电解质、肌红蛋白、心肌酶谱等）（表 3-6）。患者逐步转为口服华法林抗凝治疗，维持 INR 在 2 ～ 2.5，患者伤口愈合良好，下地活动正常。

表 3-6　患者住院期间主要化验指标变化

日期	12-12	12-17	12-18	12-19	12-20	12-21	12-22	12-23	12-24
PT（s）	9.1	10.1	10.7	10.9	11.6	12.8	15.0	14.7	19.7
INR	0.84	0.92	0.96	0.98	1.03	1.12	1.27	1.25	1.59

续表

	12-12	12-17	12-18	12-19	12-20	12-21	12-22	12-23	12-24
APTT（s）	28.9	30.1	43.4	45.3	38.4	35.7	32.5	34.7	33.8
D-Dimmer（mg/L）	0.25	0.65	0.56	0.20		0.46	1.83		
FDP（mg/L）	1.2	32.4	28.2	12.1		29.3	46		

出院后处理：

1．门诊复诊，长期口服华法林抗凝治疗，定期监测凝血指标（PT及INR）以调整药物剂量，定期行血管影像学检查（图3-23）。

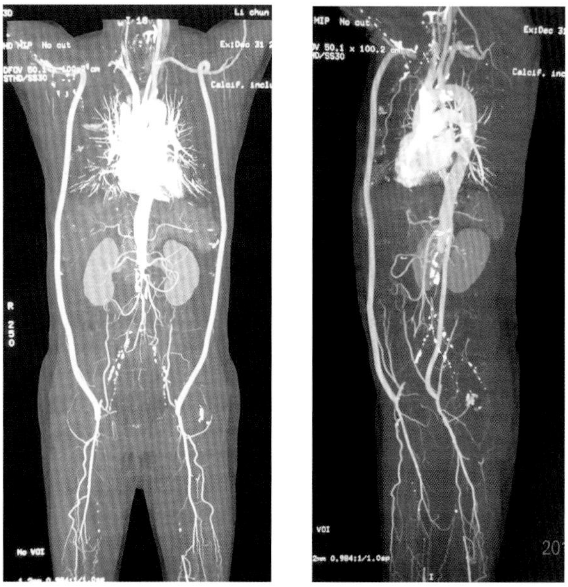

图3-23　术后复查CTA可见双侧人造血管血流通畅，下肢动脉血流明显改善

2．心内科、内分泌科门诊随诊，控制血压、血糖。

3．改善生活方式，严格戒烟，低盐饮食，适量运动。

附1：Leriche综合征分型

Ⅰ型：主-髂动脉狭窄或闭塞仅局限于腹主动脉末端和双侧髂总动脉；

Ⅱ型：病变较为广泛，累及髂内、外动脉和股总动脉；

Ⅲ型：病变同时累及主-髂动脉和股-腘动脉。

三、下肢血栓闭塞性脉管炎

血栓闭塞性脉管炎（thromboangitis obliterans）又称Burger（伯格）病，是发生于中小动脉（同时累及静脉及神经）的慢性进行性、节段性、炎症性血管损害，病变累及血管全层，导致管腔狭窄、闭塞[1]。

【概述】

血栓闭塞性脉管炎多发生于青壮年男性，多有重度嗜烟史。典型临床表现为间歇性跛行、休息痛及游走性血栓性静脉炎。该病主要侵犯肢体，尤其是下肢的中、小动脉及其伴行的静脉和皮肤浅静脉，受累血管呈现血管壁全层的非化脓性炎症，管腔内有血栓形成，管腔呈现进行性狭窄以至完全闭塞（图 3-24），引起肢体缺血而产生疼痛，严重者肢端可发生不易愈合的溃疡及坏疽[2]。可能导致永久性功能障碍或肢体丢失，甚至死亡。

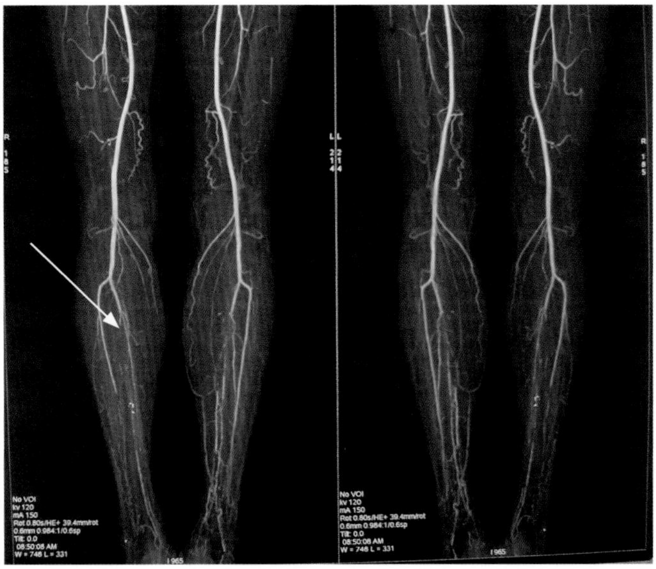

图 3-24　脉管炎的典型 CTA 表现，膝下小动脉闭塞

血栓闭塞性脉管炎的病因至今不清，一般认为与下列因素有关。

（一）吸烟

吸烟是脉管炎的重要始动因素之一[3]，根据我们几十年的临床观察经验以及国内外共识，能否彻底戒烟是脉管炎能否长期控制的关键。有些患者家境贫寒，但嗜烟如命，结果疾病反复发作，最后不得不截肢。相反，有些患者知识水平稍高，在对本病有较全面的认识后有很强的自制力，坚持不吸烟，并按时服药治疗，至今未复发，能正常生活、工作。

综合国内外资料，血栓闭塞性脉管炎患者中吸烟者占 60% ～ 95%。临床观察发现，戒烟能缓解病情，再度吸烟又可使病情恶化。Erb 等在鼠的动物实验中发现，烟草浸出液能引起血管病变。Harkavy 等用烟草浸出液作皮内试验发现，血栓闭塞性脉管炎患者的阳性率达 78% ～ 87%，而正常人仅为 16% ～ 46%[4]。但吸烟者中发生血栓闭塞性脉管炎者毕竟是少数，部分血栓闭塞性脉管炎患者亦无吸烟史。因此，吸烟可能是血栓闭塞性脉管炎发病的一个重要因素，但不是唯一病因。

（二）寒冷、潮湿、外伤

我国血栓闭塞性脉管炎的发病率以比较寒冷的北方为高。流行病学调查发现，80%的血栓闭塞性脉管炎患者发病前有受寒和受潮史，部分患者有外伤史。可能这些因素引起血管痉挛和血管内皮损伤，并导致血管炎症和血栓闭塞。

（三）感染、营养不良

临床观察发现，许多血栓闭塞性脉管炎患者有反复的真菌感染史。Thompson 发现血栓闭塞性脉管炎患者的皮肤毛菌素试验阳性率为 80%，而对照组仅 20%。Craven 认为，人体对真菌的免疫反应诱发血液纤维蛋白原增高和高凝状态，可能与血栓闭塞性脉管炎的发病有关[5]。

许多国家的学者发现，血栓闭塞性脉管炎在经济收入和生活水平低下的人群中多见[6]。Hill 等分析了印度尼西亚血栓闭塞性脉管炎的患者后发现，大多数患者的饮食缺乏蛋白质，尤其是必需氨基酸。还有学者在大白鼠试验中发现，饮食中缺乏维生素 B_1 和维生素 C 可诱发大白鼠的血管炎。因此，蛋白质、维生素 B_1 和维生素 C 缺乏可能与本病有关。

（四）激素紊乱

血栓闭塞性脉管炎患者绝大多数为男性（80% ~ 90%），而且都在青壮年时期发病。有人认为，前列腺功能紊乱或前列腺液丢失过多，可使体内具有扩张血管和抑制血小板聚集作用的前列腺素减少，并有可能使周围血管舒缩功能紊乱、血栓形成，从而导致本病。

（五）遗传

血栓闭塞性脉管炎患者中 1% ~ 5%有家族史。不少学者发现人类白细胞抗原（HLA）的某些特殊位点与血栓闭塞性脉管炎的发病有关。日本学者发现血栓闭塞性脉管炎的 HLA-J-1-1 阳性率为 46%，而正常人仅 18%。另有报道，血栓闭塞性脉管炎患者 HLA-BW54、HLA-BW52 和 HLA-A 阳性率增高。其中 HLA-J 和 HLA-BW54 均受遗传因子支配[6]。

（六）血管神经调节障碍

自主神经系统对内源性或外源性刺激的调节功能紊乱，可使血管处于易痉挛状态。长期血管痉挛可使管壁受损、肥厚，容易形成血栓，导致血管闭塞。

（七）自身免疫功能紊乱

近 10 余年，自身免疫因素在血栓闭塞性脉管炎的发病中所起的作用日益受到重视。Gulati 等发现血栓闭塞性脉管炎患者的血清中 IgG、IgA 和 IgM 明显增加，而补体 CH50 和 C3 则减少，并且在患者的血清和病变血管中发现抗动脉抗体和对动脉有强亲和力的免疫复合物。Smoler 等在 20 例血栓闭塞性脉管炎中发现 7 例存在胶原抗体，而对照组无 1 例存在胶原抗体。Bollinger 等和 Berlit 等则分别在血栓闭塞性脉管炎中发现弹性蛋白抗体。Gulati 等认为，吸烟等因素可改变血管抗原性，产生自身抗动脉抗体。由此形成的免疫复合物沉积于患者的血管，导致血管炎症反应和血栓形成[6]。

（八）节制性生活

临床与实验研究均证明，脉管炎与性激素紊乱有关，其中与前列腺素 E1 有更密切的关系。临床上因性生活不节制而疾病复发的例子屡见不鲜，所以患有脉管炎的患者应节制房事。根据自己的身体状况，每周最多 1 ~ 2 次。如同房后有下腹坠胀或次晨精神困乏无力，则为应节制的范围。更重要的是环境应温暖、舒适，不可在阴冷环境甚至室外进行，即使是健康人这样也是危险的。

（九）饮食宜忌

早期患者饮食无特殊禁忌，但应少吃刺激性食物，少饮酒。因本病为血管炎症，故应尽量减少任何促进炎症的因素。坏死期应进食高营养、易消化、少刺激的食物，宜食水果、蔬菜，少食猪肉、鱼、虾，或在医生指导下进行针对性的调节。

【病理】

血栓闭塞性脉管炎是青壮年的动脉和静脉一种周期性、节段性炎症病变。病变多发生在四肢血管，尤其是下肢常见。病理改变首先是血管内膜增厚，随后有血栓形成，以至最后血管完全阻塞。通常病变首先出现于肢体动脉远端，如胫后、胫前、尺、桡、足弓、掌弓、趾、指等动脉，病变进一步发展才累及股动脉和肱动脉等。病变节段和正常部分之间的界线非常分明，伴行静脉常同时受累，但一般较轻。晚期，血管周围有纤维组织增生、硬化。

【分期】

本病起病隐匿，进展缓慢，周期性发作。按肢体缺血程度分为三期：

1．第一期（局部缺血期）　患肢麻木、发凉、轻度间歇性跛行，可反复出现游走性浅静脉炎。检查发现患肢皮温稍低，色泽较苍白，足背或胫后动脉搏动减弱。此期功能性因素（痉挛）大于器质性因素。

2．第二期（营养障碍期）　上述症状加重，间歇性跛行明显，疼痛转为持续性静息痛，夜间剧烈。查体患肢皮温显著降低，色泽苍白，或出现紫斑、潮红，小腿肌萎缩，足背或胫后动脉搏动消失。此期动脉已处于闭塞状态，病变以器质性变化为主，掺杂一些功能性因素，肢体依靠侧支循环保持存活，腰交感神经阻滞后仍可出现皮温增高。

3．第三期（坏死期）　症状继续加重，患肢趾（指）端发黑、坏疽、溃疡形成，疼痛剧烈，呈持续性。此期动脉完全闭塞，侧支循环不能保证趾（指）存活。

【临床表现】

患者几乎均为男性，年龄在 25 ～ 45 岁，病程缓慢。典型症状有间歇性跛行，伴患肢怕冷、麻木、刺痛。足趾有持续性疼痛，尤其在夜间卧床时加剧（静止痛）。后期出现足部坏疽和溃疡。

（一）疼痛

疼痛是本病最突出的症状。病变早期，由于血管痉挛，血管壁和周围组织神经末梢受到刺激而使患肢（趾、指）出现疼痛、针刺、烧灼、麻木等异常感觉。随着病变进一步发展，肢体动脉狭窄逐渐加重，即出现缺血性疼痛。轻者行走一段路程以后，患肢足部或小腿胀痛，休息片刻即能缓解，再次行走后疼痛又会出现，这种现象称为间歇性跛行。产生间歇性跛行的机制一般认为是血液循环出现障碍时，肌肉运动后产生的乳酸等酸性代谢产物积聚，刺激局部神经末梢而引起疼痛。也有人认为，动脉狭窄或闭塞后，动脉压降低，肢体运动时肌肉收缩所产生的压力超过肌肉内动脉的压力，使局部血流显著减少，从而引起患肢疼痛。重者即使肢体处于休息状态，疼痛仍不能缓解，称为静息痛。此时疼痛剧烈、持续，尤以夜间为甚。抬高患肢疼痛加重，下垂后则略有缓解。患者常屈膝抱足而坐，或将患肢垂于床旁，以减轻疼痛，形成血栓闭塞性脉管炎的典型体位。一旦患肢发生溃疡、坏疽、继发感染，疼痛更为剧烈。

（二）发凉

皮温降低，患肢发凉、怕冷，对外界寒冷敏感是血栓闭塞性脉管炎常见的早期症状。随着病情发展，发凉的程度加重，并可出现动脉闭塞远端肢体皮肤温度降低。

（三）皮肤色泽改变

患肢缺血常使皮肤颜色呈苍白色，肢体抬高后更为明显。下述试验有助于了解肢体循环情况。

1．指压试验　用手指压趾（指）端后观察局部皮肤或甲床毛细血管充盈情况，如果松压后 5 秒钟皮肤或甲床仍呈苍白或瘀紫色，表示动脉供血不足。

2．肢体抬高试验　抬高肢体（下肢抬高 70° ~ 80°，上肢直举过头），持续 60 秒，如存在肢体动脉供血不足，皮肤呈苍白或蜡白色。下垂肢体后，皮肤颜色恢复时间由正常的 10 秒延长至 45 秒以上，且颜色不均呈斑片状。肢体持续处于下垂位时，皮肤颜色呈潮红或瘀紫色。

3．静脉充盈时间　抬高患肢，使静脉排空、瘪陷，然后迅速下垂肢体，观察足背浅表静脉充盈情况。如果静脉充盈时间大于 15 秒，表示肢体动脉供血不足。

此外，部分患者受寒冷刺激或情绪波动，可出现雷诺综合征，表现为指（趾）皮肤苍白、青紫、潮红的间歇性改变。

（四）游走性血栓性浅静脉炎

40% ~ 50%的血栓闭塞性脉管炎患者发病前或发病过程中可反复出现游走性血栓性浅静脉炎。急性发作时，肢体浅表静脉呈红色条索、结节状，伴轻度疼痛和压痛。2 ~ 3 周后，红肿、疼痛消退，但往往留有色素沉着。经过一段时间，相同部位或其他部位又可重新出现。值得注意的是，部分血栓闭塞性脉管炎患者在尚未出现肢体动脉搏动减弱和肢体慢性缺血征象时，已经存在反复发作的游走性血栓性浅静脉炎。因此，有人将游走性血栓性浅静脉炎看作血栓闭塞性脉管炎的前驱表现。

（五）肢体营养障碍

患肢缺血可引起肢体营养障碍，常表现为皮肤干燥、脱屑、皲裂；汗毛脱落、出汗减少；趾（指）甲增厚、变形、生长缓慢；肌肉萎缩、肢体变细。严重时可出现溃疡、坏疽。溃疡、坏疽常先出现在趾端、甲旁或趾间，可因局部加温、药物刺激、拔甲、损伤等因素诱发。开始多为干性坏疽，继发感染后形成湿性坏疽。根据溃疡、坏疽的范围可分为三级。Ⅰ级：溃疡、坏疽局限于趾（指）部；Ⅱ级：溃疡、坏疽超过跖趾（掌指）关节；Ⅲ级：溃疡、坏疽超过踝（腕）关节。

（六）肢体动脉搏动减弱或消失

根据病变累及的动脉不同，可出现足背动脉、胫后动脉、腘动脉或尺动脉、桡动脉、肱动脉等动脉搏动减弱或消失。但需注意，约有 5%的正常人足背动脉先天性缺如而不能扪及。尺动脉通畅试验（Allen 试验）可鉴别尺动脉搏动未扪及者是动脉体表位置解剖变异还是动脉闭塞。方法是抬高上肢，指压阻断桡动脉后，重复握拳数次，促使静脉回流，然后将手放至心脏水平。如果尺动脉通畅，手指和手掌皮肤迅速转为粉红色（40 秒内）；反之，只有解除桡动脉指压后，皮色才能恢复正常。尺动脉通畅试验还可了解尺动脉搏动存在者尺动脉远端通畅情况。方法同上，如持续指压阻断桡动脉后，手指保持苍白色，提示尺动脉远端闭塞。同样原理，可以了解桡动脉有无闭塞性病变以及桡动脉远端通畅情况。

（七）坏疽和溃疡

脉管炎的后期如果治疗不及时，加之误治、外伤、热敷等，很容易形成溃疡和干性坏死。

【诊断】

（一）早期非特异性症状

早期可有非特异性症状，如患肢发凉怕冷、麻木乏力、皮肤点片状、条索状紫红斑、下肢酸胀等。

1．具有确定诊断意义的症状、体征　间歇性跛行、静息痛、动脉搏动减弱或消失、肢端典型溃疡或坏死、动脉造影或 MRA/CTA 影像学依据。

2．具有高度拟诊意义的症状、体征　有吸烟史的中青年男性、游走性静脉炎、肢端典型的皮肤表现、溃疡或坏死，患肢动脉彩超、血流图、踝肱指数异常。

3．鉴别诊断依据　女性、无吸烟史，或老年男性且首次发病年龄超过 45 岁；有大动脉硬化、闭塞或血栓栓塞证据，或有长期糖尿病病史，血管并发症证据明显；既往无慢性肢体动脉缺血的证据，有风心病或冠心病特别是房颤的病史；对应该是其他相关动脉疾病的表现，诊断脉管炎时应慎重；至于下肢静脉的疾病其症状更弥散，与动脉疾病的症状差距更明显，对稍有血管病常识的医生而言不难鉴别，此处不再赘述。

（二）体格检查

通过对闭塞性脉管炎症状的了解及日常体检，能更准确地及早发现病症并采取治疗。

（三）临床检查

1．记录跛行距离和跛行时间。

2．皮肤温度测定　双侧肢体对应部位皮肤温度，相差 1℃以上提示皮温降低侧有动脉血流减少。

3．Burger 试验　患者取平卧位，下肢抬高 70°，60 秒后观察。Burger 试验阳性者足部皮肤苍白，自觉麻木或疼痛，待患者坐起，下肢下垂后则足部肤色潮红或出现局部紫斑。该检查提示患肢存在严重的供血不足。

4．Allen 试验　患者反复做松拳、握拳动作，若原手指缺血区皮色恢复，证明尺动脉来源的侧支健全，反之提示存在远端动脉闭塞。本试验也可检测桡动脉的侧支是否健全。

5．解张试验　作蛛网膜下腔或硬膜外腔阻滞麻醉后，在下肢同一位置对比阻滞前后的温度变化。阻滞麻醉后皮肤温度升高愈明显则动脉痉挛因素所占比重愈高。如果没有明显改变，说明病变动脉已严重狭窄或已完全闭塞。

（四）影像表现

四肢动脉造影可显示动脉阻塞部位和侧支循环情况，可与闭塞性动脉硬化症的表现颇为相似。在血栓闭塞性脉管炎，动脉造影可发现管腔变狭小，疾病发展至后期一段血管呈完全闭塞。在闭塞处之上的管腔较光滑，无充盈残缺现象，血管并不呈扭曲状。血栓闭塞性脉管炎与闭塞性动脉硬化症都可产生侧支循环[7]。

【治疗】

血栓闭塞性脉管炎的治疗原则是防止病变发展，改善患肢血供，减轻患肢疼痛，促进溃疡愈合。具体方法如下。

（一）一般治疗

1．坚持戒烟是血栓闭塞性脉管炎的治疗关键。本病的预后很大程度上决定于患者是否坚持戒烟。其他治疗措施能否取得疗效也与是否坚持戒烟密切相关。避免寒冷、潮湿、外伤和注意患肢保暖有助于防止病变进一步加重和出现并发症。但也不宜采用患肢局部热敷，以免增加组织耗氧量，造成患肢缺血坏疽。

2．患肢运动练习（Burger 运动）有助于促进患肢侧支循环建立，增加患肢血供。方法是取平卧位，患肢抬高 45°，维持 1 ～ 2 分钟。然后坐起，患肢沿床边下垂 2 ～ 5 分钟，并作足部旋转、伸屈运动 10 次。最后放平患肢休息 2 分钟。每次重复练习 5 遍，每日练习数次。

（二）药物治疗

1．血管扩张药　具有解除动脉痉挛、扩张血管的作用[8]，适用于第一、第二期患者。对于动脉完全闭塞的患者，有人认为血管扩张药不但不能扩张病变的血管，反而由于正常血管的“窃血”作用而加重患肢缺血。常用的药物有苄唑啉（妥拉苏林），25mg/ 次，口服，每日 3 次，或 25mg/ 次，肌内注射，每日 2 次；烟酸，50mg/ 次，口服，每日 3 次；盐酸罂粟碱，30mg/ 次，口服或皮下注射，每日 3 次。采用动脉内注射妥拉苏林、山莨菪碱（654-2）、普鲁卡因等药物能提高疗效，但需反复穿刺动脉，可造成动脉损伤或痉挛，临床应用受到限制。

2．前列腺素　具有扩张血管和抑制血小板作用[9]，用于治疗血栓闭塞性脉管炎取得了良好效果。常用给药途径为动脉注射和静脉滴注。国内报道采用前列腺素 E1（PGE 1）100 ～ 200mg，静脉滴注，每日 1 次治疗血栓闭塞性脉管炎，有效率为 80.8%。前列环素（PGI 2）具有更强的扩张血管和抑制血小板的作用，但因半衰期短，性能不稳定，临床应用疗效不肯定。

3．己酮可可碱（pentoxifyllinetrental）　能降低血液黏滞度，增加红细胞变形性，使其能够通过狭窄的血管，从而提高组织灌注量。常用剂量：400mg/ 次，口服，每日 3 ～ 4 次，连续服用 1 ～ 3 个月或长期服用。国外报道服药后能减轻静息痛和间歇性跛行，促进溃疡愈合。治疗肢体动脉闭塞性疾病有效率达 95%。

4．低分子右旋糖酐　平均分子量 2 万～ 4 万，具有减少血液黏滞度、抑制血小板聚集、改善微循环的作用。常用剂量：低分子右旋糖酐 500ml 静脉滴注，每日 1 ～ 2 次，10 ～ 15 天为 1 个疗程，间隔 7 ～ 10 天可重复使用。

5．蝮蛇抗栓酶　是从蝮蛇蛇毒提取的具有降低纤维蛋白原和血液黏滞度的物质。近年来，我国先后用从东北蛇岛和长白山蝮蛇蛇毒提纯的抗栓酶和溶栓酶治疗血栓闭塞性脉管炎，显效率分别达 64% 和 75.4%。无明显不良反应[11]。

6．激素　对激素治疗意见尚不统一。有人认为激素能控制病情发展并缓解患肢疼痛。有报道采用泼尼松龙 20mg 动脉注射治疗血栓闭塞性脉管炎，3 日和 7 日内疼痛明显减轻或消失者分别为 43.5% 和 26.1%。对不能施行动脉注射者，由溃疡、坏疽以上部位的健康组织皮下注射，止痛效果优良者也占 37%。

7．二氧化碳　能使血管平滑肌电活动减弱或消失，使血管壁处于松弛状态，从而使血管扩张。动脉内注射二氧化碳能扩张血管、促进侧支循环建立。一般采用 95% 的二氧化碳

2ml/kg 股动脉注射或 0.3ml/kg 肱动脉注射，每周 1 次，4 ～ 8 次为 1 个疗程，一般治疗 1 ～ 2 个疗程。国内报道疗效优良率为 75.7%。

（三）手术治疗

1．交感神经节切除术和肾上腺部分切除术　交感神经节切除术能解除血管痉挛，促进侧支循环建立，改善患肢血供[9]。适用于第一、第二期患者。根据病变累及上肢或下肢动脉，采用同侧胸或腰第 2、3、4 交感神经节及其神经链切除术。对于男性患者，应避免切除双侧第 1 腰交感神经节，以免引起性功能障碍。术前应常规进行交感神经阻滞试验，如阻滞后患肢症状缓解，皮肤温度上升 1 ～ 2℃以上，提示患肢存在血管痉挛，切除交感神经节后常能取得良好疗效。反之，则说明患肢动脉闭塞，不宜选用交感神经节切除术。由于交感神经节切除术主要改善皮肤血供，因此常能使皮肤温度升高，皮肤溃疡愈合，但不能缓解间歇性跛行症状。对于第二、第三期患者，有人认为采用交感神经节切除术合并肾上腺部分切除术，能提高近、远期疗效。

2．动脉血栓内膜剥除术　是将病变动脉的血栓内膜剥除，从而重建患肢动脉血流的手术方法。适用于股、腘动脉闭塞，而腘动脉分支（胫前动脉、胫后动脉和腓动脉）中至少有一支通畅的第二、第三期患者。常用方法有开放法，切开整个闭塞的动脉段，直视下剥离并取出血栓内膜，适用于短段动脉闭塞；半开放法，多处短段切开闭塞的动脉，用剥离器分离血栓内膜后，将其取出，适用于长段动脉闭塞。此外，还有二氧化碳气体剥离法和带囊导管剥离法。由于动脉血栓内膜剥除术治疗血栓闭塞性脉管炎临床适应者较少，远期疗效不佳，现已较少采用。

3．动脉旁路移植术　在闭塞动脉的近、远端行旁路移植，是另一种重建患肢动脉血流的方法。适应证同动脉血栓内膜剥除术。动脉移植材料多采用自体大隐静脉，膝关节以上也可采用人造血管。由于血栓闭塞性脉管炎病变主要累及中、小动脉，流出道条件往往较差，一般缺少采用动脉旁路移植术的条件[10]。

4．大网膜移植术　游离血管蒂大网膜移植术能使大网膜组织与患肢建立良好的侧支循环，改善患肢血供，具有明显缓解静息痛和促进溃疡愈合的作用。适用于腘动脉以下 3 支动脉均闭塞的第二、第三期患者。方法是游离大网膜，将胃网膜右动、静脉与股动脉、大隐静脉或腘动、静脉吻合，然后将经剪裁或未经剪裁的大网膜移植于患肢内侧。近期疗效满意，远期疗效尚不肯定。

5．静脉动脉化　将闭塞近端的动脉与静脉吻合，使闭塞近端的动脉血转流到患肢的静脉系统，从而改善患肢血供。适应证同大网膜移植术。早年采用动、静脉直接吻合，因动脉血流不能冲开正常静脉瓣膜的阻挡，结果多告失败。近 10 年来，国内外学者在动物实验的基础上，采用分期或一期动静脉转流重建患肢血液循环获得成功。方法是根据患肢动脉闭塞平面不同，采用股动脉、腘动脉与股浅静脉、胫腓干静脉或大隐静脉吻合形成动静脉瘘，使动脉血既能不断向瘘口远端的静脉瓣冲击，又能从瘘口近端的静脉向心回流。经过一段时间（2 ～ 6 个月）后，瘘口远端静脉中的瓣膜由于长期承受逆向动脉血流冲击和静脉段扩张而发生关闭不全。这时再将瘘口近端的静脉结扎，就能使动脉血循静脉单向灌注到患肢的远端。国内文献报道疗效满意。

（四）高压氧治疗

能够提高血氧含量，增加肢体供氧量，从而减轻患肢疼痛，促进溃疡愈合[11]。方法是每天在高压氧舱内行高压氧治疗 1 次，持续 2 ～ 3 小时。10 次为 1 个疗程，休息 1 周后再进行第 2 个疗程。一般可进行 2 ～ 3 个疗程。

（五）其他治疗

1．镇痛

（1）止痛药：吗啡、哌替啶（度冷丁）等止痛药能有效缓解患肢疼痛，但易成瘾，应尽量少用。解热镇痛药如索米痛、安乃近、吲哚美辛（消炎痛）等也可试用，但疗效不肯定。

（2）连续硬膜外阻滞：能缓解患肢疼痛，扩张下肢血管，促进侧支循环建立。适用于有严重静息痛的下肢血栓闭塞性脉管炎患者。一般选择第 2、3 腰椎间隙留置硬膜外导管。间断注入 1%利多卡因或 0.1%丁卡因 3 ～ 5ml。操作时应严格掌握无菌技术，导管留置时间以 2 ～ 3 天为宜，留置时间过长容易并发硬膜外间隙感染。

（3）中药麻醉：主要药物为东莨菪碱和洋金花总碱，能使患者安睡，缓解疼痛。其中东莨菪碱尚有扩张周围血管、增加心肌收缩力和改善微循环的作用，能增加患肢血流量。常用剂量：东莨菪碱 1 ～ 3mg，洋金花总碱 2.5 ～ 5mg，静脉推注、静脉滴注或肌内注射。每次辅以氯丙嗪 12.5 ～ 50mg。连续应用 3 ～ 5 天后，改为隔日或隔 2 日 1 次。一般用药后 3 ～ 4 小时患者自然清醒。必要时可于用药后 5 小时注射毒扁豆碱 0.5mg 催醒。

（4）小腿神经压榨术（Smithwich 手术）：根据患肢疼痛部位施行小腿下段感觉神经压榨术，能起到良好的止痛效果，70%的患者可获得长期止痛。主要缺点是足部感觉迟钝，常需几个月才能恢复。

2．创面处理

（1）干性坏疽：保持创面干燥，避免继发感染。可用酒精消毒创面并覆盖无菌纱布保护。

（2）湿性坏疽：去除坏死组织，积极控制感染。可采用敏感的抗生素溶液湿敷或东方 I 号、金蝎膏、玉红膏外敷。坏疽边界清楚，可行清创术或截趾（指）术。

3．截肢术　足部坏疽继发感染并出现全身中毒症状、肢体剧痛难忍影响工作生活、经各种治疗难以控制或足部坏疽达足跟、踝关节以上且界限清楚，可行截肢术。施行截肢术应注意以下两点：①在保证残端愈合的前提下，尽量选择有利于义肢安装的较低截肢平面；②行截肢术过程中应注意保护截肢残端血供，尽可能避免加重患肢缺血的因素。具体措施包括皮肤、皮下组织和筋膜一层切开，不宜过多游离皮瓣；切断骨膜时应贴近截骨平面，避免向近端过多分离骨膜；肌肉切断平面与截骨平面相同，尽量切断可能坏死的肌肉组织。此外，术中应避免使用止血带。

【预后及预防】

预后：经治疗病情继续恶化或截肢者，预后差。

预防：本病病因未明，但某些因素能诱发本病，并能引起病情的发展，故积极采取预防措施能稳定病情、减轻症状。应注意以下几点：

1．绝对禁烟是预防和治疗本病的一项重要措施。

2．足部清洁与干燥　保持足部清洁，防止感染；因湿冷比干冷对病情更为有害，故宜保持足部干燥；因患部已有血液循环不良，即使轻微外伤亦易引起组织坏死和溃疡形成，故切忌任何形式的外伤。

3．防寒保暖　无论是在工作或休息时均应保持足部温暖，以改善足部血液循环，但不能过热，以免增加氧消耗量。

4．体位变动与足部运动 劳动时应随时变换体位，以利于血液循环。平时可进行足部运动（Buerger 运动），以促进患肢侧支循环。方法为患者平卧，抬高患肢 45°，维持 1 ~ 2 分钟，然后两足于床旁下垂 2 ~ 5 分钟，同时两足及趾向四周活动 10 次，再将患肢放平休息 2 分钟，每次如此反复练习 5 遍，每天数次。

5．避免应用缩血管药物。

6．合理膳食。

参考文献

1．董国祥．外科学讲座（16）——脉管炎多发性大动脉炎．中国乡村医药，1999（07）：33-34．

2．张硕，慈红波，朱兵，等．下肢血栓闭塞性脉管炎影像学分型及疗效分析．中国血管外科杂志（电子版），2015（01）：41-44．

3．Li FQ，Li L，Zhang M X，*et al*．Percutaneous transluminal angioplasty combined with transarterial infusion thrombolytics in treatment lower extremities arterial occlusions of thromboangitis obliterans．*Int Angiol*，2015，35（5）：440-5．

4．白俊龙，王江宁．血栓闭塞性脉管炎的治疗进展．实用医学杂志，2015（10）：1563-1565．

5．Adar R，Papa MZ，Schneiderman J．Thromboangitis obliterans：an old disease in need of a new look．*Int J Cardiol*，2000，75（1）：171-173．

6．Singh I，Brara N S．Tolbutamide in the treatment of thromboangitis obliterans．*Lancet*，1960，2（7151）：625-626．

7．王洲博．中西医结合优化方案治疗血栓闭塞性脉管炎的临床研究．黑龙江中医药大学，2012．

8．程春青．血栓闭塞性脉管炎 200 例心理护理体会．武警后勤学院学报（医学版），2012（09）：723-724．

9．张鸿坤，李鸣．下肢血栓闭塞性脉管炎治疗策略．中国实用外科杂志，2008（10）：835-837．

10．Gulati SM，Singh KS，Thusoo TK，*et al*．Immunological studies in thromboangitis obliterans（Buerger's disease）．*J Surg Res*，1979，27（5）：287-293．

11．贾艳霞，郑向萍，程景民．降纤酶治疗对血栓闭塞性脉管炎患者凝血功能的影响．中西医结合心脑血管病杂志，2015（08）：1049-1051．

四、糖尿病足

随着人们生活水平的提高，目前，糖尿病已是全世界患病率和病死率最高的五种疾病之一。据 2004 年第五届国际血管外科暨第一届国际糖尿病血管疾病会议报告，2003 年全球糖尿病发病人数为 1.94 亿，预计到 2025 年将增加至 3.33 亿[1]。糖尿病足是糖尿病的严重并发症之一，是糖尿病患者致残、致死的重要原因，严重威胁着糖尿病患者的健康。早在 1956 年，由 Oakley 首先提出糖尿病足（diabetic foot，DF）这一概念，Catterall 在 1972

年又作了进一步阐述，糖尿病足是指糖尿病患者因下肢神经病变继发感觉障碍，同时动脉病变继发足部缺血夹失功能，且常常合并皮肤破溃、局部感染的足部病变。正是因为神经、血管、感染三种因素相互作用的结果，在 DF 病程发展的不同阶段，临床表现常不是单一的病变体征，而是以某一种表现为主的综合征。

【流行病学】

糖尿病是一种严重的慢性疾病，国外研究资料表明全球约 1.5 亿糖尿病患者中有超过 15% 的患者将在其生活的某一时间发生足溃疡或坏疽。成年人中 40% 的足和下肢溃疡由糖尿病所致 [2]。糖尿病导致的下肢截肢病例，无论是大截肢还是小截肢，其中 85% 均以足部溃疡为首发症状 [3]。因糖尿病足造成截肢者是非糖尿病患者的 15 ～ 30 倍 [4-6]。每年的截肢患者中 50% ～ 70% 发生于糖尿病患者，而这些糖尿病截肢患者中 85% 以上是因足部溃疡恶化导致深部感染或坏疽所致。大量流行病学资料表明，DF 的发病年龄多在 40 岁以上，发病率随糖尿病患者的年龄增长和病程延长而呈上升趋势。糖尿病引起的足部并发症和截肢更常见于男性和少数族裔人群 [4-5, 7]。研究还发现，对于 DF 的治疗 80% 可以采用保守方法处理，只有 6.5% 需要小范围截肢（如脚趾），仅 3.5% 需要大范围截肢（如肢体）。经过一侧大截肢后，50% 的患者对侧下肢继而出现严重病变。在初次截肢后，有 9% ～ 17% 的患者在同一年内接受第二次截肢手术 [8]，25% ～ 68% 的截肢患者在 5 年内对侧肢体被截除 [9-10]。

【发病机制和危险因素】

DF 的病理基础是血管和神经的病变，在此过程中两种病变既可单一也可共同起作用。有关资料报道，DF 患者中周围神经病变占 60%，仅有周围血管病变或周围神经与血管病变同时存在者各占 20%[9, 11-12]。由此，患者可出现不同程度的血管、神经损害症状，临床应给予重视，积极治疗，否则一旦继发感染将难以控制，轻者形成足部溃疡，重者可导致坏疽。而血管病变、神经病变、感染分别为 DF 发生的独立危险因素，其他危险因素如年龄、吸烟等也影响着 DF 的发生。

（一）血管病变

糖尿病患者可见 2 种血管病变：非阻塞性微循环功能失常和大血管病变。前者包括毛细血管、肾、视网膜和周围神经小动脉功能异常；后者主要以冠状动脉粥样硬化和周围动脉粥样硬化为特点。由于高血糖、脂质异常、高胰岛素血症、血管内皮功能紊乱、血小板功能失常等因素的影响，可引起糖尿病大血管动脉粥样硬化。从动脉粥样硬化斑块的组织学上分析，糖尿病性大血管病变与非糖尿病性动脉硬化相似，不同的是血管病变的好发部位，前者多见于腘动脉远端的血管分支，而后者则多累及腘动脉近端的血管，如主动脉、髂动脉、骨动脉。动脉粥样硬化可以引起血管狭窄、闭塞，加之高凝状态、局部血栓形成，这是造成 DF 患者下肢缺血的主要原因。除上述多种因素之外，另有一些因素如高血压、吸烟、肥胖、遗传、高脂血症等，同样也参与糖尿病微血管病变的形成。曾经的观念认为，长期罹患糖尿病引发的血管病变发生在微血管水平，是无法对其处理以使病变缓解。如今，已证明这种理论是错误的 [13-15]。糖尿病患者发生在毛细血管水平的微血管基底膜病变已为人们所熟知，尤其是肾。但是，在下肢出现的具有临床意义的动脉病变却发生在大血管水平。动脉染色和铸型研究以及病理研究表明，小动脉并无明显阻塞性病变，消除了小血管阻塞性疾病是造成糖尿病患者下肢威胁基础的错误概念。尽管糖尿病足患者的微循环没有阻塞性病变，但其他血管内结构性病变确实存在。最值得注意的是毛细血管基底膜的增厚。

然而，这并不导致毛细血管管腔狭窄。小动脉血流也可以正常甚至有所增加。理论上足部毛细血管基底膜增厚可以损害创伤后的白细胞迁移和充血反应，这可能增加糖尿病足对感染的易感性。静息状态下糖尿病患者足部毛细血管血流减少，皮肤存在血流分配不当和功能性缺血。研究表明功能性微血管损害是糖尿病足的主要原因。微血管病变也是引起 DF 神经和皮肤损害的重要原因之一。

（二）神经病变

一方面由于糖尿病大血管和微血管病变引起组织缺血、缺氧，另一方面由于糖尿病本身代谢紊乱，如多元醇通路代谢增强、脂质代谢障碍、自由基增多、糖基化异常、神经营养因子缺乏等多种因素，干扰了神经组织的能量代谢，糖未能充分氧化利用，使神经细胞轴突鞘膜代谢失常，均可导致糖尿性神经病变[16-17]。糖尿性神经病变表现多种多样，而 DF 的临床表现主要以周围神经损害为特征。尤其是远端对称性多发性神经病变约占全部糖尿性神经病变的 70%，患者多以感觉障碍为特征，伴随不同程度的运动和自主神经功能障碍[18]。临床表现为感觉性共济失调，肢体远端对称性深、浅感觉减退、自发性感觉异常、麻木、发冷及痛觉过敏；当出现运动神经病变时，可有肌无力和肌萎缩、双足下垂等，因而易产生多种骨关节结构的生物力学改变；当伴随出现自主神经病变时，可见下肢无汗、皮肤干燥、皲裂；当交感神经失控，足部血管因动 - 静脉短路开放，导致大量血液短路回流，营养毛细血管的血流减少可引起自发性溃疡。

（三）感染

糖尿病足病变的基础是神经和血管病变，而感染则加重其病变（图 3-25）。糖尿病足感染是导致截肢和住院的最主要原因[9, 19]。由于糖尿病患者容易造成足部损伤，加之白细胞功能和细胞免疫受损导致抵抗力低下，且合并血管和周围神经病变，局部组织缺血缺氧、皮肤感觉减退、皮肤营养不良及慢性脱水等因素影响，可出现多种皮肤损害，而且不易被发现和自愈，所以较一般人感染的机会更多。轻度软组织感染常见的致病菌为需氧的链球菌等。当感染侵及深部组织时，较多见的是多种细菌的混合感染，伤口分泌物或拭取物细菌培养金黄色葡萄球菌最常见，其次是链球菌和大肠埃希菌，厌氧菌和足部真菌也常见[20]。

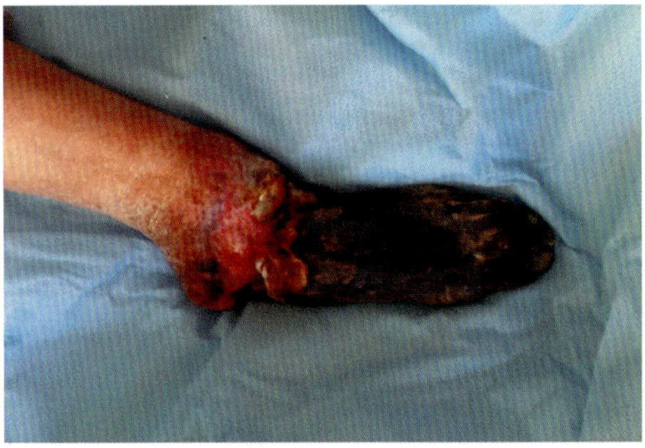

图 3-25　糖尿病足感染，可见坏死区域周围红肿渗出

（四）其他危险因素

研究表明，足结构畸形、高龄、吸烟、饮酒、保护性感觉丧失、营养或微量元素异常、关节活动受限、既往溃疡或截肢历史、因糖尿病肾病需要透析患者、高足压、糖尿病知识缺乏、心理因素及文化、经济状况等也与 DF 的发生相关[9,11-12,21]。

【临床表现】

DF 是多种因素引起的一组临床综合征。由于糖尿病类型不同，患者的年龄、病程不同，病变部位、程度、范围不同以及有无继发感染等，导致症状出现的次序无一定规律性，需视具体病情而定。根据病变性质，糖尿病足溃疡分为神经性溃疡、缺血性溃疡和混合性溃疡。神经病变在神经性溃疡的病因中起主要作用，血液循环良好。这种足通常温暖、麻木、干燥，痛觉不明显，足部动脉搏动良好。有神经病变的足可有两种后果：神经性溃疡（主要发生于足底）和神经性关节病（Charcot 关节）。神经 - 缺血性溃疡（图 3-26）的患者同时有周围神经病变和周围血管病变，足背动脉搏动消失。这类患者的足是凉的，可伴有休息时疼痛，足边缘部有溃疡或坏疽。单纯缺血所致足溃疡无神经病变，很少见。国内糖尿病足溃疡主要是神经 - 缺血性，单纯的神经性溃疡很少见。

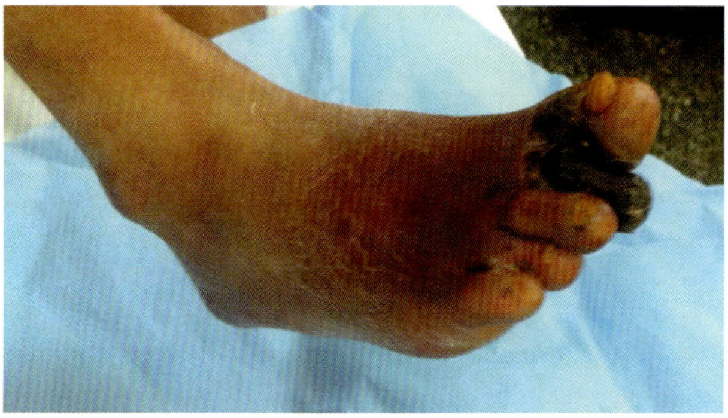

图 3-26　糖尿病足典型病变：神经 - 缺血性溃疡，可见第 2 足趾坏疽

（一）以神经病变为主的特征

1．感觉神经病变　在感觉神经病变造成的损伤中，受到影响的是大直径有髓鞘的 α 神经纤维。这种病变通常呈对称的袜子 - 手套样分布。疼痛可为“皮痛”“骨痛”“钝痛”“压榨样痛”“刺痛”“痉挛痛”或“撕裂痛”“麻木发冷”。体检发现温度觉及痛觉减低或丧失，多见于足底。下肢远端无汗，皮肤干燥、皲裂，皮温高，足垫变薄，胼胝易碎，足底溃疡。患者由于固有保护机制或警报系统受损而无法感知足部受到的损伤。这种基础性病理生理障碍称为保护性感觉缺失。罹患感觉缺失的患者其足部反复经受无法感知的损伤，最终导致全层皮肤溃疡。在没有感觉的足部，溃疡通常是无痛的。但是，神经病变的严重程度和症状有很大的变动范围。保护性感觉缺失并不一定表现为感觉或痛觉完全消失。所谓痛性的无痛溃疡有可能发生在缺血或深部脓毒症的基础上，这种情况需要及时发现和积极处理。感觉神经病变还可表现为大直径有髓纤维和小直径无髓纤维同时受损，因此患者可出现因小纤维损伤引起的“烧灼痛”，以及因大纤维损伤引起的深部“啃噬痛”。

2．运动神经病变　运动神经病变通常出现在糖尿病足病程的后期，并导致手和足的内源性肌肉萎缩。较短且力量较小的屈肌和伸肌受压于较长、力量较大的屈肌和伸肌，有踩棉絮感，行走或站立不稳，体检振动觉、关节位置觉减退，腓肠肌压痛，痛觉过敏，肌萎缩、肌无力，踺踝反射减退，躯干和四肢共济失调。最终导致足部结构畸形，例如爪形趾、跖趾关节脱位及马蹄足。运动神经病变使得足部生物力学发生改变，并直接导致足前掌球部受到的切力和压力升高，而该部位正是神经病变足溃疡最常发生的部位。重度运动神经病变可导致足“内肌阴性症”形成，或因肌肉萎缩和无力引起高足弓结构形成。

3．自主神经病变　自主神经病变（交感神经系统功能障碍）可导致血液分流以及汗腺和皮脂腺功能丧失，表现为皮肤干燥皲裂—通常首先表现为足跟皮肤破损。

（二）以周围血管病变为主的特征

1．Ⅰ期　患趾麻木、发凉、酸胀，有轻度间歇性跛行。检查患肢皮温低、肤色苍白，足背或胫后动脉搏动弱。下肢体位试验（Buerger 试验）是判断下肢缺血或组织灌注状况的简易而有效的方法。抬高下肢 30 ~ 60 秒见跖面明显苍白，随后下肢下垂，足呈紫红色，以及静脉充血 15 秒以上，说明该下肢供血明显不足。

2．Ⅱ期　患趾麻木、发凉，间歇性跛行加重，疼痛转为持续性静息痛。检查患肢皮温低、肤色苍白或紫斑、潮红，皮肤干燥，汗毛脱落，小腿肌肉萎缩，趾甲增厚变形，足背、胫后动脉搏动消失。

3．Ⅲ期　除以上症状继续加重外，患趾出现发黑、干瘪、溃疡、坏疽。

（三）合并感染

常常很难判定糖尿病足是否并发感染；如并发感染，是表浅部位还是深部组织的以至引起脓肿或骨髓炎。由美国感染疾病学会（Infectious Diseases Society of America，IDSA）和糖尿病足国际工作组（International Working Group on the Diabetic Foot，IWGDF）制订的书面建议已经发表，可以帮助指导感染的评估、分级和治疗[22-23]。存在 2 项或 2 项以上局部炎性体征（皮肤发红、肿胀、局部皮温升高、局部疼痛、脓性分泌物）时才能诊断感染[9, 24]。深部组织感染常导致下肢或足的坏疽。局部感染的征象包括红肿、疼痛和触痛。感染可表现为甲沟炎、足癣感染、足背蜂窝织炎、下肢溃疡感染，但是，在糖尿病患者中感染的临床症状和体征可能由于感觉神经病变、无痛感、血管疾病以及细胞免疫受损而被掩盖。感染更可靠的表现是脓性渗出、捻发音（产气细菌所致）或深部窦道。重症感染甚至可出现全身不适、毒血症或败血症。

【辅助检查】

与糖尿病相关的常规检查本文不再赘述，而仅对与 DF 有关的专科特殊检查项目加以介绍，以供参考。

（一）周围神经病变评价

1．10g 尼龙丝实验　该方法为取一根特制的 10 克尼龙丝，一端置于患者的踇趾、足跟和前足底外侧，用手按尼龙丝另一头轻轻施压，力量正好使尼龙丝弯曲，如果此时患者足底或足趾能感觉到尼龙丝则为正常，否则为不正常。不正常者往往是发生糖尿病足溃疡的高危人群，并有周围神经病变。这种利用特制尼龙丝检查患者感觉的方法简单易行，重复性好，花钱、花时少，已在国外和我国某些大医院推广使用[9, 18, 21]。

2. 肌电图 在周围神经病变时，运动神经传导速度减慢，感觉神经电位减小或消失。根据异常肌电图的周围分布特点，可确定病变范围及测定神经传导速度，能准确判断神经损伤部位，并对鉴别诊断、治疗和预后判断提供依据。

3. 诱发电位 DF 患者合并神经病变早期可无症状，而此时做体感诱发电位（SEP）检查多能发现异常，其周围神经和神经根的传导时间均延长，波幅下降，中枢神经传导时间亦显著延长。

4. 定量感觉试验（QST） 常用的检查方法是振动觉阈值（VPT）和温度辨别阈值（TDT）。前者反映大纤维功能，DF 患者的 VPT 比正常人高且多变，以足部改变为显。后者反映小纤维功能，在痛性神经病变时呈异常。VPT 检测仪（diabetica Solutions，San Antonio，TX）上有一个范围从 0 ~ 100 的半定量标尺，用来测定振动感觉。检查中读取的伏特值即是感觉到的振动水平。振动感觉低于 25 伏特即可判断为患足发生溃疡的风险升高[18]。

5. 皮肤温度检查 温度觉的测定也可分为定性测定和定量测定。定性测定可以很简单，如放杯温热水，将音叉或一根细不锈钢小棍置于水中，取出后测患者不同部位的皮肤感觉，同时与测试者的感觉作比较即可。定量测定可以利用皮肤温度测定仪，测试快捷、方便，准确性和重复性均较好，不仅可以反映周围神经病变的情况，也提示局部肢体血液循环的情况。

（二）血管病变评价

1. 脉波描记 用多普勒血流流速描记仪和各种容积描记仪均可进行脉波描记。正常动脉血流的波形应具有主峰波和重波，多普勒流速波为三相波形，当出现动脉狭窄或闭塞时重波消失，主峰波低钝或完全消失。

2. 节段性肢体血压测定和踝 / 肱指数测定（ABI） 可了解肢体各个平面的动脉血供情况。可选用多普勒听诊器、应变容积描记仪（SGP）或光电容积描记仪（PPG）测定收缩压，还可在指（趾）测压。根据下肢节段性动脉收缩压，可做出定性和定位分析。一般正常人踝动脉比肱动脉收缩压值稍高，正常时踝 / 肱指数 ≥ 1.0，趾血压为踝部血压 60% 以上。踝 / 肱指数 < 0.9 提示有轻度供血不足；0.5 ~ 0.7 提示血管狭窄，可有跛行；0.3 ~ 0.5 提示血管闭塞，可有缺血性静息痛；< 0.3 可发生组织坏死。在非糖尿病患者中，与经血管造影术确诊的病例相比，ABI 测定值的敏感性和特异性分别为 97% 和 100%。但是，由于糖尿病患者存在动脉中层钙化，多达 40% 的患者腿部的无创动脉压力测定值会因动脉舒缩性减低而高于真实值。鉴于虚高的 ABI 数值（> 1.3），需要进行其他检查包括足趾收缩压、趾肱指数、皮肤灌注压或多普勒超声，用以评估足部的血流灌注[25-30]。糖尿病患者的趾动脉压通常是正常的，因为其足趾动脉很少钙化。但在一些罕见病例中，这些部位的血管也可能失去舒缩性[31-32]。

3. 超声多普勒显像 具有高分辨率 B 超、频谱分析和多普勒显像等，根据血管腔内血流的频移作为信号而变换成图像，可显示动脉的形态、直径、横断面积并可测出血液流速，可作为定位和定量分析。

4. 电子计算机断层扫描摄影（CT） 可用来了解患肢动脉病变的部位、大小、狭窄或闭塞情况。与动脉造影相比，因属于无损伤性血管检查，故无并发症，但 CT 片不如动脉造影片清晰。

5. 磁共振显像（MRI） 应用磁共振原理及电子计算机重组信号技术成像。通过血管壁与血流之间的自然对比特性而清晰地显示血管形态、管壁及血流情况。

6．动脉造影检查　可明确患肢动脉阻塞的部位、程度、范围以及侧支循环建立的情况，为外科进行动脉重建术或选择截肢平面提供可靠依据。

以上4、5、6三种目前广泛应用的动脉成像技术中，磁共振血管造影（MRA）和计算机断层扫描血管造影（CTA）在糖尿病性周围血管疾病（PAD）的分级、治疗决策的制订及血管重建手术方式的选择上起到越来越重要的作用。尽管MRA和CTA检查同样具有无创的优点，但鉴于MRA检查中使用的钆可导致氮质血症患者发生肾源性纤维化综合征，使得人们对MRA检查产生了更多的顾虑。同样，由于糖尿病患者多伴有肾功能减退，CTA检查中碘造影剂的使用也限制了其更为广泛的应用。因此，许多临床医师将增强数字减影血管造影作为首选的检查方法。通过采用选择性置管技术，仅用少量的等渗造影剂就可以获得动脉解剖的清晰影像。此外，用二氧化碳气体作为“造影剂”有诸多优点，包括无肾毒性、廉价、注射时无痛等。结合选择性置管技术，选用二氧化碳和非离子等渗造影剂（谨慎应用）进行“杂交”动脉造影技术，可以在几乎没有肾功能损害风险的条件下获得高质量的图像，包括足部的多方位图像。

7．微循环检查　进行外周微循环观察有助于判断病情和疗效，可分为皮肤微循环和甲襞微循环。DF的足趾微血管内血液流速大多缓慢，有淤血；毛细血管袢轮廓不清，排列紊乱；甚至可见微血栓形成；微血管周围有渗出或出血；异形微循环比例超过30%。

8．经皮氧分压（$TcPO_2$）测定　通过测定局部组织氧分压了解组织血液灌注情况。将加热的氧电极置于测定部位可得到氧分压值，并可进行体位改变或运动试验后测量。本法有助于定性了解患肢局部动脉供血情况，对估计截肢平面及术后创面愈合情况有一定参考价值[25, 27, 31]。

9．足背静脉血气分析　常温下不用止血带取足背静脉血标本，测定静脉血氧分压（PVO_2）和血氧饱和度（SVO_2），其结果若升高可作为支配周围血管的交感神经受损的依据。

10．红外线热像图测定　可显示肢体各部位组织温度，间接反映组织血供。在供血动脉狭窄、阻塞以及侧支循环不良的区域，组织温度降低，热像图上显示程度不等的淡阴影。

（三）感染评价

1．细菌培养和针刺抽吸　深部组织活检和细针抽吸或外科清创可获得较为理想的标本，拟诊败血症者应进行血培养。需要注意的是对于没有继发感染的溃疡不需要进行培养，也不应使用抗生素治疗[9, 11]。用拭子在创面表浅部位获得的样本不应用于细菌培养或药敏试验，因为使用这种样本培养出来的通常就是表皮定植菌。对于社区获得性轻中度感染，一般来说经验性治疗都有效，因此不需要细菌培养[24, 33]。针吸取样具有特异性，但是缺乏敏感性。理论上，用于培养的组织样本应从经过清创的创面底部取得。

2．探骨试验　探骨试验已经广泛用于足部骨感染的诊断[34]。用一枚无菌金属探针进行触诊可以提高诊断骨髓炎的准确性。这项技术比较简单且花费较低，但是这项试验的阳性和阴性预测值以及敏感性和特异性仍备受争议，并且因各医疗机构条件不同而各异。一般认为，阳性探骨试验结果仅能略微提高先验概率，但阴性实验结果有较大概率除外骨感染[33-35]。

（四）其他检查

1．X线检查　X线片可了解动脉有无钙化存在，在无骨质疏松、骨萎缩时，一般受累部位多在负重部位和骨小梁丰富处（如胸腰椎、四肢、股骨近端、足趾部位）。重者还可见骨质破坏、病理性骨折、骨髓炎、足部结构破坏（如夏科关节病等多种 X 线特征）。对于骨髓炎的诊断，X 线片的改变可能滞后于临床病程数周。在发生急性骨髓炎时，典型的X线改变包括软组织肿胀、骨膜反应、骨皮质不规则及骨密度下降。慢性骨髓炎的影像学特征表现为增厚的硬化骨和散在的透明区域、骨膜抬高、窦道。X 线片异常的敏感性和特异性变动范围很大，如果存在动脉疾病、夏科关节病、近期手术或创伤史，X 线检查和骨扫描结果的可信度将大大降低 [36-37]。

2．脚尖压力　压力测定有助于糖尿病足的诊断。国外已经研制出多种方法测定足部不同部位的压力，如 MatScan 系统、FootScan 系统等。这些系统测定足部压力的工作原理是让受试者站在有多点压力敏感器的平板上，或在平板上行走，通过扫描成像，传送给计算机，计算机屏幕上显示出颜色不同的脚印，如红色部分为主要受力区域，蓝色部分为非受力区域，以此了解患者有无足部压力异常。通过这种方法，可以进行步态分析，据此为足压力异常的矫正提供依据。

【诊断】

糖尿病患者经上述检查证实合并下肢神经、血管病变者即可诊断为 DF。参照国际 Wagner 的分级标准 [38] 及 1995 年中华医学会第一届全国糖尿病足学术会制订的诊断标准（草案）[1]，通常依据临床表现和病变程度分为 0 ～ 5 级。

0 级：皮肤无开放性病灶。常表现为肢端供血不足、皮温低、皮肤呈紫褐色，伴麻木、刺痛、灼痛，可有感觉迟钝或丧失，并有足趾或足畸形等表现。

Ⅰ级：皮肤有开放性病灶，但未累及深部组织。可有水疱、鸡眼、胼胝、冻伤或烫伤以及其他皮肤损伤所致的皮肤浅表溃疡。

Ⅱ级：感染病灶已侵犯深部肌肉组织，脓性分泌物较多，但肌腱、韧带尚无破坏。常表现为蜂窝织炎、多发性感染灶或窦道形成，感染可沿肌间隙扩大造成足底足背贯通性溃疡。

Ⅲ级：肌腱、韧带破坏，蜂窝织炎融合形成大脓腔，脓性分泌物及坏死组织增多，但骨质无明显破坏。

Ⅳ级：由于感染导致骨质缺损、骨髓炎、骨关节破坏或假关节形成，肢端局部可出现坏疽。

Ⅴ级：由于感染和缺血，引起足的大部分或整体坏疽。表现为肢端变黑、尸干，甚至累及踝关节和小腿。

近年来，为了更好地进行糖尿病足的分型与判断预后，提出了一些新的诊断和分类标准。通用的为美国 Texas 大学糖尿病足分类方法（表 3-7）[39]。该分类方法评估了溃疡深度、感染和缺血的程度，考虑了病因与程度两方面的因素。研究表明，截肢率随溃疡的深度和分期的严重程度而增加。

表 3-7　Texas 大学糖尿病足分类方法

分级		分期	
1	溃疡史	A	无感染和缺血
2	表浅溃疡	B	感染
3	深及肌腱	C	缺血
4	骨、关节	D	感染并缺血

【治疗】

（一）综合治疗

1．严格控制血糖 DF的根本原因是糖尿病未能得到控制，因而导致周围神经、血管的损害，若再并发感染则会进一步加重糖尿病。因此，治疗的前提是首先要及时有效地控制血糖，否则其并发症难以得到彻底纠正。调整血糖的方法与糖尿病治疗原则相同。

2．周围神经病变的处理

（1）醛糖还原酶抑制剂（ARI）：改善神经内山梨醇、肌醇水平，阻止神经传导速度减慢，改善神经中血流及轴索运输功能。减轻肢体疼痛、麻木，改善痛温觉和振动觉。

（2）肌醇：补充肌醇，增加神经细胞内肌醇含量，改善感觉神经传导速度。

（3）抗糖基化制剂：常用的有醋柳酸、氨基胍、黄芩苷等，能有效阻断蛋白的糖基化，减少糖化产物（AGE）形成，阻断AGE交联的各个环节。

（4）抗氧化清除自由基：维生素E是较好的天然脂溶性抗氧化剂，可减少氧化应激和自由基对神经的破坏。维生素C可促进维生素E的活性，具有协同抗氧化作用，而且还可降低蛋白的糖基化。普罗布考（丙丁酚）不仅具有抗氧化作用，还能降低胆固醇和三酰甘油（甘油三酯）。适当补充硒、锌、烟酰胺及银杏制剂，具有不同的抗氧化作用。

（5）神经增长因子（NGF）：NGF参与神经功能维持、结构完整以及损伤后的再生。特别对感觉神经病变有一定的治疗作用，但对运动神经传导速度无明显影响。

（6）甲基维生素B_{12}：是维生素B_{12}的代谢物，商品名为弥可保，能激活神经细胞，加快神经膜细胞DNA的合成。有报道服用弥可保后，疼痛、痛性痉挛、两点辨别觉等症状可明显好转。

（7）康络素：别名康纳素、神经节苷脂，在神经冲动的传递和神经受体功能方面起重要作用，有利于神经元的修复和生长，能轻度改善感觉神经病变的症状及体征，减轻肢体麻木、疼痛。适用于各种神经病变、周围神经痛、周围神经损伤。

（8）依帕司他：为抑制由葡萄糖生成山梨醇途经中的醛糖还原酶（AR）的物质，对糖尿病性周围神经损害伴有的麻木、疼痛有改善作用。

（9）神经性疼痛的处理：轻度疼痛可首选水杨酸，吡罗昔康、吲哚美辛；也可用三环类抗抑郁药，如阿米替林、去甲替林、丙咪嗪、米安色林、地昔帕明、氟西汀、曲唑酮；吩噻嗪类药物，如奋乃静等，与三环类药合用止痛效果更好。若镇痛、抗抑郁药无效，可使用抗惊厥药，如卡马西平、苯妥英钠等。

（10）高压氧治疗：高压氧的主要作用是提高血氧分压，增加血氧张力，增加血弥散，提高氧储备，适合于以缺血损害为主的多发性神经病，并有改善循环的作用。

3．血管病变的处理

（1）血管扩张药：在过去的几十年中，治疗下肢缺血的常用药物有α受体阻滞剂，如妥拉苏林、酚苄明、酚妥拉明等；β受体兴奋剂如苄丙酚胺、苯氧丙酚胺、丁酚胺等；还有直接扩张小动脉的药物，如烟酸类、罂粟碱类、黄嘌呤类、二氢吡啶类、钙通道阻滞剂。以上这些血管扩张药物曾广泛用于临床，但效果不理想的根本问题是这些药物实际上不能增加患肢血流量。因为患肢在缺血、缺氧状态下的酸性产物已使局部血管扩张，此时应用血管扩张药对病变血管无效，反而只能扩张正常动脉，增加了正常动脉的血流量，其结果反而会加重患肢缺血。

（2）抗血小板药物：肠溶阿司匹林、潘生丁是传统的抗血小板药物，能有效预防血栓形成。较为新型的抗血小板药物也可产生类似的疗效，如噻氯匹定能有效抑制血小板聚集；西洛他唑为选择性环磷酸腺苷磷酸二酯酶Ⅲ控制剂，通过升高血管平滑肌细胞和血小板内环环磷酸腺苷水平达到扩张血管增加血流量和血小板活性的效应；安步乐克可抑制 5- 羟色胺释放、血小板凝集、血管收缩，防止血栓形成及改善糖尿病性末梢神经障碍。

（3）前列腺素：前列腺素 E1（PGE1），具有扩张血管及抑制血小板聚集的作用。国产凯时注射液是一种脂微球靶向制剂，对于末梢循环障碍有一定疗效。

（4）影响血流动力学的药物：己酮可可碱（pentoxifylline）是甲基黄嘌呤的衍生物，能增进红细胞变形，降低血黏度，促进组织供氧，有效改善微循环，曾长期用于下肢血管病变。它还增加糖尿病患者皮肤的血流量，对痛性神经病亦有效。

（5）改善代谢药物：乙酰肉毒碱可促进丙酮酸脱氢酶活性及加速脂肪酸的运输，增加 ATP 生成，可以改善下肢慢性缺血症状。

（6）低分子右旋糖酐：主要作用是减少血液黏稠度、抗血小板聚集、扩容及改善微循环，可防止血栓和促进侧支循环建立。

（7）抗胆碱药：阿托品、山莨菪碱（654-2）、东莨菪碱类药物能解除微血管痉挛，起到改善微循环的作用。

（8）细胞因子类药物：近年来发展的细胞因子类药物为某些临床无法用手术或介入方法解决的肢体慢性缺血性疾病带来了新的曙光。血管在新生过程中受到多种细胞因子的平衡调节，有血管生长刺激因子如血管内皮生长因子（VEGF）、肝细胞生长因子（HGF）、碱性成纤维细胞生长因子（bFGF）等，血管生长抑制因子如干扰素、血小板生长因子等。已有研究表明用基因重组技术生产的重组人肝细胞生长因子（rhGHGF）联合 bFGF 能够促进下肢侧支血管的形成。但这类药物的临床效果还有待进一步观察。

4．感染创面的处理

（1）抗生素：糖尿病足特别是湿性坏疽，感染来势凶猛，需要早期、强力的抗感染治疗，选择针对 G^+ 球菌和 G^- 杆菌的广谱抗生素，兼顾厌氧菌的治疗，3 ～ 7 天后根据创面分泌物培养情况，酌情选用敏感抗生素继续全身抗感染治疗。对合并骨髓炎和深部脓肿者，常需住院治疗。应使血糖达到或接近正常，在血糖监测的基础上强化胰岛素治疗。加强抗炎，可采用三联抗生素治疗，如静脉用悉复欢和氨苄西林，同时直肠内使用甲硝唑。待细菌培养结果出来后，再根据药物敏感试验选用合适的抗生素。对 DF 的皮肤感染，金黄色葡萄球菌是主要致病菌，治疗可首选青霉素、先锋霉素等抗生素。

（2）物理治疗：红外线、紫外线、氦 - 氖激光、超短波等利用物理原理，促进血液循环，调节脂质代谢，加速渗出液的吸收和加强白细胞的吞噬作用，对患肢浅表感染可达到消炎目的。

（3）软组织脓肿、坏疽创面：手术清创常常就是最好的“抗生素”。当存在脓肿或坏死组织时，清除感染病灶是非常迫切的任务。选择积极外科清创加局部截趾术或趾列切除术（旨在保肢），还是选择激进的踝上截肢术，取决于能否有效地移除坏死组织并清除危及肢体的感染。应将对上述治疗的选择放在保全有功能肢体的长期治疗策略中来权衡。对干性坏疽的创面，可以只作清洁换药，以防继发感染。根据创面情况不同，选用生理盐水、呋喃西林液、双氧水、甲硝唑液、磺胺嘧啶银液、硝酸银等或根据创面分泌物培养的药敏结果选用抗生素清洗外敷。近年来发展的负压创面治疗系统在糖尿病足感染期及早期修复期创面中发挥越来越大的作用。负压治疗有以下几方面的作用：清除创面渗出液，建立液体平衡，为创面提供一个湿润的环境；清除腐肉，减少创面内细菌数量，有效控制感染；增加创面血供和生长因子的数量；增强创面内白细胞及成纤维细胞的功能，促进肉芽组织生长和新生毛细血管生成。研究认为，负压创面治疗可用于较大伤口的复杂糖尿病足和足底神经性溃疡，为断层皮片移植和生物组织工程皮肤做创面准备。而对软组织脓肿、湿性坏疽，需清除坏死组织，包括变性失活的肌腱及死骨，进行扩创引流。首次切开引流应达到使感染灶减压的作用，并且使所有受累的解剖间隙都能被引流。开放创面，留置引流条（管）。通常在首次清创后 48 ～ 72 小时内安排在手术室进行第二次清创，以清除残余的坏死组织。如果软组织损伤较广泛，并且部分或整个足部已经坏死，应考虑在能够保存最佳肢体功能的平面进行截肢。若患肢严重感染造成全身性感染而无法控制者，须立即截肢，不可姑息。

（4）生长缓慢的新鲜创面：对于创面愈合慢无皮肤生长，以往通常用凡士林油沙或 654-2、阿托品、胰岛素液湿敷。如果肉芽创面较浅，皮肤缺损区较宽，创面经久不愈，可考虑行自体游离植皮，以期促进创面早日愈合。如果创面较深，有骨、关节、肌腱等深部组织裸露，则需要用带蒂皮瓣移植修复。目前国外文献报道应用重组人血小板源性生长因子 BB、皮肤移植物治疗 DF 溃疡取得了一定的效果。

5．Charcot 关节病的处理　主要是长期制动。患者可以使用矫形器以使足上的异常压力变小，鞋子内用特殊的鞋垫。国外已发展了多种适用于神经性糖尿病足溃疡和 Charcot 关节病的支具，如足底反复发生溃疡，可以使用支具以减轻局部压力，同时又可在支具上开窗，既使溃疡面暴露又避免其接触地面。支具不但可以使病变的关节制动，还可以改变和纠正神经病变所致的足部压力异常。肢体不负重至少需要 6 个月以上。外科手术治疗 Charcot 关节病疗效不佳。

（二）手术治疗

DF 有血管病变存在，经保守治疗无效应尽早考虑手术。由于病变范围、程度不同，只有明确治疗目的、熟悉掌握手术适应证，才有可能制订正确的手术方案。大部分伴 DFU 的动脉病变（＞ 95%）通过血管重建都可修复。一般来说，如果存在大面积组织坏死伴新发感染，通常重建一支足部动脉即可满足愈合要求。在放弃开放手术或腔内治疗而赞成直接进行不可逆的截肢手术前，应首先想到这些有利于改善症状的循环的存在。

1．腰交感神经节切除　手术适应证：保守治疗无效且肢端动脉闭塞不能行血管重建术。手术方法是切除腰交感神经节 2 ～ 4，使下肢血管扩张及开放更多的侧支循环，术后疼痛多减轻，可以改善患肢营养及皮肤血供。但有些研究者认为，自主神经病变可引起内源性的自体去交感现象，因此，进行交感神经节切断术无法改善皮肤血供，也无法促进糖尿病足溃疡的愈合。

2．大网膜移植术　手术适应证：肢体严重缺血又不能行血管重建术。方法有游离与带蒂两种。首先开腹，将大网膜修剪延长，同时保留胃网膜左或右动、静脉。前一种方法是在腹膜后打隧道，将网膜由腹膜后经腹股沟韧带下方穿过，再经患肢皮下隧道拉至脚踝；后一种方法是将网膜剪裁后整块移植至患肢，网膜动脉与患肢的股或腘动脉吻合，网膜静脉与患肢大隐静脉吻合，然后将修剪的网膜经患肢皮下隧道拉至内踝。手术对于治疗肢端溃疡和缓解静息痛有一定疗效。

3．经皮腔内血管成形术　手术适应证：血管狭窄、闭塞范围局限或患者全身情况差、无法耐受大手术。手术方法是在X线荧屏下，通过球囊导管扩张动脉狭窄区以扩大血流通道。此手术优点是创伤小、操作简便、避免行血管重建术。但多数DF患者血管病变远端出道不畅，实际上对于DF患者而言能做此手术的可能性不大。为防止血管扩张术后再狭窄，也可在扩张的同时于血管腔内放置血管内支架。

4．血栓内膜切除术　手术适应证：①局限性腹主动脉、髂动脉、股动脉、腘动脉或远侧动脉阻塞或狭窄；②肢体严重缺血，有间歇性跛行、肢端溃疡或坏疽。手术方法是直接进入动脉阻塞部，切开动脉壁，清除血栓内膜，但对远端动脉内膜需做固定缝合，必要时可加静脉补片缝合，以扩大狭窄动脉的管径。

5．动脉旁路移植术　手术适应证同动脉血栓内膜剥除术，特别强调的是，血管病变远端流出道必须通畅。对于DF出现的血管病变，目前常采用的手术方法有5种。

（1）股-腘动脉旁路移植术适应证：股浅动脉长段狭窄或闭塞。

（2）股-胫或股-腓动脉旁路移植术适应证：股-腘动脉及其分支血管闭塞，伴胫前或胫后动脉畅通，或仅有一支腓动脉畅通。

（3）主-股动脉旁路移植术适应证：腹主动脉分叉及一侧或双侧髂动脉闭塞。

（4）腘-胫动脉旁路移植术适应证：胫动脉干闭塞。

（5）解剖外动脉旁路移植术适应证：主-髂动脉广泛闭塞，腹腔内有广泛粘连或感染；既往有主-髂动脉病变手术史但不成功；年老、体弱，主要脏器功能不全及手术耐受性差的患者。手术方法有腋-股动脉和股-股动脉旁路移植术两种。

（6）远端血管重建：近年来国外有学者采用股部-小腿隐静脉旁路术、胫前动脉-静脉旁路术、多重小腿动脉重建、远端胫后动脉重建、胫前-足背动脉旁路手术等，结合截肢手术和减轻压力手术，以及局部细心治疗，挽救了许多糖尿病足。

6．截肢（趾）术　手术适应证：肢体已经坏疽；血管重建术成功后残留的坏疽肢端，保肢手术失败，肢体广泛的严重感染，危及患者生命。截肢平面的选择如下：

（1）手术目的是选择一个有足够软组织覆盖的截肢平面，以保存经久耐用的有功能的肢体。截趾术后无需装载假肢是最理想的目标。

（2）为保证残足的支撑稳定功能，行足前部截趾时应尽量保留其长度。

（3）当腘动脉阻塞而小腿上端血供较好时，仍可做膝下截肢，尽量保留膝关节，这有利于安装假肢。注意小腿下1/3段不宜做截肢平面，因为此段小腿肌肉不能承受假肢的压力。大腿截肢平面以下1/3段为宜。

（4）若病情平稳，可待肢体坏疽与健康组织间的界限明确，再确定截肢（趾）的手术平面。

【预防】

1．积极有效地控制糖尿病，调整血糖、血脂及血液黏滞度。

2．生活规律、戒烟戒酒。

3．制订合理饮食，维持理想体重。适当运动可促进葡萄糖的摄取、增加体内NO的合成，有降糖及延缓血管内皮损伤的作用。

4．教育糖尿病患者懂得预防DF的方法及其重要意义，如何保持足部卫生、清洁，鞋袜要合适、干燥、松软、通气良好，防止烫伤、冻伤、烧伤、外伤，对于足癣、皮肤及组织的感染要及时处理，以防炎症扩散。每年做一次足情况评估。

参考文献

1. 王玉珍，许樟荣. 第五届国际血管外科暨第一届国际糖尿病血管疾病会议（糖尿病足部分）纪要. 中华糖尿病杂志，2005（02）：152-153.
2. Edmonds M，Boulton A，Buckenham T，*et al*. Report of the Diabetic Foot and Amputation Group. *Diabet Med*，1996，13（9 Suppl 4）：S27-S42.
3. Singh N，Armstrong DG，Lipsky BA. Preventing foot ulcers in patients with diabetes. *JAMA*，2005，293（2）：217-228.
4. Lavery L A，Ashry H R，van Houtum W，*et al*. Variation in the incidence and proportion of diabetes-related amputations in minorities. *Diabetes Care*，1996，19（1）：48-52.
5. Lavery LA，van Houtum WH，Ashry HR，*et al*. Diabetes-related lower-extremity amputations disproportionately affect Blacks and Mexican Americans. *South Med J*，1999，92（6）：593-599.
6. Armstrong DG，Lavery LA，Quebedeaux TL，*et al*. Surgical morbidity and the risk of amputation due to infected puncture wounds in diabetic versus nondiabetic adults. *J Am Podiatr Med Assoc*，1997，87（7）：321-326.
7. Lavery LA，Armstrong DG，Wunderlich RP，*et al*. Diabetic foot syndrome：evaluating the prevalence and incidence of foot pathology in Mexican Americans and non-Hispanic whites from a diabetes disease management cohort. *Diabetes Care*，2003，26（5）：1435-1438.
8. Lavery LA，van Houtum WH，Harkless LB. In-hospital mortality and disposition of diabetic amputees in The Netherlands. *Diabet Med*，1996，13（2）：192-197.
9. Arenson HH. Clinical care of diabetic foot lesions. *J Natl Assoc Chirop*，1953，43（10）：38-39.
10. National Diabetes Statistics fact sheet：general information and national estimates on diabetes in the United States，2003. Bethesda：National Institute of Diabetes and Digestive and Kidney Diseases，US Department of Health and Human Services，2004. NIH Publication No. 05-3892.
11. Frykberg RG，Zgonis T，Armstrong DG，*et al*. Diabetic foot disorders. A clinical practice guideline（2006 revision）. *J Foot Ankle Surg*，2006，45（5 Suppl）：S1-S66.
12. Lavery LA，Armstrong DG，Wunderlich RP，*et al*. Predictive value of foot pressure assessment as part of a population-based diabetes disease management program. *Diabetes Care*，2003，26（4）：1069-1073.
13. Andros G. Diagnostic and therapeutic arterial interventions in the ulcerated diabetic foot. *Diabetes Metab Res Rev*，2004，20 Suppl 1：S29-S33.
14. Andros G. Bypass grafts to the ankle and foot. A personal perspective. *Surg Clin North Am*，1995，75（4）：715-729.
15. Logerfo FW，Coffman JD. Current concepts. Vascular and microvascular disease of

the foot in diabetes. Implications for foot care. *N Engl J Med*, 1984, 311 (25): 1615-1619.

16. Russell JW, Golovoy D, Vincent AM, *et al*. High glucose-induced oxidative stress and mitochondrial dysfunction in neurons. *FASEB J*, 2002, 16 (13): 1738-1748.
17. Rask CA. Biological actions of nerve growth factor in the peripheral nervous system. *Eur Neurol*, 1999, 41 Suppl 1: 14-19.
18. Armstrong DG, Lavery LA, Vela SA, *et al*. Choosing a practical screening instrument to identify patients at risk for diabetic foot ulceration. *Arch Intern Med*, 1998, 158 (3): 289-292.
19. Lavery LA, Armstrong DG, Wunderlich RP, *et al*. Risk factors for foot infections in individuals with diabetes. *Diabetes Care*, 2006, 29 (6): 1288-1293.
20. Lavery LA, Walker SC, Harkless LB, *et al*. Infected puncture wounds in diabetic and nondiabetic adults. *Diabetes Care*, 1995, 18 (12): 1588-1591.
21. Boulton AJ, Armstrong DG, Albert SF, *et al*. Comprehensive foot examination and risk assessment. A report of the Task Force of the Foot Care Interest Group of the American Diabetes Association, with endorsement by the American Association of Clinical Endocrinologists. *Phys Ther*, 2008, 88 (11): 1436-1443.
22. Apelqvist J, Bakker K, van Houtum WH, *et al*. International consensus and practical guidelines on the management and the prevention of the diabetic foot. International Working Group on the Diabetic Foot. *Diabetes Metab Res Rev*, 2000, 16 Suppl 1: S84-S92.
23. Schaper NC. Diabetic foot ulcer classification system for research purposes: a progress report on criteria for including patients in research studies. *Diabetes Metab Res Rev*, 2004, 20 Suppl 1: S90-S95.
24. Lipsky BA, Berendt AR, Deery HG, *et al*. Diagnosis and treatment of diabetic foot infections. *Clin Infect Dis*, 2004, 39 (7): 885-910.
25. Carter SA, Tate RB. The relationship of the transcutaneous oxygen tension, pulse waves and systolic pressures to the risk for limb amputation in patients with peripheral arterial disease and skin ulcers or gangrene. *Int Angiol*, 2006, 25 (1): 67-72.
26. Gilfillan RS, Leeds FH, Spotts RR. Skin perfusion pressure in the prediction of healing in diabetic patients with ulcers or gangrene of the foot. *J Vasc Surg*, 1986, 3(3): 554-555.
27. Kalani M, Brismar K, Fagrell B, *et al*. Transcutaneous oxygen tension and toe blood pressure as predictors for outcome of diabetic foot ulcers. *Diabetes Care*, 1999, 22 (1): 147-151.
28. Yamada T, Ohta T, Ishibashi H, *et al*. Clinical reliability and utility of skin perfusion pressure measurement in ischemic limbs-comparison with other noninvasive diagnostic methods. *J Vasc Surg*, 2008, 47 (2): 318-323.
29. Karanfilian RG, Lynch TG, Zirul VT, *et al*. The value of laser Doppler velocimetry and transcutaneous oxygen tension determination in predicting healing of ischemic

forefoot ulcerations and amputations in diabetic and nondiabetic patients. *J Vasc Surg*, 1986, 4 (5) : 511-516.
30. Ubbink DT, Spincemaille GH, Reneman RS, *et al*. Prediction of imminent amputation in patients with non-reconstructible leg ischemia by means of microcirculatory investigations. *J Vasc Surg*, 1999, 30 (1) : 114-121.
31. Apelqvist J, Castenfors J, Larsson J, *et al*. Prognostic value of systolic ankle and toe blood pressure levels in outcome of diabetic foot ulcer. *Diabetes Care*, 1989, 12 (6): 373-378.
32. Ballard JL, Eke CC, Bunt TJ, *et al*. A prospective evaluation of transcutaneous oxygen measurements in the management of diabetic foot problems. *J Vasc Surg*, 1995, 22 (4) : 485-490, 490-492.
33. Lavery LA, Armstrong DG, Peters EJ, *et al*. Probe-to-bone test for diagnosing diabetic foot osteomyelitis: reliable or relic?*Diabetes Care*, 2007, 30 (2) : 270-274.
34. Grayson ML, Gibbons GW, Balogh K, *et al*. Probing to bone in infected pedal ulcers. A clinical sign of underlying osteomyelitis in diabetic patients. *JAMA*, 1995, 273 (9) : 721-723.
35. Shone A, Burnside J, Chipchase S, *et al*. Probing the validity of the probe-to-bone test in the diagnosis of osteomyelitis of the foot in diabetes. *Diabetes Care*, 2006, 29 (4) : 945.
36. Belkin M, Welch HJ, Mackey WC, *et al*. Clinical and hemodynamic results of bypass to isolated tibial artery segments for ischemic ulceration of the foot. *Am J Surg*, 1992, 164 (3) : 281-284, 284-285.
37. Khan NA, Rahim SA, Anand SS, *et al*. Does the clinical examination predict lower extremity peripheral arterial disease?*JAMA*, 2006, 295 (5) : 536-546.
38. Wagner FJ. The dysvascular foot: a system for diagnosis and treatment. *Foot Ankle*, 1981, 2 (2) : 64-122.
39. Armstrong DG, Lavery LA, Harkless LB. Validation of a diabetic wound classification system. The contribution of depth, infection, and ischemia to risk of amputation. *Diabetes Care*, 1998, 21 (5) : 855-859.

糖尿病足典型病例

病例摘要

男，67 岁。住院日期：2015-5-28 入院

主诉：左足足趾疼痛发黑 2 个月。

现病史：患者于 2 个月前无明显诱因出现左足足趾间断颜色紫黑，伴疼痛、脓性渗出，无发热，无寒战，就诊于外院，诊断为“糖尿病足”，予伤口间断换药、控制血糖等治疗。患者经治疗后症状无明显改善，右足足趾发黑范围较前增大，疼痛较前加重。现患者为求进一步诊治入院。自发病以来，患者精神、饮食尚可，二便正常，体重无明显变化。

既往史：患 2 型糖尿病 21 年，规律皮下注射胰岛素治疗，平素血糖控制尚可。高血压

20 余年，长期口服药物治疗（具体不详），血压控制可。9 年前患脑梗死，遗留右侧肢体活动不便。慢性肾功能不全 6 年，现规律血液透析治疗。3 年前因“阑尾炎”行阑尾切除术。半年前因右下肢糖尿病足行右下肢膝下截肢术。否认冠心病、肝炎、结核等疾病病史。无外伤史，无药物、食物过敏史。

个人史：生于当地，否认疫区居住史。既往有长期慢性吸烟史。偶饮酒。

家族史：家族中无类似病史及遗传病史。

入院查体主要发现：

T：36.8℃ P：68 次 / 分 R：20 次 / 分 BP：135/75mmHg

发育正常，营养良好，轮椅推入病房，查体合作。全身皮肤黏膜无黄染及出血点，无肝掌及蜘蛛痣。双肺呼吸音清，未闻及干湿啰音。心律齐，各瓣膜听诊区未闻及病理性杂音。腹平坦。全腹无压痛、反跳痛及肌紧张。全腹叩鼓音，肠鸣音 4 次 / 分。

专科查体：

颈部对称，颈静脉无怒张，颈动脉无异常搏动，未触及震颤，未闻及血管杂音。双上肢动脉搏动正常。胸腹部未见静脉曲张，胸腹部未闻及血管性杂音。右下肢膝关节下约 10cm 远端肢体缺如，可见一长约 20cm 手术瘢痕，愈合良好。左足 5 趾发黑，近端周围组织红肿，可见脓血性渗液。右下肢皮肤温度、颜色正常，左下肢膝关节以下皮肤温度降低，颜色正常，双侧股动脉搏动正常，双侧腘动脉搏动正常，左侧足背动脉、胫后动脉搏动未触及。双下肢活动正常，双下肢肢体远端感觉减退。

辅助检查：

暂无。

主要诊断及诊断思路：

糖尿病足，左足坏疽，右下肢膝下截肢术后：患者老年男性，慢性病程。既往糖尿病诊断明确，曾因糖尿足半年前行右下肢截肢术。此次发病表现为左足疼痛、坏疽伴渗出，查体可见肢体远端感觉减退。左足五趾发黑，周围组织略红肿，可见脓性渗出，考虑肢体远端坏疽，局部感染诊断明确（图 3-27）。患者膝关节以上动脉搏动正常，膝下动脉搏动未触及，符合糖尿病足累及动脉病变特点，可进一步行下肢动脉影像学检查以确诊。

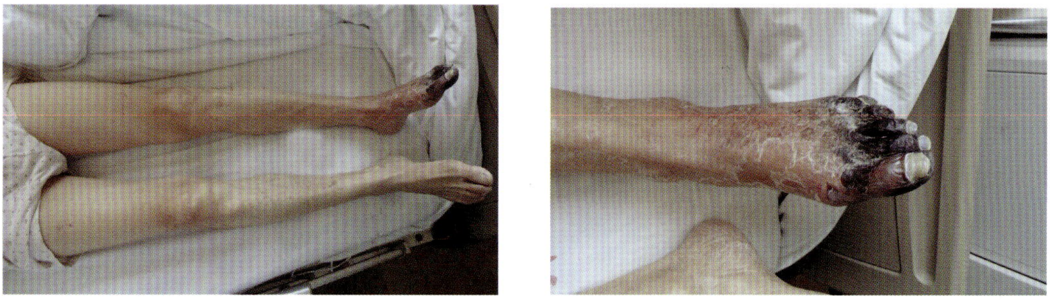

A B

图 3-27 患者术前足趾溃疡情况，可见 5 足趾坏疽

患者既往有长期慢性吸烟史，出现足部疼痛、坏疽，症状进行性加重，仍需与如下疾病鉴别：①下肢动脉硬化闭塞症：多为慢性病程，既往一般有间隙性跛行或静息痛症状，合并糖尿病时可能疼痛症状不典型而仅仅表现为严重肢体缺血（CLI）症状，如肢体坏疽，但查体一般可发现下肢动脉搏动减弱或消失，CTA、MRA 可发现双侧下肢动脉多发硬化、狭窄，多发侧支循环及急性血栓形成征象。该患者为老年患者，既往有长期吸烟病史，存在慢性肾功能不全、高血压等冠状动脉粥样硬化危险因素，不能除外动脉硬化闭塞症，但患者既往病史中并无间歇性跛行，查体膝关节上动脉搏动尚好，可进一步行动脉影像学检查以明确。患者肾功能不全，长期行血液透析，行 CTA 等检查后需追加透析治疗。②血栓闭塞性脉管炎：多发生于青年男性，有长期吸烟史，病程较长，常有游走性浅静脉炎病史，在继发血栓形成时可表现为急性加重的肢体麻木、发凉、疼痛，但主要累及肢体中小动脉，查体可发现近端大动脉搏动良好，而远端小动脉搏动减弱或消失。患者年龄特点不符，暂不考虑该诊断。③下肢深静脉血栓形成：多为急性发病，患侧肢体突发肿胀、疼痛，一般不引起肢体发凉，查体下肢肿胀为可凹性，Homans 征阳性。下肢血管彩超可发现深静脉内血栓，与该患者不符，不考虑该诊断。

诊疗过程：

1. 完善血、尿常规、生化、感染筛查、凝血、心电图、下肢动脉 CTA 等必要的术前检查。
2. 糖尿病饮食，监测 5 点血糖，严格控制血糖。
3. 规律透析，定期监测血常规、生化、凝血功能。
4. 规律伤口换药，予抗血小板、扩张血管、改善循环、抗炎、降脂、止疼等治疗。
5. 手术治疗。患者于 2015-6-4 全麻下行左股 - 腘动脉人造血管搭桥加左足前半足截肢术。麻醉成功后沿左大腿内下方、左膝关节内上方长约 10cm，依次切开皮肤、皮下组织、阔筋膜，沿肌间隙游离，显露左侧腘动脉，见腘动脉搏动减弱，远端搏动消失。于左腹股沟中点行纵切口，长约 5cm，游离显露左侧股动脉，见股动脉搏动良好。静脉注射肝素 10 分钟后，切开左侧股动脉，肝素盐水反复冲洗血管腔，用不可吸收缝线行人造血管 - 左股动脉端侧吻合。用隧道器于左股穿皮下隧道将人工血管引至左股动脉，切开左侧股动脉，可见血管壁硬化，有鲜血，返血良好，向远端注入东菱迪芙 10BU，用不可吸收缝线行人工血管 - 左股动脉吻合，吻合口喷以可吸收止血胶，并用胶原蛋白海绵压迫止血，松解周围组织。认真止血，逐层缝合伤口。另于左足跖趾关节绕五趾行 V 型切口，5 跖趾关节处离断五趾，清除坏死组织，冲洗缝合伤口，予绷带包扎。手术进行顺利，麻醉满意，术后患者安返病房。
6. 术后治疗：围术期予低分子肝素抗凝；予凯时、罂粟碱扩张血管、解痉治疗；予第三代头孢菌素抗炎治疗。伤口局部规律换药。重点监测生命体征、患肢颜色、温度、肿胀情况及足背动脉搏动情况，监测血、尿常规、生化（重点为肾功能、电解质等）。患者伤口逐步愈合，能少量下地活动后予出院。

出院后处理：

1. 门诊复诊，伤口按需换药。长期口服阿司匹林抗血小板治疗，透析时应用低分子肝素抗凝。定期监测血小板功能，调整药物，定期行血管影像学检查（图 3-28，图 3-29）。

2. 检测血糖，内分泌科门诊随诊，调整相关药物。

3. 改善生活方式，继续降压、降脂等治疗。

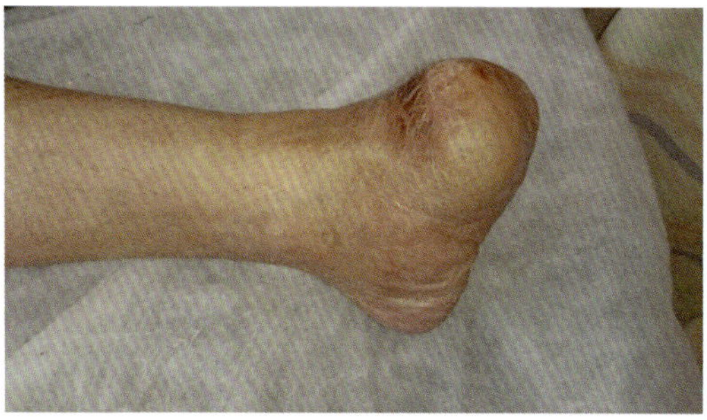

图 3-28　患者术后截肢创面愈合良好

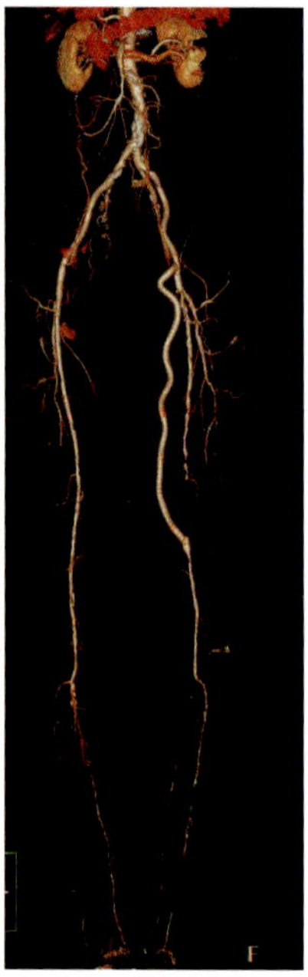

图 3-29　患者术后复查 CTA 示下肢人工血管血流通畅，膝下自体动脉血流改善

五、腘动脉受压综合征

腘动脉受压综合征（popliteal artery entrapment syndrome，PAES）是一种罕见疾病，患者多为年轻人，表现为跛行，而其他方面均健康。该综合征常由腘沟处结构的 5 种解剖变异之一造成，腓肠肌的内侧头通常最易引起腘动脉受压（表 3-8）。

表 3-8　PAES 的类型

1 型	腘动脉偏离中间，偏向正常腓肠肌的内侧头
2 型	腓肠肌的内侧头外偏取代腘动脉中段
3 型	正常腘动脉被腓肠肌的附属肌束压迫
4 型	腘窝肌肉、神经组织或纤维束压迫腘动脉
5 型	上述情况伴随腘静脉受压

该综合征于 19 世纪后期被认识，当时 Stuart[1] 在一定程度上详细描述了腘动脉及相关动脉瘤恶化的异常过程。1965 年，Love 和 Whelan[2] 对该综合征进行了命名，并对诊断要点及其治疗进行了总结，为血管专家诊治该病提供了便利。

只有少数情况会导致年轻患者发生跛行，常合并加重的动脉粥样硬化、先天发育不全的股动脉及髂动脉进行性恶化、腘动脉外膜囊性疾病、动脉炎及高凝状态等。然而，与上述情况相比，PAES 在跛行的青年男性中更为普遍，发生率高达 60%[3]，约 90% 的病例发生于男性，33% 的患者发生双侧病变[4]。尽管研究表明调查人群中发病率为 0.165% ~ 3.5%，但该病整体发病率仍不清楚[5-6]。约 70% 的患者有跛行，10% 存在肢体静息痛或组织萎缩的证据[7]。

【病理生理学】

在胚胎发生时，正常腓肠肌内侧头从侧面移向中间位置。现普遍认为成熟的腘动脉形成可发生在这一步骤完成之前。某种情况下，肌肉牵拉动脉向中间靠拢，这是Ⅰ型病变；有轻微差别的一种情况是，动脉可能阻止肌肉完全向中心迁移，尽管偏离中间，仍导致动脉受压（Ⅱ型）；动脉也可能被肌纤维片或束所缠绕（Ⅲ型）；Ⅳ型损伤发生在腘肌包绕动脉时，这一步骤是由于动脉发生过程中轴向动脉部分持续存在；如果腘静脉也包含进来，则为Ⅴ型病变。

任何情况下腘动脉受压，都会引起一系列轻重不同的症状，从发生于脚部背屈时的轻微症状到动脉瘤形成、末梢栓塞或腘动脉阻塞。组织学上，大多数患者无动脉本身的损伤，症状的发生是由于血流暂时性阻塞所致。然而，反复刺激动脉可能发生退行性变或阻塞。

【诊断】

除非处于激发性体位，例如踝部背屈或跖屈，正常位体下患者的末梢脉搏是正常的，应在这些体位下测量脉搏以及进行多普勒检查。处于激发性姿势和踝部受力的背屈或跖屈位行血管造影是 PAES 诊断的金标准。如果不存在动脉受损，自然姿势下的血管造影可能表现为正常。有些医师采用 MRI、MRA 及 CT 扫描诊断腘动脉受压，这些技术能够显示软组织解剖结构，同样也能为我们提供关于动脉本身的信息。如果怀疑存在动脉损伤并且需要血流信息时，将 MRI 和 MRA 相结合非常有用，可以避免进行传统的血管造影[8]。

【治疗】

腘动脉受压有症状时需要积极治疗。即使相对轻微的症状，考虑到有进行性动脉受损的危险，也要给予干预。无动脉受损时，经后路径打开腘窝可明确损伤的原因并可检查动脉本身。如果必须分开腓肠肌的内侧头才能解除受压，大多数外科医生建议将肌肉重新连接到股骨髁上，然而，大多数异常肌纤维束（包括腘肌）可以被完全分离。

但动脉受损时必须采用标准的重建技术。术前评估血运情况，对于任何动脉重建都是关键的。如果存在栓塞则应考虑动脉内使用溶栓药物，特别是存在血凝块向末梢播散的证据时[9]。PAES 患者即便需要动脉旁路移植，其胫血管往往也是正常的，故其预后比动脉粥样硬化性疾病好。

参考文献

1．Stuart TP．A note on a variation in the course of the popliteal artery．*J Anat Physiol*，1879，13：162．

2．Love JW，Whelan TJ．Popliteal artery entrapment syndrome．*Am J Surg*，1965，109：620．

3．Murray A，Halliday M，Corft RJ．Popliteal artery entrapment syndrome．*Br J Surg*，1991，173：84．

4．Di Marzo L，Cavallaro A，Sciacca V，*et al*．Surgicaltremtment of popliteal artery entrapment syndrome：a ten-year experience．*Eur J Vase Surg*，1991，5：59．

5．Gibson MHL，Mills JG，Johnson GE，*et al*．Popliteal artery entrapment syndrome．

Ann Surg，1977，144：604.
6. Bouthoutsos J，Daskalakis E. Muscular abnormalities affecting the popliteal vessels. *Br J Surg*，1981，68：501.
7. Persky JM，Kempczinski RF，Fowl RJ. Entrapmentofthepopliteal artery. *Surg Gynecol Obstet*，1991，173：84.
8. McGuiness G，Durham JD，Rutherford RB，*et al*. Popliteal artery entrapment：Findings st MR imaging. *J Vasc Interv Radiol*，1991，2：241.
9. Steurer J，Hoffmann U，Schneider E，*et al*. A new therapeutic approach to popliteal artery entrapment syndrome. *Eur J VascEndovasc Surg*，1995，10：243.

六、雷诺综合征

1862年法国医师Maurice Raynaud在《末梢局部性窒息和对称性坏死》一文中首先报道了25例因指动脉痉挛引起的发作性手指缺血疾病，将其命名为雷诺病[1]。1901年Hutchinson观察到雷诺病并非一种独立的疾病，而是可由多种疾病引起的一种征象，从而提出“雷诺现象”这一概念。雷诺综合征以往称为雷诺病和雷诺现象，指患者在受到寒冷刺激或情绪激动时所诱发的肢端小动脉痉挛性疾病，常表现为手指或脚趾等肢端对称性“苍白-青紫-潮红-正常”的周期性变化，伴随疼痛和紧绷感。本病最先由法国医生Maurice Raynaud于1862年报道，随后被命名为“雷诺病”；后来发现能引起肢端血管痉挛的原因有多种，而非单一疾病，遂将其更名为“雷诺现象”。1932年Allen和Brown认为雷诺所描述的病症有两种类型：原发雷诺病，即单纯由血管痉挛引起的独立疾病，无潜在疾病，病情轻而稳定；继发雷诺现象，即伴随其他系统疾病，病情较严重，可以发生手指坏疽。尽管近年来医学界将二者统一命名为“雷诺综合征”，但区分原发、继发类型仍有临床意义，因为二者的病理、生理不同，严重性和诊断、治疗也会有所不同。

原发雷诺病的诊断标准为明确的肢端苍白、青紫病史，无其他外周血管性疾病，无组织坏死，甲皱毛细血管正常，抗核抗体阴性（低定量≤100倍），红细胞沉降率正常。而继发雷诺现象的病情常更重，可导致指（趾）端溃疡或坏疽，许多风湿免疫性疾病均可出现雷诺现象，典型的如系统性硬化症、系统性红斑狼疮、皮肌炎、风湿性关节炎及其他结缔组织病。有些非炎症性疾病也会出现雷诺现象，如手臂颤抖症、胸廓出口综合征、血管痉挛症、异型蛋白血症，甚至某些药物（β受体阻滞剂、抗肿瘤药）也能引起继发雷诺现象。

【病因及发病机制】

雷诺综合征的病因至今未完全明了，主要诱因有寒冷刺激、情绪波动、精神紧张等。女性患者常于月经期加重，妊娠期减轻，可能与性腺功能有关。常有家族史，提示与遗传有关。雷诺现象病理机制主要有如下三方面：①神经源性机制；②血液和血管壁的相互作用；③炎性异常及免疫反应。第一个机制可能对原发雷诺现象而言是最重要的，后二者对继发雷诺现象有重要作用[2]。患者血液循环中肾上腺素与去甲肾上腺素的含量增高，呈交感神经功能亢奋状态。多数患者的免疫学检查提示，血清中有抗原-抗体复合物存在，通过化学递质或直接作用于交感神经终板，引起血管痉挛及与之相关的临床表现。雷诺综合征患者常伴有多种其他疾病：①结缔组织疾病，是最常见的伴随疾病；②动脉阻塞性疾病；③特殊的生活工作环境，如慢性震动性损伤、动脉的慢性损伤、冷损伤，均可引起血管痉挛，从而诱发雷诺综合征；④药源性因素引起或加重雷诺综合征；⑤其他致病因素如慢性肾衰竭、冷凝集增多症、冷球蛋白血病、高凝状态等，可导致雷诺综合征。

疾病早期，指（趾）动脉功能性痉挛造成远端组织暂时性缺血。继而动脉内膜增厚、弹性纤维断裂及中层增厚，导致动脉管腔狭窄或闭塞，局部组织发生营养障碍性病变，指（趾）端溃疡甚至坏死。同时，患者常有中枢神经系统交感神经压力感受器反射异常，这种异常会导致当压力感受器被激活时，指（趾）端血管过度收缩[3]。根据上述病理改变，雷诺综合征可分为末梢动脉痉挛型和闭塞型两型。当动脉痉挛或动脉闭塞时，远端动脉因血流量减少，腔内压降低，血管腔处于近乎闭合状态。指动脉压力低于9.3kPa（70mmHg），臂/指压力差或邻指压力差大于2.0kPa（15mmHg）时，由寒冷、情绪刺激引起的血管痉挛反应足以使动脉完全闭塞，造成血流中断，并出现临床症状。近年的研究发现，雷诺综合征患者的动脉结构中，存在对冷刺激过度反应的异常结构"血管壁结构局限性缺陷（local vascular fault）"。正常手指对低温刺激的反应是降低动-静脉短路的血流，以保证毛细血管的血供。然而，有此结构缺陷的雷诺综合征患者，在冷刺激下，动-静脉短路血流及毛细血管血流同时减少，造成指（趾）端缺血的严重后果。这种肾上腺素性神经效应的强力反应，可能基于神经肌纤维接头局部缺陷，不仅是雷诺综合征发病的病理生理机制，而且可以刺激交感神经导致血管收缩，引起皮肤血管内血流减少或缺乏。几分钟后，由于缺氧和代谢产物的积聚，使毛细血管和小静脉稍微扩张，有少量血液流入，迅速脱氧后引起青紫。出现青紫尚有其他三种解释：①指动脉痉挛呈间歇性，故仍有少量血流进入毛细血管并潴留在皮肤血管内，脱氧后即出现青紫；②指动脉痉挛期间，皮肤血管淤积血液；③小静脉痉挛使皮肤血管血流停滞，丧失含氧量。苍白或青紫后出现潮红，则是皮肤毛细血管反应性充血的结果。当动脉痉挛消退，毛细血管灌注量恢复正常后，皮色随之复原。

【临床表现】

在寒冷刺激或精神紧张时，手指（足趾）皮肤出现对称性的苍白、发绀和潮红性改变。当手指苍白、发绀时，指端可有麻木、刺痛、发凉或感觉迟钝。当皮肤转为潮红时，皮温升高，可伴有轻度烧灼样胀痛，肤色正常时消失。发作时两侧小指和无名指最先受累，继而延及中指和食指；拇指血运丰富，很少受累。但有些患者缺乏上述典型的肤色变化规律。症状发作时，肤色的改变也可因人而异，甚至与手的位置和功能状态有关。如手置于心脏平面以下，可较早出现不同程度的发绀；当手位于心脏平面以上并呈活动状态时，发作时常先出现苍白，继而发绀。

各手指肤色的恢复一般先从基部开始，逐渐向指尖扩展。病情较轻者，局部温暖即可缓解；较重者常需全身温暖，如热饮或喝酒后方可缓解。通常，消除寒冷等诱发因素后，发作的持续时间大致为10～30分钟。

雷诺综合征的病程一般进展缓慢，可持续数年至数十年。少数患者进展较快，发作频繁，症状严重，每次发作可持续1小时以上，甚至在温暖季节症状也不消失，偶尔可见指（趾）端出现营养性改变，如指甲畸形、变脆，指垫萎缩，皮肤变薄，甚至出现硬皮样改变、溃疡或坏疽。

【辅助检查】

为明确诊断，常采用以下辅助检查：

1．冷水试验　将手指（足趾）置于4℃的冷水中1分钟，可诱发上述典型症状发作。

2．握拳试验　两手握拳1分钟，在弯曲状态下放开，也诱发上述症状。

3．皮肤紫外线照射试验　皮肤对紫外线照射的红斑反应减弱。

4．X 线检查　可见末节指骨脱钙。

5．甲皱微循环检查　患指总血流量减少，冷刺激后，指端血管进一步减少、消失或口径缩小，血流减慢、停滞。毛细血管血流也明显减少。球结膜边缘毛细血管和微静脉呈网状多边形特征性改变。

6．指动脉压力测定　用光电容积描记法测定指动脉压力。如指动脉压力低于肱动脉压 5.133kPa（40mmHg），应怀疑有动脉阻塞性病变。

7．动脉造影检查　用 Seldinger 针经皮穿刺股动脉，然后加压注射 60% 心血管造影剂约 20ml。手部连续摄片，无症状者仅显示轻度或无血管痉挛，而绝大多数雷诺综合征患者显示血管痉挛明显加重。动脉造影是一种有创检查方法，因此不列为常规检查。

【诊断】

雷诺综合征的诊断主要依靠病史，因此对可疑患者应仔细询问病史，注意症状发作特点，尤其是皮色改变的性质、范围和持续时间，并询问既往有无特发性血管痉挛和血管闭塞性疾病等。体格检查通常完全正常，必要时需结合辅助检查以明确诊断。体格检查时应注意有无周围血管脉搏减弱或消失、有无血管杂音和动脉硬化表现，切记不要将腕管综合征误诊为雷诺综合征。

【治疗】

雷诺综合征的治疗原则是分型综合治疗，治疗方案的选择主要根据患者手指的缺血程度和有无合并症。

（一）行为治疗

对于原发性雷诺综合征因仅为功能性异常，基本无血管结构改变，症状轻，预后好，多选择非药物的行为疗法。首先是注意保暖，避免不必要的寒冷暴露，强调全身保暖而非仅仅是双手隔热保温。应给予患者行为策略指导，穿保暖内衣、戴围巾、保暖帽，穿保暖鞋以保暖全身各个部位。应用各种手套或电暖手为手指保温，还应避免环境温度突变，不宜从炎热的环境突然进入凉爽的空调房间。其次应中止与振动相关的工作，避免血管收缩药物如减少安非他命、咖啡和受体阻滞剂等的应用。尽管尚不清楚吸烟与雷诺综合征的关系，仍应常规戒烟。吸烟可能增加了雷诺综合征的严重性，但不增加易感性。也应告诉患者一些可扩张血管的行为，包括甩手、作游泳动作、上肢上举过肩用力向两侧飞动，离心力将促进血液流向远侧。将手放入温水或腋下保温等。尽管多种行为疗法已用于雷诺综合征的治疗，但其疗效有限，无效时可考虑使用药物治疗。

（二）药物治疗

治疗雷诺综合征的药物主要包括血管扩张药、抑制血管收缩药、抗凝与抗血栓形成类药、抗氧化剂和神经肌肉接头阻滞剂五大类。

血管扩张药中钙通道阻滞剂是治疗雷诺综合征最常用的一类药物。在这类药物中，二氢吡啶类（硝苯地平、氨氯地平、非洛地平）对血管平滑肌的作用最强而对心脏的选择性最弱，苯烷胺类（维拉帕米）正好相反，苯唑噻嗪类（地尔硫䓬）介于二者之间。其中二氢吡啶类最常用于治疗雷诺综合征。

前列腺素类血管扩张剂多用于治疗继发性雷诺综合征，特别是合并手指缺血或溃疡恶化时，静脉注射前列腺素常是最佳选择。

较少用到的血管扩张剂为磷酸二酯酶抑制剂西地那非，因其已成功用于治疗勃起障碍和肺动脉高压，也有研究发现对治疗雷诺综合征有益。

减少血管收缩的药物主要有 ACEI（血管紧张素酶抑制剂，如氯沙坦）、选择性 5- 羟色胺再摄取抑制剂（氟西汀）、内皮素受体拮抗剂、α 肾上腺素受体阻滞剂（哌唑嗪、利血平、瓜乙啶、酚苄明）、γ - 激酶抑制剂（法舒地尔）等。

抗凝与抗血栓形成类药物中阿司匹林、潘生丁、华法林等较为常用，在急性皮肤进行性缺血时，也可考虑短期（24 ～ 72h）使用肝素抗凝。抗氧化剂（硒、β - 胡萝卜素、维生素 C、维生素 E、甲硫氨酸）和超氧化物抑制剂别嘌醇均被用于治疗雷诺综合征，但疗效并不乐观。有报道认为将突触前膜抑制剂接头阻滞剂肉毒素 A 注射到受影响的手指后可麻痹手指动脉平滑肌，同时也阻滞慢性疼痛的 C 纤维，既可加速冷刺激后手指温度的恢复，也可减少血管痉挛性疼痛，但尚无大样本资料证实。

（三）外科治疗

当内科治疗无效，或患者有严重的顽固性手指缺血出现溃疡或坏疽时，外科干预治疗常可取得更显著的效果。

1．交感神经阻滞术　1889 年 Alexander[4] 首次报道了行颈交感神经切除治疗癫痫，开启了胸交感神经手术的先河。1929 年 Adson 和 Brown[5] 第一个报道通过开放手术行颈 - 胸交感神经切除治疗雷诺综合征。1910 年 Jacobaeus 发明了胸腔镜 [6]，到 20 世纪 40 年代，一些学者开始尝试采用胸腔镜行交感神经切除术。1951 年 Kux[7] 首次报道采用微创胸腔镜行颈 - 背交感神经切除术，并于 1978 年报道了满意的结果，但当时这项研究未引起足够的关注。直到 20 世纪 80 年代，随着腔镜外科技术在胸外科的广泛应用，使用胸腔镜行上胸交感神经切除术治疗雷诺综合征、手掌多汗症、颜面潮红、癌性腹痛、Q-T 间期延长等疾病的报道才开始逐渐增多。Smithwick[8] 于 1936 年提出到达上肢的交感神经主要分布在 T1 下方，此点由 O'Riordan 等 [9] 于 1993 年证实。临床试验证实手部的交感神经支配主要来自 T2 ～ T3 节段胸交感神经。研究表明 90% 的 T2 或 T3 交感神经干位于相应的肋骨小头附近 [10]。

2．颈交感神经切除术　颈交感神经切除术用于治疗雷诺综合征的手指难治性溃疡已有几十年，但目前已极少推荐用于雷诺综合征的治疗，因为有显著的并发综合征：永久性的霍纳综合征、局部皮肤无害和持续性神经疼痛。

3．胸腔镜下胸交感神经切除术　胸腔镜下胸交感神经切除术可获得与颈交感神经神经切除术同样的效果，但霍纳综合征的发生大大减少，加之相对微创，是治疗继发性雷诺综合征的较好选择。但胸腔镜手术需全身麻醉，甚至要插双腔支气管导管，风险大，费用高，患者不接受，国内开展的并不多。

4．手指局部交感神经切除术　手指局部交感神经切除术已替代了中心性交感神经切除术。剥除受累手指动脉外膜后，理论上可永久阻断交感神经介导的血管神经收缩，手术范围从手指动脉外膜切开或剥脱至掌浅弓、尺动脉、桡动脉外膜剥除不等。有文献认为该法效果好、并发症少，似乎对该动脉的机械减压效果比交感神经切除本身更大，且其效果可能与外科医生经验有关。

5．外科清创　对雷诺综合征患者的严重缺血溃疡或坏死手指的清创是必须采取的外科治疗，当有残指坏疽或指骨骨髓炎时，不得不行截指术。

6. CT 引导下经皮穿刺胸交感神经化学性切除术 CT 引导下经皮穿刺胸交感神经化学性切除术是在交感神经阻滞术的基础上发展起来的，在胸交感神经阻滞时将局部麻醉药换成无水乙醇即可完成对交感神经的化学切除。

参 考 文 献

1. Raynaud M. Local asphyxia and symmetrical gangrene of the extremities. Paris: LLeder, 1862.
2. Belch J. Mini-review Raynaud's phenomenon. *Cardiovasc Res*, 1997, 33 (1): 25.
3. Urbano FL. Raynaud's phenomenon. *Hospi Physician*, 2002, 9: 27.
4. Alexander W. The treatment of epilepsy. Edinburgh/London: Young J. Pentland, 1889.
5. Adson AW, Brown GE. The treatment of Raynaud's disease by resection of the upper thoraci and lumbar sympathetic ganglia and trunks. *Surg Gynecol Obstet*, 1929, 48: 577.
6. Drott C. The history of cervieothoracicsympathectomy. *Eur J Surg Suppl*, 1994, 572: 5.
7. Kux E. The endoscopic approach to the vegetative nervous system and itstherapeutic possibilities. *Dis Chest*, 1951, 20: 139.
8. Smithwick RH. Modified dorsal sympathectomy for vascularspasm (Raynaud's disease) of the upper extremity. *Ann Vas Surg*, 1936, 104: 339.
9. O'Riordan DS, Maher M, Waldron DJ. Limiting the anatomical extent of upper thoracic sympathectomy for primary palmar hyperhidrosis. *Surg Gynecol Obstet*, 1993, 176: 151.
10. Wang YC, Sun MH, Lin CW, *et al*. Anatomical location of T2-3 sympathetic trunk and Kuntz nerve determined by transthoracic endoscopy. *J Neurosurg*, 2002, 96: 68.

七、变应性血管炎

变应性血管炎（allergic vasculitis）是血管性腿疼中比较少见的一种疾病，属于自身免疫性疾病，其组织病理有白细胞核破碎的血管炎表现，有皮肤损伤（图 3-30），也有多个内脏损伤。本病轻重不一，轻者仅有皮损，数周可愈，严重者可有多脏器受损，甚至危及生命[1]。

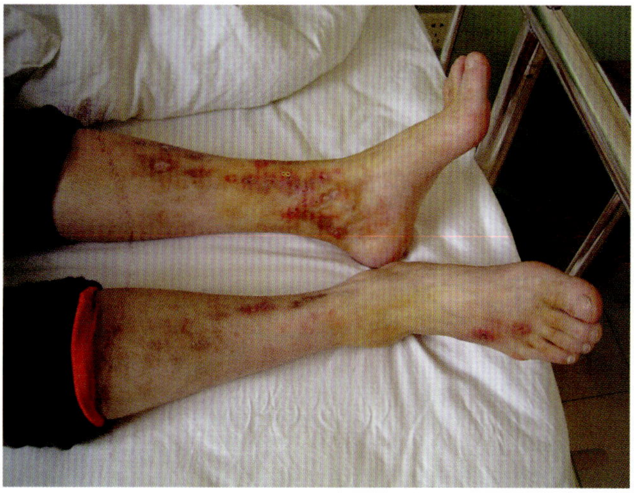

图 3-30　典型变应性血管炎的下肢外观

【病因】

1．发病因素较多而复杂，一般认为主要是由于药物及感染引起，最常见的致病药物有巴比妥酸盐类、吩噻嗪类、磺胺类、青霉素、碘化物类、阿司匹林及异体蛋白等[2]。感染也是一个重要因素，如病毒、链球菌、结核分枝杆菌、麻风分枝杆菌等。真菌及原虫也是一种致病因素。杀虫剂、除草剂及石油产物也与本病有关。此外一些内在性的疾病，如冷冻蛋白血症、高球蛋白血症、系统性红斑狼疮、类风湿关节炎等也可引起该病。

2．大多数危险因素均非直接致病，仅链球菌的 M 蛋白、结核分枝杆菌、乙型肝炎表现抗原被证明有直接致病意义[3]。这三种抗原总是有一种抗原与其相应的抗体在同样血管中的同一种方式共同出现。当蛋白质抗原进入血液循环，产生特异性抗体，特别是 IgG 或 IgM，抗原和抗体在血流中或在组织间隙中形成免疫复合物，这种复合物沉积在血管壁及周围组织中，激活补体 C3，产生过敏毒素，引起肥大细胞释放组胺，使血管通透性增加，同时吸引中性多核白细胞聚集在免疫复合物沉积部位，引起炎性细胞浸润，黏附在血小板和中性多核白细胞表面的免疫复合物，再结合补体使补体再激活，引起补体顺序反应，引起血小板及中性多核白细胞溶解，此时血小板释放出凝血因子及血管活性物质，引起纤维蛋白沉积及出血，此时中性多核白细胞释放出胶原酶、弹力酶及其他水解酶，其破坏胶原纤维、弹力纤维、基底膜及周围组织，使血管壁有炎性细胞浸润，纤维蛋白沉积导致血管壁破坏坏死，引起血管炎的各种症状。

【临床表现】

以下肢发生红斑结节为主，有压痛，也可伴有紫癜、紫癜性丘疹、风团、丘疱等皮损。皮肤组织病理表现为血管壁有炎性细胞浸润，主要为多核白细胞及纤维蛋白沉积，血管周围有多核白细胞浸润，伴有核尘及红细胞渗出，根据以上特点可明确诊断[4]。该疾病分为两种类型：

1．皮肤型变应性血管炎　仅累及皮肤，多发生在青壮年。一般有乏力，关节肌肉疼痛等症状，少数病例可有不规则发热，但也可无上述症状。皮肤损害可为多形性，有红斑、结节、紫癜、风团、血疱、丘疹、坏死及溃疡等[5]。两膝下最常见，以两小腿下部及足背部皮损最多。较多的皮损开始的特征为紫癜样斑丘疹，压之不褪色，是由于血管壁的炎症细胞浸润和渗出，故这种瘀斑都是突起可以触及的，此为该疾病的特征。有的皮损开始为皮下结节，如黄豆至蚕豆及小枣大小，淡红色，有压痛。有的开始完全似紫癜样皮损，有的皮损开始似丹毒样改变，有的似硬斑病样改变，有的似多形红斑样。在皮损发展过程中可伴有风团、丘疹等。由于炎症反应严重，在紫癜及紫癜性斑丘疹上发生血疱、坏死及溃疡，一部分结节损害也可发生溃疡伴疼痛。水肿以踝部及足背为重，午后较明显，并伴有两下肢酸胀无力。该疾病皮损多样，但几乎都有紫癜或结节。中性多核白细胞外渗至周围组织时也可出现脓疱。皮损可发生在任何部位，如背部、上肢、臀部等，呈对称分布。皮损处有自觉疼痛、痒或烧灼感，有的无自觉症状，有压痛。皮损愈合后留有色素沉着，如有溃疡愈后可有萎缩性瘢痕。病变急性发作时，损害成批出现，分布广泛，伴小腿水肿，病情较重。损害呈慢性经过者，反复发作持续数月或数年。病变轻者 2 ~ 4 周可愈。有的皮损相互融合，并向四周扩展成为大片损害，在膝、肘及手部多见，似持久隆起性红斑表现。

2．系统型变应性血管炎　多脏器受累，病情较重。由于脏器小血管特别是毛细血管后静脉受累，因此弥漫性渗出和出血灶多在脏器之内[6]。脏器受累表现多为急性发病，通常有头痛、不规则发热、不适、乏力、关节及肌肉疼痛等症状。病程不一，轻重不同。若是一次接触抗原，3 ~ 4 周愈合，若反复多次接触抗原，病情反复发作，病程持续数月或数年。预后取决于受累脏器和病变程度。

67% 的患者发生多形性皮肤损害，但以可触及的瘀斑为多见。75% 的患者有非特异性发热，约 2/3 的患者有关节痛及关节肿胀。病变可侵犯黏膜，发生鼻出血、咯血、便血。有 1/3 的患者肾受累，有蛋白尿和血尿，严重肾衰竭是死亡的主要原因[7]。侵犯肠道可有腹痛、脂肪性痢疾、便血、急性胆囊炎等胃肠道症状。可有胰腺炎、糖尿病。胸部 X 线检查有肺炎表现及结节状阴影、胸膜炎或胸腔积液。可侵犯神经系统，如有头痛、复视、妄想、精神错乱，甚至有脑血栓形成和瘫痪，咽下困难，感觉和（或）运动功能障碍等。心脏损害表现为心肌梗死、心律失常和心包炎。肾皮质局部缺血可能产生严重高血压。系统性血管炎最常见的眼部表现为巩膜外层炎及视网膜出血。附睾及睾丸的痛性肿胀可能是血管炎的一种表现。有人认为进行肾活检和直接免疫荧光试验常有助于系统性血管炎的明确诊断。

【辅助检查】

1．血生化检查　皮肤型变应性血管炎一般无明显变化。系统型变应性血管炎可有贫血，血小板暂时性降低，白细胞增多，有 1/3 的患者嗜酸性粒细胞增多，一般在（0.04 ~ 0.08）$\times 10^9$/L，少数达 0.56 $\times 10^9$/L。尿中有蛋白及红细胞，偶见颗粒管型。重者 BUN 可升高。半数以上患者可有红细胞沉降率增快。总补体及补体 C3、C4 可降低。IgG、IgA 含量增加，IgM 降低，其变化与病情相符。患者肝功能可不正常，循环免疫复合物呈阳性。以下化验对该疾病也有意义，如抗核抗体、梅毒血清试验、抗链球菌“O”、类风湿因子、冷球蛋白及 HBsAg 等。也应注意潜在感染及肿瘤，并同时注意观察结缔组织病。

2．组织病理学检查　其改变主要依据病变轻重、病程长短及取材情况。一般情况下真皮毛细血管及小血管周围有炎性细胞浸润，有较多的嗜中性粒细胞浸润和中性粒细胞解体形成的很多散在核碎裂，即核尘，同时有组织细胞及嗜伊红细胞浸润，血管周围有强嗜伊红染色的纤维蛋白束的沉积。在组织切片中，由于纤维蛋白的沉积与明显的水肿结合，使血管周围的胶原呈模糊不清的外观，称为“纤维蛋白样变性”（图 3-31）。血管内皮细胞肿胀，如严重可导致血管腔阻塞。炎性细胞同时还侵犯血管壁，管壁纤维蛋白束沉积及血管

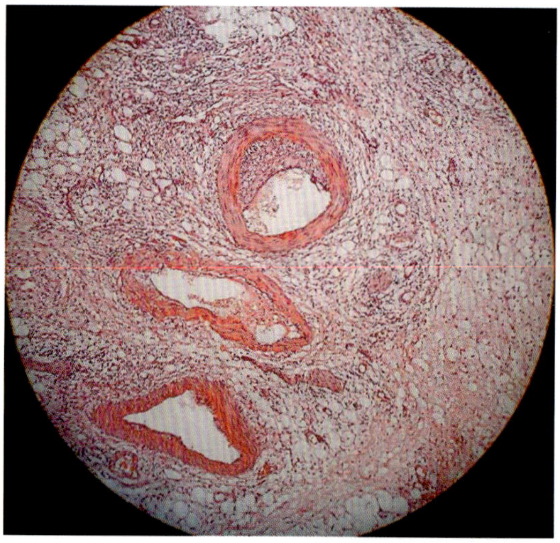

图 3-31　血管炎 HE 染色的镜下表现，可见血管周围纤维蛋白变性，血管壁坏死

坏死。常见较多的红细胞外渗。其组织病理主要特点是血管周围为中性粒细胞浸润，有核尘。伴有红细胞渗出，在真皮上部有炎性细胞浸润，血管壁也有中性粒细胞侵犯，血管有的模糊不清及坏死，血管周围及血管壁有纤维蛋白束的沉积，溃疡是由于血管坏死引起，同时可见含铁血黄素的沉积。在慢性的病例中红细胞外渗很少或无。

3．电镜检查　可发现侵犯毛细血管后静脉，尤其是直径 8 ～ 30μm 的血管。早期为血管内皮细胞肿胀，内皮细胞间出现裂隙和吞噬细胞活跃现象，基底膜增厚。中性粒细胞开始在血管的间质内沉积。重者血小板凝聚于管腔内，并在内皮细胞间穿过。

【诊断与鉴别诊断】

（一）诊断

以下肢发生红斑结节为主，有压痛，也可伴紫癜、紫癜性丘疹、风团、丘疱等皮损。皮肤组织病理表现为血管壁炎性细胞浸润，主要是多核粒细胞及纤维蛋白沉积，血管周围有多核粒细胞浸润，伴核尘及红细胞渗出，根据以上特点可明确诊断。

（二）鉴别诊断

1．过敏性紫癜　多发生于儿童及青少年，以下肢瘀斑、瘀点为最多见的皮损，可伴有关节痛。血小板正常，尿常规检查可有蛋白尿和血尿，有时偶见消化道出血症状。

2．丘疹坏死性结核疹　青年女性多见，四肢关节或臀部有散在中心坏死性坚实丘疹，愈后留有萎缩性瘢痕，结核菌素试验呈强阳性，组织病理有结核病的组织表现。

3．皮肤型结节性多动脉炎　多在下肢，有沿小动脉分布的皮下结节，自觉疼痛明显及有明显的压痛，皮肤组织病理表现为小动脉炎及小动脉坏死。

【治疗】

根据不同原因及症状进行积极治疗。

1．由于患者下肢疲乏无力、肌痛、关节痛及肿胀，休息是很必要的，严重者应卧床休息，抬高患肢以降低静水压对病变的影响。

2．去除病因以减少抗原来源，消灭感染灶，如病毒、细菌的感染，停用过敏药物及异性蛋白。

3．如有上呼吸道感染，可用抗生素治疗，双效青霉素 80×10^4 U 肌内注射，每日 1 ～ 2 次；或红霉素每次 0.25g，每日 4 次口服。

4．为了防止抗体产生，减少免疫复合物形成和炎症反应，分次口服泼尼松 20 ～ 40mg。

5．秋水仙碱每次 0.5mg，每日 2 次口服，可能有抑制白细胞趋化因子、炎症及稳定溶酶体酶的作用。

6．吲哚美辛（消炎痛）每次 25mg，每日 3 次口服，可能有抑制前列腺素合成的作用。

7．阿司匹林（0.3g/d）和加潘生丁（25mg/d），每日 2 次口服，有抑制血小板聚集的作用。

8．降糖灵（50mg/ 次）加乙炔雌醇（2mg/ 次），每日 2 次口服。

9．氨苯砜每次 50mg，每日 2 次口服。

10．为了改善血管功能，可用维生素 E（100mg/ 次）和维生素 C（200mg/ 次），每日 3 次口服。

11．中医中药　活血化瘀，清热解毒，可用复方丹参片或复春片。

12．治愈标准　皮疹消退，特异性组织病理改变消失。

13．好转标准　皮疹基本消退，组织病理改变基本恢复正常。

【预防】

该疾病与Ⅲ型变态反应关系密切，对于一些有明显诱因的患者，应避免诱发因素，针对病因进行预防。而对病因不明确的患者，除积极进行治疗外，还需要严格筛查查找病因，进而采取预防措施。

参考文献

1．易江华，翁智胜，彭洁雯，等．皮肤变应性血管炎23例临床及病理分析．皮肤性病诊疗学杂志，2014（04）：297-299．

2．彭希亮．57例皮肤变应性血管炎的临床特点及诊治．皮肤病与性病，2006（01）：13-14．

3．初洁秋，张凤山，陶铁铮．变应性血管炎的诊断与治疗（附16例报告）．哈尔滨医科大学学报，1990（05）：382-384．

4．曾泉．变应性血管炎82例临床分析．中国医药指南，2013（16）：238-239．

5．左爱欣，雷小明．中西医结合治疗变应性血管炎临床观察．辽宁中医杂志，2010（S1）：199-200．

6．郭庆，罗益金，曾凡钦，等．成人变应性血管炎与过敏性紫癜的对比分析．中国中西医结合皮肤性病学杂志，2008（02）：87-89．

7．郭庆，罗益金，曾凡钦，等．变应性血管炎41例临床分析．中国实用医药，2008（28）：5-6．

第四章　静脉性腿疼

第一节　急性静脉性腿疼

一、急性下肢血栓性浅静脉炎

血栓性浅静脉炎是临床上的多发病、常见病。男女均可发病，以青壮年多见[1]。血栓性浅静脉炎可以发生于身体的各个部位，通常多发于四肢，其次是胸腹壁，少数呈游走性发作[2]。临床特点为沿浅静脉走行区域突然发生红肿、灼热、疼痛或压痛，出现条索状物或硬结。急性期后，索条状物变硬，局部皮肤色素沉着[3]。

【病因和发病机制】

肢体血栓性浅静脉炎可因不同的原因所致，如：①静脉内注射刺激性或高渗溶液，如高渗葡萄糖、红霉素、链霉素、有机碘等，均能刺激浅静脉内膜，造成静脉壁损伤，迅速发生血栓，并有明显的炎症反应。②静脉内反复置留插管，超过 24h，持续性输液，常可使浅静脉壁遭受直接损伤，形成血栓，迅速出现炎症反应[4]。③下肢静脉曲张时，由于静脉壁严重变形，静脉血液淤滞，足靴区皮肤因营养性变化，易发生慢性感染，使曲张的静脉遭受缺氧和炎症性损害，导致血栓性浅静脉炎。下肢静脉曲张是临床常见病，局部皮肤营养不良，屏障作用减弱，易致细菌侵入。老年人由于血流慢，血管内膜改变和血液黏稠度增加，曲张的血管内血液淤滞，均为血栓形成的有利条件[5]。

【病理变化】

血栓性浅静脉炎一开始是广泛的整条浅静脉血栓形成，之后迅速导致整条浅静脉壁的炎症反应，甚至累及静脉周围组织，并有渗出液，因而在受累静脉的局部表现出疼痛、肿胀和质地比较柔韧，有压痛的条索状物。1 周后随炎症的消退和渗出物的吸收，遗留无痛性硬索、局部色素沉着，表示血栓经过了机化和再管化的过程。在此过程中可以重新建立新条件下的血液循环。有时急性炎症可被慢性炎症所替代，发生血栓的静脉可有纤维化改变。受累血管及其周围可以长期存在压痛。有复发或多次发作的倾向，可引起静脉周围组织发生轻度蜂窝织炎，在皮肤上形成硬结和色素沉着，循硬结周围，可扪及一条或数条血栓形成的浅静脉支[6]。

【临床表现】

患者主诉沿静脉走向部位出现疼痛伴条索样结构或结节，常合并静脉周围炎症反应而引起受累静脉处发红，有疼痛和压痛，初时质地较软，随后逐渐变硬，红肿充血逐渐为色素沉着所替代，所遗留的色素沉着和索条物可布满全身。患者早期发现患肢出现红、热区域，伴触痛，在牵引患部时疼痛加剧。大隐静脉受累时可引起隐神经炎，使该神经分布区出现神经痛，有时在静脉病变消失后，神经痛仍可持续一段时间，检查时在浅静脉可见 1cm 宽的红线，长短不一，局部皮肤温度增高，皮下可触及一柔软的索状肿块，此即血栓形成的静脉，皮肤的红、热说明有静脉周围炎和渗出[7]（图 4-1）。病变可向静脉近端扩展，甚至波及其分支。由于深静脉通畅，很少引起肢体红肿，随着病变的消退，皮肤红、热和局部触痛逐渐消失而留下棕色色素沉着，该静脉在数周内仍可触及索状肿物，有时可永久存在。有时急性期后可遗留慢性炎症，在该静脉附近有持久的触痛。病变静脉多因纤维化而不易被触知。偶尔病变静脉形成再通，因此局部索状物消失，只能根据遗留的色素沉着来判断该静脉曾发生过血栓性浅静脉炎，但色素沉着也可逐渐消失。

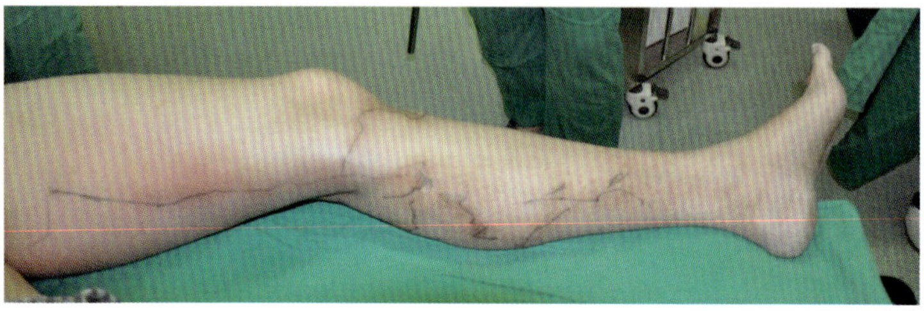

图 4-1　静脉曲张合并血栓性浅静脉炎

良性血栓性浅静脉炎全身反应比较轻微，至多有体温升高或白细胞轻度升高。本病有复发倾向，复发的病变可能发生于原来的静脉或其他静脉，受累区域显示有慢性炎症征象。下肢静脉曲张并发血栓性浅静脉炎，部分病例血栓可蔓延至大隐静脉和股静脉汇合处，有累及深静脉和并发肺栓塞的可能，应引起重视。

【辅助检查】

主要检查措施为多普勒彩色超声检查。双向多普勒超声能发现浅静脉中的血凝块，并了解是否蔓延到深静脉系统。尽管血栓性浅静脉炎蔓延至深静脉少见，但仍有一定的危险性，特别是存在血栓性浅静脉炎而又制动的患者，发生率明显增加。

位于小腿的浅静脉离心脏较远，壁较薄，静脉曲张严重，故血栓性浅静脉炎以下肢多见。血栓性浅静脉炎的病理特点是，静脉壁因各种原因所致的炎性反应，组织增厚，血栓与管壁之间的粘连较紧密，不易脱落。超声表现为管径增宽明显，管壁不均匀增厚且回声增强，管腔内可见低或等回声团，与管壁分界不清，探头加压管腔不变形，挤压病变远端肢体病变区域内无明显血流信号。在声像图表现为病变局部皮下组织轻度增厚、血管周围的小片状低回声区。

在血栓性浅静脉炎的超声诊断过程中不仅要检查病变本身，同时还要仔细检查深静脉情况，以免漏诊。2 周后随炎症的消退和渗出物的吸收，复查超声皮下组织水肿表现消失，静脉管径较急性期缩小，管壁仍不均匀增厚且回声增强，探头加压管腔不变形，大部分患者管腔内仍可见稍强回声团，血流部分通畅，超声表现为不规则的条状血流信号。

【诊断标准】

血栓性浅静脉炎发生于下肢者，多见沿静脉走行的红、肿、热、痛，红肿渐消时，出现棕色条形表现，其下可触及索条。发生于胸、腹壁及上肢者，多在疼痛部位可触及条索状硬物。结合有输血、输液、外伤、牵拉伤病史，即可确诊。

【治疗】

较广泛的血栓性静脉炎如出现严重疼痛、发红和广泛蔓延，应卧床休息，抬高患肢，予理疗、热敷等，且往往以后者最为有效。下床活动时，应穿弹力袜或戴弹力绷带。如果合并皮肤溃疡或淋巴感染，可应用一些抗感染药物，一般情况下不需使用抗生素。阿司匹林和双嘧达莫等抗血栓药物，在血栓性静脉炎中的疗效是不确定的，因为血栓性静脉炎主要是由于炎症反应和纤维蛋白凝固，抗血栓和抗血小板聚集药物似乎只有极小的应用价值。当血栓性浅静脉炎涉及大腿，如隐 - 股静脉结合点或腘静脉处，可能蔓延到深静脉时，可使用抗凝治疗。低分子量肝素是目前最常用的抗凝剂，具有使用简便、安全、疗效确切等优点。为预防血栓可能向深静脉蔓延，特别是双向多普勒超声证明血栓累及范围比原发部位更大，并蔓延到股部大隐静脉时，应做大隐静脉剥脱或隐 - 股静脉结合点结扎。

1．75% 酒精湿敷　酒精不仅有消毒防腐的作用，还具有局部麻醉和止痛功效。用 75% 的酒精局部湿敷，可使局部血管扩张，增强血液循环，改善血管内皮细胞功能，且酒精易挥发，挥发时可带走机体的热量，使局部皮肤温度降低而起到冷湿敷的作用，增强血管内皮细胞抗损伤的能力，从而减轻静脉炎的程度。该方法廉价，操作简单、方便，一般为首选 [8]。

2．东菱迪芙　来源于 Bothropsmoojeni 纯种蛇的蛇毒，在严格管理的 GMP 条件下生产东菱迪芙的原料药和成品 [9]。单一成分巴曲酶是单肽链糖蛋白结构：肽链中含有 231 个氨基酸残基，并分别在 146 位和 225 位的天冬酰胺（Asn）残基上各连接 1 条寡糖链。分子量 36000、其药理作用，对血液的影响为：①降低纤维蛋白原、抗凝、抑制血栓形成。②间接溶栓、调节凝固纤溶系统失衡：刺激血管内皮细胞释放内源性 t-PA，活化蛋白 C；抑制纤溶酶原激活剂抑制因子（PAI）的活性，调节 t-PA/PAI-1 比值，增强内源性纤溶系统的活性，从而具有间接溶栓作用 [10-11]。

3．硫酸镁湿热敷　硫酸镁湿热敷因其高渗和穿透作用，能促使局部血管扩张、血流加速而促进药物吸收，减少药物对血管内壁的刺激，减轻水肿对局部组织的损伤；还可降低神经细胞的兴奋性而起止痛作用。

4．鱼石脂膏外敷　鱼石脂膏沿血管走行部位每日 2 次外敷患处，可起清热解毒、消肿散结、通络止痛、凉血消肿的作用。

5．下肢静脉曲张并发血栓性浅静脉炎时常有栓子脱落、血栓进一步蔓延导致肺栓塞的风险，应尽快手术治疗，详见静脉曲张一节。如果不切除病变静脉，血栓性静脉炎常易复发。手术需首先结扎大隐静脉汇入股静脉处，以防止血栓脱落造成肺栓塞（图 4-2）。

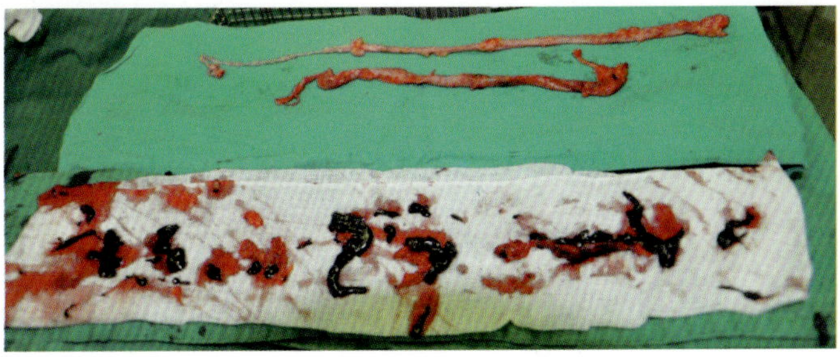

图 4-2　静脉曲张术中取出的曲张血管及血栓

【预防措施】

1．适当保暖　在温暖环境中血管会扩张，皮肤色泽变得红润；反之在寒冷处皮肤变得苍白。因此，在寒冷季节和有空调的房间中应适当保暖。寒冷使血管收缩，血流量更加减少，症状也愈加严重。

2．降低血液黏稠度　血液流动速度缓慢，血液黏稠度增加，可引起血栓形成，使原已狭窄的动脉完全阻塞。治疗上可多饮水，平时多食黑木耳。

3．患肢锻炼　功能锻炼不仅可以防止肌肉萎缩，而且可以增加肢体的血流量增加，促使血管侧支开放，保持肢体活动能力。但是，患肢的锻炼不能操之过急，活动量要适当，以不引起肢体疼痛为度。

4．防止创伤　创伤不仅加重血管损伤和痉挛，而且使已处于缺血状态的肢体抗感染能力下降，造成伤口不易愈合。即使是通常不予以重视的真菌感染，如足癣等，也会对患肢造成威胁。

参考文献

1．王翠芬．中医药治疗血栓性静脉炎 116 例．中国中医药现代远程教育，2014（06）：36-37．

2．胖红雯，邱林，石哲群，等．中西医结合治疗下肢血栓性静脉炎 77 例．现代中西医结合杂志，2012（16）：1783-1784．

3．杜永秀．下肢血栓性静脉炎的治疗护理进展．现代中西医结合杂志，2008（15）：2401-2402．

4．陈安强．深静脉血栓与血栓性静脉炎．血栓与止血学，2012（01）：36-41．

5．李君丽．预防肿瘤患者 PICC 致血栓性静脉炎护理进展．齐齐哈尔医学院学报，2012（14）：1919-1920．

6．李秀岩，王茜，袁晓洁，等．低分子肝素治疗妇科肿瘤患者术后下肢血栓性静脉炎的疗效观察．中国现代医生，2012（18）：43-44．

7．施胜钰，赵炎，王志兵，等．中西医结合治疗下肢血栓性静脉炎 30 例．山东中医杂志，2012（08）：583-584．

8．刘青．血栓性静脉炎治疗与护理经验．中国医药指南，2010（19）：313-314．

9．邓晓芬．东菱精纯克栓酶治疗血栓性静脉炎 5 例报告．暨南大学学报（自然科学与医学版），1997（04）：42-43．

10．邓晓芬，张德抖．东菱精纯克栓酶治疗血栓性静脉炎 5 例报告．广州医药，1997（04）：40-41．

11．蔡小玲，林伟峰，叶进元．深部血栓性静脉炎的溶血栓治疗．广州医药，1996（05）：27-28．

二、急性下肢深静脉血栓形成（DVT）

【病因及危险因素】

深静脉血栓形成的三大因素是静脉血流滞缓、静脉壁损伤和血液高凝状态。

（一）静脉血流滞缓

手术中脊髓麻醉或全身麻醉导致周围静脉扩张，静脉流速减慢；手术中由于麻醉作用致使下肢肌内完全麻痹，失去收缩功能，术后又因切口疼痛和其他原因卧床休息，下肢肌肉处于松弛状态，致使血流滞缓，诱发下肢深静脉血栓形成。临床上发现肢体制动或长期卧床的患者容易形成静脉血栓，这些都提示血流缓慢是血栓形成的因素之一。

（二）静脉壁损伤

1．化学性损伤　静脉内注射各种刺激性溶液和高渗溶液，如各种抗生素、有机碘溶液、高渗葡萄糖溶液等均能在不同程度上刺激静脉内膜，导致静脉炎和静脉血栓形成。

2．机械性损伤　静脉局部挫伤、撕裂伤或骨折碎片创伤均可使静脉血栓形成。股骨颈骨折损伤股总静脉，骨盆骨折常损伤髂总静脉或其分支，均可并发髂 - 股静脉血栓形成。

3．感染性损伤　化脓性血栓性静脉炎由静脉周围感染灶引起，如感染性子宫内膜炎，可引起子宫静脉的脓毒性血栓性静脉炎。较为少见。

（三）血液高凝状态

这是引起静脉血栓形成的基本因素之一。各种大型手术引起高凝状血小板黏聚能力增强；术后血清前纤维蛋白溶酶活化剂和纤维蛋白溶酶两者的抑制剂水平均有升高，从而使纤维蛋白溶解减少。脾切除术后由于血小板骤然增加，可增加血液凝固性；烧伤或严重脱水使血液浓缩，也可增加血液凝固性。晚期癌肿如肺癌、胰腺癌，其他如卵巢癌、前列腺癌、胃癌或结肠癌，癌细胞在破坏组织的同时，常释放许多物质，如黏蛋白凝血活素等，某些酶的活性增高，可降低抗凝血酶Ⅲ的水平，从而增加血液的凝固度。大剂量应用止血药物，也可使血液呈高凝状态[1]。遗传性因素包括抗凝血酶原、蛋白 C 及蛋白 S 缺乏、凝血因子 V Leiden 变异、凝血酶原 20210A 基因突变、高同型半胱氨酸血症、血纤维蛋白原异常和异常纤溶酶原血症[2]。

【分型】

（一）根据栓塞血管部位划分

下肢 DVT 有 3 种类型，即周围型、中央型和混合型

1．周围型　也称小腿肌肉静脉丛血栓形成。血栓形成后，因血栓局限，多数症状较轻。经治疗多数可消融或机化，也可自溶。少数未治疗或治疗不当，可向大腿扩展而成为混合型。小栓子脱落可引起轻度肺动脉栓塞，临床上常被忽视。临床上主要表现为小腿疼痛和轻度肿胀，活动受限，症状与血栓形成时间一致。主要体征为足背屈时牵拉腓肠肌引起疼痛（Homans 征阳性）以及腓肠肌压痛（Neuhof 征阳性）。

2．中央型　也称髂 - 股静脉血栓形成。左侧多见，表现为臀部以下肿胀，下肢、腹股沟及患侧腹壁浅静脉怒张，皮肤温度升高，深静脉走向有压痛。血栓可向上延伸至下腔静脉，向下可累及整个下肢深静脉，成为混合型。血栓脱落可导致肺动脉栓塞，威胁患者生命。

3．混合型　即全下肢深静脉及肌肉静脉丛内均有血栓形成。可以由周围型扩展而来，开始症状较轻未引起注意，以后肿胀平面逐渐上升，直至全下肢水肿始被发现。因此，临床表现与血栓形成的时间不一致。也可由中央型向下扩展所致，其临床表现不易与中央型鉴别。

（二）根据累及范围划分

根据栓塞累及的血管范围，下肢深静脉栓塞分为全肢型和局段型。

1．全肢型　病变累及整个下肢深静脉主干。依再通程度不同又分为 3 型。

Ⅰ型：深静脉主干完全闭塞。

Ⅱ型：深静脉主干部分再通，又分为2个亚型。ⅡA型，部分再通以闭塞为主，仅表现为节段性再通；ⅡB型，部分再通以再通为主，深静脉已呈连续通道，但管径粗细不均，再通不完全。

Ⅰ、Ⅱ型的血流动力学以深静脉血液回流障碍为主。

Ⅲ型：深静脉主干完全再通，但瓣膜全部遭到破坏，管壁外形僵直或扩张迂曲，其血流动力学已由回流障碍转为血液倒流。

2．局段型　病变只限于部分静脉主干，如髂静脉、髂-股静脉、股浅静脉、股-腘静脉、腘静脉、胫腓干静脉、腓肠肌静脉丛或小腿深静脉血栓后遗症等。

【临床表现】

（一）周围型DVT

临床表现常不明显，可有小腿部疼痛、压痛和小腿轻度肿胀。足急剧背屈时，因腓肠肌和比目鱼肌迅速伸长而引发疼痛，此为Homans征阳性。

（二）中央型DVT

1．原发性中央型DVT　左侧多见，发病与右髂总动脉跨越左髂总静脉相关。左侧发病者常由Cockett综合征引起。主要表现为：①股部内侧疼痛和压痛，常可触及有触痛的条索状物，淤血可致胀痛。②患肢肿胀严重。③皮肤颜色常发紫。④浅静脉常曲张。⑤全身反应较轻。⑥血栓逆行扩展可累及整个下肢深静脉系统，形成全肢型；顺行扩展可侵犯下腔静脉；如血栓脱离，可造成肺栓塞。

2．继发性中央型DVT　血栓起源于小腿肌静脉丛，通过顺行扩展，累及下肢整个髂-股静脉系统，形成与原发性病变逆行扩展相同的临床表现，其特点为：①起病大多隐匿；②症状开始时轻微，实际病程比出现症状期长；③足靴区可有营养性变化。

（三）股青肿

股青肿为DVT最严重的类型。无论是原发性或继发性髂-股静脉血栓形成，只要血栓扩展至患肢的大部分或整个静脉系统，尤其是股深静脉，则下肢静脉存在严重的回流障碍，此时必然伴以动脉痉挛，即为股青肿。起病急骤，患肢疼痛，肿胀广泛，皮肤紧绷发亮，可呈紫色、起疱，有皮温改变，足背动脉、胫后动脉搏动消失或明显减弱。全身反应明显，体温升高，由于大量体液迅速渗入患肢，可出现休克，晚期发生静脉性坏疽。

【诊断和辅助检查】

下肢深静脉血栓主要通过患者的临床表现和相关的辅助检查进行诊断。

（一）临床表现

早期主要为患肢肿胀、疼痛，活动后加重；晚期因血栓吸收机化导致深静脉回流障碍，侧支代偿出现下肢浅静脉曲张、肿胀，皮肤色素沉着、溃疡等。如果血管腔内血栓脱落可发生肺栓塞，出现胸闷、气促、呼吸困难、胸痛、晕厥等。但这些临床表现均缺乏特异性，为许多疾病所共有，因此需要辅助检查协助。

（二）辅助检查

1．超声检查　为诊断下肢深静脉血栓和肺栓塞的首选方法。超声检查对症状性、中央型 DVT 诊断的敏感性和特异性分别为 95%和 96%，对周围型 DVT 诊断的敏感性和特异性为 60%和 70%。在一些研究中，对下肢近端 DVT 诊断的敏感性及特异性平均为 97%。诊断小腿 DVT 的敏感性为 75% [3]。常用的超声检查方法有加压超声和彩色多普勒超声。

2．血管造影（DSA） 静脉造影和肺动脉造影一直是诊断下肢深静脉血栓和肺栓塞的“金标准” [4]。DSA 可准确判断有无血栓，以及血栓的位置、范围、形态和侧支循环情况。

3．CT 血管造影（CTA） CTA 是用高压注射器从人体肘前静脉注入碘对比剂，之后快速扫描并作多方位、多角度的一种图像重建方法，可形成类似血管造影的图像，对于诊断和鉴别 DVT 有确诊意义。肺血栓栓塞症的诊断主要依靠肺动脉 CT 造影（CT-PA），可以显示肺动脉及肺段血管管腔，显示腔内血栓的部位、形态、范围，血栓与管壁关系及血管腔受损状况。

4．核磁血管造影（MRA） MRA 为无创性检查，适用于盆腔及下腔静脉血栓和 PTE 的诊断。但由于费用较贵，尚不能在临床上广泛应用。

5．阻抗容积描记 通过记录因组织水肿或静脉淤血所致的肢体体积的变化，从而间接推测有无血栓形成，主要用于无症状 DVT 的排除诊断。

6．放射性核素检查 ^{125}I 标记的纤维蛋白原可渗入血栓，使血栓中的 ^{125}I 比同体积的血液含量高，形成放射现象。可以在下肢固定位置扫描，观察放射量有无聚增来判断有无血栓形成及血栓的演变过程，可用于检测发展中的血栓，临床使用价值不大。

7．D- 二聚体测定 D- 二聚体是纤溶蛋白降解产物，在急性深静脉血栓患者中，D- 二聚体明显升高。在对可疑 DVT 患者进行 D- 二聚体评估时，发现在 D- 二聚体阴性且低风险的患者中，仅有 0.4%诊断为 DVT，因此在可疑 DVT 但 D- 二聚体阴性时，基本可排除 DVT 的诊断 [5]。同时，也因 D- 二聚体的敏感性高，在各种应激状态下均可升高，如出血、大手术后、妊娠等 D- 二聚体明显升高，在风湿类疾病升高得尤为明显，因此对 DVT 的诊断缺乏特异性。临床上 D- 二聚体的检测非常简便、快捷，故可用于 DVT 及肺栓塞的快速鉴别及排除诊断。

ACCP-9（2012）指南中推荐的与此相关的内容见附录 1。

【鉴别诊断】

（一）急性动脉栓塞

本病常表现为单侧下肢的突发疼痛，与下肢静脉血栓有相似之处，但急性动脉栓塞时肢体无肿胀，主要表现为足及小腿皮温厥冷、剧痛、麻木，自主运动及皮肤感觉丧失，足背动脉、胫后动脉搏动消失，有时股 - 腘动脉搏动也消失。根据以上特点，鉴别较易。

（二）急性下肢弥散性淋巴管炎

本病发病较快，肢体肿胀，常伴寒战、高热，皮肤发红，皮温升高，浅静脉不曲张。根据这些特点，可与下肢深静脉血栓相鉴别。

（三）淋巴水肿

本病与下肢深静脉血栓慢性期有相似之处。

（四）其他

凡因术后、产后、严重创伤或全身性疾病而卧床的患者，突然感觉小腿深部疼痛，有压痛，Homans 征阳性，首先应考虑小腿深静脉血栓形成。但需与下列疾病鉴别：急性小腿肌炎、急性小腿纤维组织炎、小腿肌劳损、小腿深静脉破裂出血及跟腱断裂。上述疾病均有外伤史，起病急骤，局部疼痛剧烈，伴小腿尤其是踝部皮肤瘀斑，可予鉴别。

【治疗】

（一）一般治疗

1．卧床休息和抬高患肢　急性深静脉血栓患者需卧床休息 1 ～ 2 周，使血栓紧紧黏附于静脉内膜，减轻局部疼痛，促使炎症反应消退。在此期间，避免用力排便，以防血栓脱落导致肺栓塞。抬高患肢，需高于心脏水平，患肢离床 20 ～ 30cm，膝关节处于稍屈曲位。

2．弹力袜、弹力绷带　根据 ACCP-9（2012）指南推荐[10]，建议急性有症状的深静脉血栓患者使用弹力袜。弹力袜穿戴时间为 2 年。若患者已发展为血栓栓塞后综合征（PTS）且穿弹力袜有效，我们建议延长穿弹力袜的时间。如果患者不重视防止 PTS，而重视避免弹力袜的不便利和不舒服时，可以不穿弹力袜。若患者 PTS 症状较重，且穿弹力袜不能有效缓解时，我们建议使用间歇压缩装置。一些研究也表明，间隙压缩装置对受累静脉的远期通畅率及静脉瓣膜功能均有益[6]。

（二）抗凝治疗

抗凝治疗既可阻止血栓的继续蔓延和复发，又可减少 PTE 的发生率及死亡率，是目前 DVT 最常用的治疗方法。常用的抗凝药物有低分子肝素（LMWH）、磺达肝癸钠、维生素 K 拮抗剂（VKA，如华法林）、静脉用普通肝素（IV UFH）、皮下用普通肝素（SC UFH）、达比加群、利伐沙班等。

1．肝素　常用的有普通肝素和低分子肝素。肝素作用快，维持时间短，在体内、体外均有抗凝作用。UFH 通过与抗凝血酶Ⅲ（AT - Ⅲ）结合发挥强大的抗凝血作用，能避免新的血栓形成，促进自身纤溶系统活性以消除血栓，对无出血倾向的 DVT 患者原则上都可使用，主要并发症是出血。

2．维生素 K 拮抗剂　主要通过抑制维生素 K 依赖的凝血因子合成而发挥抗凝作用，对已合成的凝血因子无效。

抗凝治疗分为初始抗凝治疗及后续长期抗凝治疗。初始抗凝治疗及后续长期抗凝治疗见附录中的相关部分。

（三）溶栓治疗

溶栓治疗是利用溶栓药物激活体内纤溶酶原，使之变成活性纤溶酶，促进血栓溶解，清除新鲜血栓。其目的是恢复静脉腔及保护静脉瓣膜功能[7]。溶栓治疗可使静脉血栓快速溶解并恢复血流，降低血栓形成后综合征（PTS）的发生率。常用的溶栓药物有尿激酶（UK）、链激酶、巴曲酶、纤维蛋白溶解酶、重组组织型纤溶酶原活化剂（Rt-PA）。系统性溶栓由于采用全身用药，血栓部位药物浓度低、用药剂量大，极易发生出血等并发症[8]。

ACCP-9（2012）指南的推荐见附录部分。

（四）手术治疗

目前对静脉手术取栓治疗的适应证尚存争议。美国心脏协会仅对下肢 DVT 患者存在肢体坏死风险时推荐行手术取血栓。ACCP 对症状＜ 7 天、机体功能状态良好、预计生存时间＞1年者，如条件允许，建议行血栓切除术，以减少急性症状并降低血栓后死亡率。如患者无大出血风险，CDT较静脉血栓切除术更为合理。Holper等[9]则认为，对于股青肿、下腔静脉及髂股段血栓、急性血栓（＜10天）、继续向上蔓延的血栓、漂浮血栓、妊娠相关性血栓应行手术取栓治疗。先通过手术方法将下肢深静脉内的血栓取净或尽量取净，再用溶栓药物溶解残余血栓，配合辅助疗法预防血栓再发，可以将手术治疗当作手术取栓及非手术的综合治疗。手术时机的掌握十分重要，通常时间越早效果越好。以往认为发病48～72h内取栓效果最好，但符合这一条件的病例极少。根据ACCP-9(2012）指南推荐[10]，针对患有急性下肢近端深静脉血栓的患者，相较于静脉血栓切除术治疗，更加推荐单独的抗凝治疗。

（五）下腔静脉过滤器的应用

应用下腔静脉过滤器主要是为了预防远端血栓脱落时发生肺栓塞，但由于过滤器本身不能治疗深静脉栓塞，并可能加重DVT，故ACCP-9（2012）指南推荐：急性下肢深静脉血栓的患者，反对应用下腔静脉过滤器作为抗凝治疗的补充。但若患者具有抗凝治疗禁忌证，也可运用下腔静脉过滤器[10]。

参考文献

1．Martinelli I．Risk factors in Venous thromboembolism．*Thromb haemmost*,2001,86(1)：395-403．

2．Henke PK，Schmaier A，Wakefield TW．Vascular thrombosis due to hypercoagulable states//Rutherford RB．Rutherford Vascular *Surgery*．6th ed．Philadelphia：Elsevier Saunders，2005:568-578．

3．Tovey C，Wyatt S．Diagnosis，investigation，and management of deep vein thrombosis．*BMJ*，2003，326（7400）：1180-1184．

4．Lensing AW，Buller HR，Prandoni P，*et al*．Contrast venography，the gold standard for the diagnosis of deep-vein thrombosis：improvement in observer agreement．*Thromb Haemost*，1992，67（1）：8-12．

5．Well PS，Anderson DR，Rodger M，*et al*．Evaluation of D-dimer in the diagnosis of suspected deep-vein thrombosis．*N Engl J Med*，2003，349（13）：1227-1235．

6．Ogawa T，Hoshino S，Midorikawa H，*et al*．Intermittent pneumatic compression of the foot and calf improves the outcome of catheter-directed thrombolysis using low-dose urokinase in patients with acute proximal venous thrombosis of the let．*J Vasc Surg*，2005，42（5）：940-944．

7．Cho JS，Martelli E，Mozes G，*et al*．Effect of thrombolysis and venous thrombectomy on valvular competence，thrombogenicity，venous wall morphology，and function．*J Vasc Surg*，1998，28（5）：787-799．

8．Carpenter JP，Holland GA，Baum RA，*et al*．Magnetic resonance venography for the detection of deep venous thrombosis：comparison with contrast venography and duplex Doppler ultmsonography．*Vasc Surg*，1993，18（5）：734-741．

9. Holper P, Kotelis D, Attigah N, *et al*. Ngterm Results After Surgical Thrombectomy and Simulataneoous Stenting for Symptomatic Liofemoral Venous Thrombosis. *Vasc Endovasc Srug*, 2010, 39 (3): 349-355.

10. HG Guyatt, GW Albers, R Harrington, *et al*. American College of Chest physicians evidence-based clinical practice guide-lines. *Chest*, 2008, 141: 71S-109S.

三、急性下肢淋巴管炎

急性下肢淋巴管炎是致病菌从破损的皮肤或感染灶蔓延至邻近淋巴管内所引起的淋巴管及其周围组织的急性炎症。通常由化脓性链球菌引起。多发于四肢，其临床表现为浅层淋巴管炎在伤口近侧出现一条或多条红线，硬而有压痛，并伴发热、恶寒、乏力等[1]。

【临床表现】

链球菌最常通过肢端的擦伤、创伤或感染灶(通常为蜂窝织炎)进入淋巴管。在肢端出现不规则、灼热、触痛的红线，并由外周损害向邻近的局部淋巴结蔓延。淋巴结的典型表现是增大并有触痛。全身性表现如发热、寒战、心动过速、头痛常见，且常较皮肤表现所显示的情况为重，偶尔比局部感染的表现更早出现。血白细胞增多常很明显。像蜂窝织炎一样，除非有脓液、开放性伤口或出现菌血症，否则常不能分离出病原菌。

可出现菌血症伴转移性感染灶，发展速度常惊人地快。沿受累淋巴管出现蜂窝织炎伴化脓，坏死和溃疡较少见，大多数病例对抗生素治疗敏感[2]。

【诊断】

1. 急性淋巴管炎感染病源近端皮肤沿淋巴管走行可见一条或数条红线，并向近心端延伸，局部较硬，有压痛。

(1) 四肢为好发部位，有损伤感染病原。

(2) 可见一条或数条“红线”向近侧延伸，有压痛，所属淋巴结肿大、疼痛。

(3) 严重者往往有发热、头痛、全身不适、厌食、血白细胞计数增加。

2. 急性淋巴结炎　轻者仅有局部淋巴结肿大和轻压痛，常能自愈；较重者，局部有红、肿、痛、热，并伴有全身症状。

(1) 通过及时治疗，红肿可消退，但有时由于瘢痕和组织增生，可遗留硬结。

(2) 炎症扩展至淋巴结周围，几个淋巴结即可粘连成团；也可发展成脓肿。

(3) 疼痛加剧，局部皮肤变暗红、水肿，压痛明显。

【治疗】

应用广谱抗生素，可选用第二代或第三代头孢类[3]。目前本病的治愈率在95%以上，且大多在治疗的4～5天起效。局部硫酸镁药液外敷。硫酸镁因其高渗和穿透作用，能促使局部血管扩张、血流加速而促进药物的吸收，减少对血管内壁的刺激，减轻水肿对局部组织的损伤。增加静脉弹性、收缩静脉血管的药物，如迈之灵、地奥司明片、羟苯磺酸钙分散片等，可以有效预防和减轻腿肿症状[4]。

参 考 文 献

1. 余方宇，姚丽萍，程盈盈. 加味五味消毒饮治疗下肢网状淋巴管炎52例观察. 浙江中医药大学学报，2012(06)：666-667.

2. 贡献宇. 加味金芙膏治疗急性淋巴管炎经验. 实用中西医结合临床，2012(03)：78-79.
3. 喻萃，蒋菁. 如意消肿散湿敷治疗急性管状淋巴管炎9例. 浙江中医杂志，2012(05)：338.
4. 闫爱春，王成梁. 中西医结合治疗复发性网状淋巴管炎36例疗效观察. 四川中医，2007(12)：97-98.

第二节　慢性静脉性腿疼

一、下肢静脉曲张

单纯性下肢静脉曲张又称原发性下肢静脉曲张（varicose vein of the lower extremities），系指病变范围仅位于下肢浅静脉者。大多发生在大隐静脉，少数合并小隐静脉曲张或单独发生在小隐静脉，是血管外科最常见的疾病，发病率约8%。发病原因有静脉瓣膜关闭不全、静脉壁薄弱和静脉内压力持久增高。常伴皮肤淤滞性皮炎、血栓性浅静脉炎或经久不愈的顽固溃疡等并发症，导致血管性腿疼，影响工作和生活质量[1-3]。

【解剖】

（一）大隐静脉系统

大隐静脉自足背静脉弓的内侧开始直向上行，经内踝前方沿胫骨缘抵达股骨内侧髁后部，向上外行，于大腿内侧面在卵圆窝处注入股静脉。在大隐静脉进入股静脉之前的5～7cm一段中接纳许多属支的血液，分别是：①旋髂浅静脉，接受腹壁下外侧和大腿外侧近端皮肤的血液；②腹壁浅静脉，接受腹壁下内侧皮肤的血液；③阴部浅静脉，引流男性阴囊与阴茎部血液以及女性大阴唇的血液；④股外侧浅静脉，位于大隐静脉的外侧；⑤股内侧浅静脉，位于大隐静脉的内侧。

（二）小隐静脉系统

起自足背静脉弓的外侧，于跟腱和外踝后缘之间上行，在小腿下1/3段，位于深筋膜的浅面处为皮肤和浅筋膜所覆盖；小腿中1/3段，在腓肠肌腱覆盖下进入筋膜下组织；小腿上1/3段，穿过深筋膜，进入腘窝注入腘静脉。上段小隐静脉处于较深位置，又受筋膜支持，一般不易发生静脉曲张。

（三）交通支静脉

交通支静脉在下肢静脉曲张中占有重要地位，这是因为交通支静脉的破坏必然导致浅静脉曲张。下肢浅、深静脉之间和大、小隐静脉之间，都有许多交通支互相沟通。大腿部浅、深静脉之间的交通支主要位于缝匠肌下、内收肌管和膝部三处；小腿部以内踝交通静脉和外踝交通静脉最重要。内踝交通静脉有3支，引流小腿下1/3内侧的静脉血；外踝交通静脉引流小腿下1/3外侧的静脉血。它们的瓣膜功能不全，往往与大、小隐静脉曲张的发生和静脉淤滞性溃疡的形成有密切关系。大、小隐静脉之间最重要的一个交通支位于膝关节附近。

【病因】

（一）静脉壁薄弱和瓣膜缺陷

静脉壁相对薄弱，在静脉压作用下可以扩张，静脉瓣膜窦处的扩张导致原有静脉瓣膜无紧密闭合，发生瓣膜功能关闭不全，血液反流。瓣膜发育不良或缺失，不能发挥有效的防止反流作用，导致发病。

（二）静脉内压力持久增高

静脉血本身由于重力作用，对瓣膜产生一定的压力，正常情况下对瓣膜不会造成损害，但当静脉内压力持续升高时，瓣膜会承受过重的压力，逐渐松弛、脱垂、关闭不全。多见于长期站立工作、重体力劳动、妊娠、慢性咳嗽、长期便秘等存在高危因素者，如教师、外科医生、护士、士兵、理发师、售货员、厨师等需长时间站立的职业者皆是高危人群。

【临床表现】

1．早期以症状为主，主要表现为患肢酸胀不适或胀痛感，伴肢体沉重感，久立或午后感觉加重，平卧、抬高肢体或穿弹力袜时减轻。

2．中后期表现为浅静脉迂曲、扩张。

3．后期特别是交通支静脉瓣膜功能破坏时，或合并深静脉瓣膜功能不全时，可合并小腿下段皮肤营养障碍性病变，包括皮肤萎缩、脱屑、瘙痒、色素沉着（图 4-3、图 4-4）、皮肤和皮下组织硬结，甚至湿疹和溃疡形成（图 4-5）。可出现患肢尤其是小腿下段踝关节部位的可凹性水肿，晨起时轻，午后加重（图 4-6）。

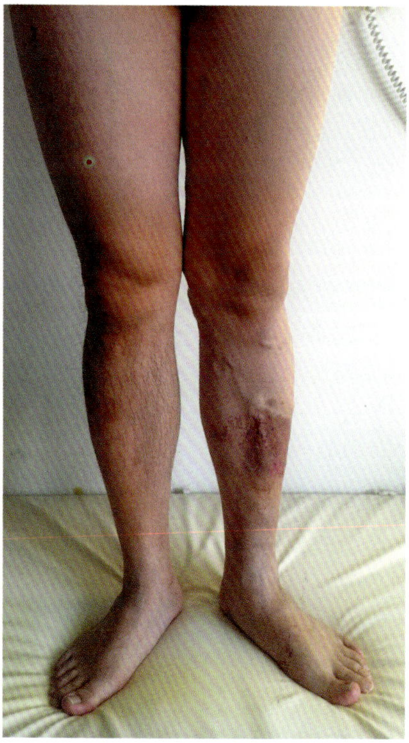

图 4-3　大隐静脉曲张继发下肢淤滞性皮炎，皮炎上方可见明显相关的曲张大隐静脉属支

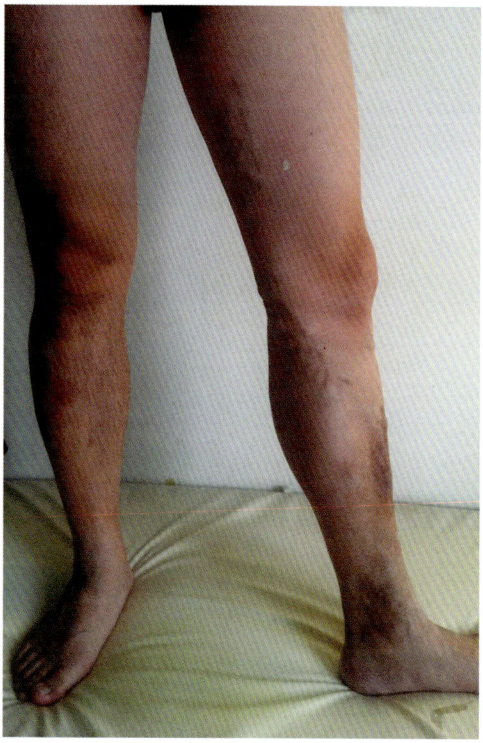

图 4-4　大隐静脉曲张继发下肢淤滞性皮炎（与图 4-3 是同一名患者）

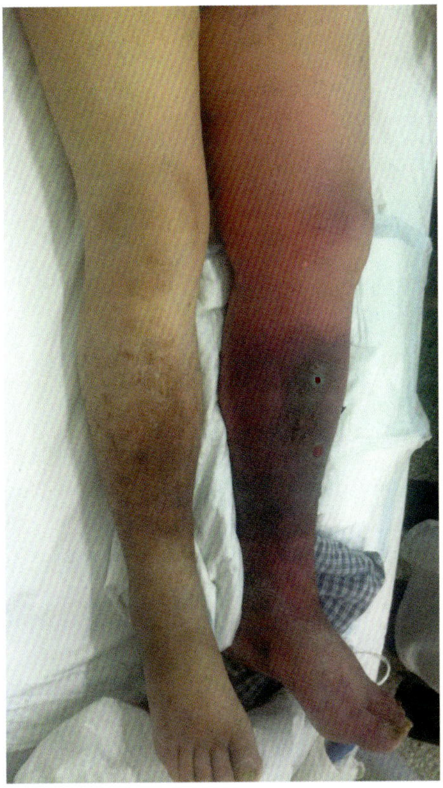

图 4-5 大隐静脉曲张继发静脉性溃疡，可见下肢大面积色素沉着，胫前皮肤溃疡形成

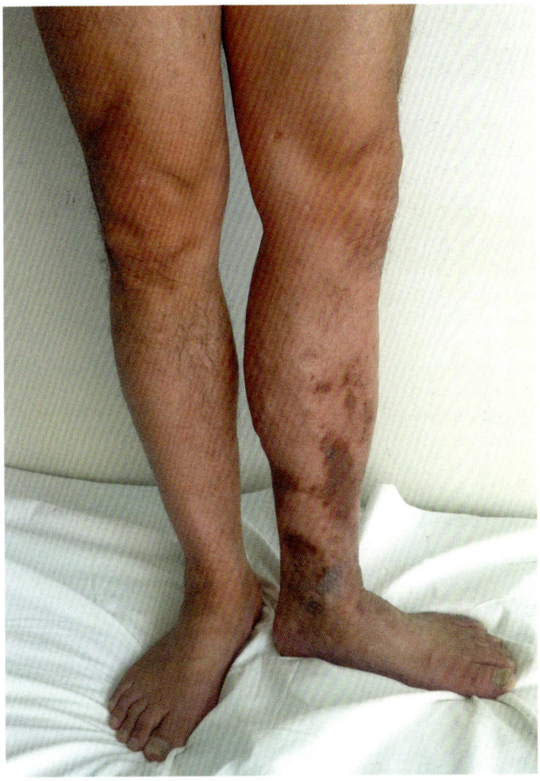

图 4-6 大隐静脉曲张继发下肢肿胀，色素沉着

4．可并发出血 由于外伤或曲张静脉自发性破裂，引起急性出血。

5．血栓性浅静脉炎 曲张静脉处疼痛，呈现红肿硬结节和条索状物，有压痛。

6．体格检查

（1）大隐静脉瓣膜功能试验（Trendelenburg 试验）：患者平卧，抬高下肢使曲张静脉内血液排空，在大腿根部扎止血带，然后让患者站立，10 秒内解开止血带，如患肢出现大隐静脉曲张，则提示隐 - 股静脉瓣膜功能不全。同法可将止血带缠于腘窝，检查小隐静脉瓣膜功能。如果在未解除止血带以前，见到远端的曲张静脉在 30 秒内迅速充盈，则提示交通支静脉瓣膜功能不全。

（2）交通支静脉瓣膜功能试验（Pratt 试验）：用于检测交通静脉瓣膜功能。方法是患者仰卧，抬高下肢，使充盈浅静脉内血液排空，在大腿根部扎止血带，先从足趾向上至腘窝处缠第一根弹力绷带，再自止血带处向下缠第二根弹力绷带，之后让患者站立，向下解开第一根弹力绷带的同时继续缠第二根弹力绷带，在两根绷带之间的间隙内出现任何曲张静脉，即意味着该处有功能不全的交通静脉。

（3）深静脉通畅试验（Perthes 试验）：了解深静脉回流情况。患者取站立位，在大腿根部绑扎止血带，待曲张的静脉充盈后，患者做踢腿运动或迅速用力屈伸膝关节 20 ～ 30 次，如曲张的静脉迅速消失或明显减轻，且无下肢坠胀感，即表示深静脉通畅且交通支静脉完好。如浅静脉曲张加重，或酸胀疼痛感加重，则表示深静脉回流受阻。

【辅助检查】

（一）彩色多普勒血管超声

对怀疑慢性静脉疾病的患者首选的诊断检查是多普勒超声[4]。此项检查安全、无创、费用低而且可靠[5]。在评估静脉功能不全方面比连续波长超声诊断准确率更高，可了解深静脉是否通畅，浅静脉是否合并血栓阻塞，并了解深静脉瓣膜、交通支瓣膜和浅静脉瓣膜的功能状况，有无瓣膜关闭不全、血液反流。

（二）下肢静脉造影

除非迫切需要了解深静脉和交通支静脉瓣膜是否关闭不全，单纯下肢浅静脉曲张一般不需要常规行静脉造影。

【诊断】

1．有长期站立和使腹压升高的病史，或下肢静脉曲张的家族史。

2．患者下肢静脉明显迂曲扩张，站立时加重。

3．可伴皮肤色素沉着、血栓性浅静脉炎、出血、溃疡等并发症。

4．彩色多普勒超声或静脉造影示大隐静脉迂曲扩张，瓣膜功能不全。

【鉴别诊断】

（一）原发性下肢深静脉瓣膜功能不全

由于先天瓣膜发育缺陷或后天瓣膜的退行性变，下肢深静脉瓣膜关闭不全，血液反流，导致下肢肿胀，浅静脉迂曲扩张比较明显，严重者出现皮肤色素沉着、湿疹、慢性溃疡。静脉造影可明确诊断，逆行静脉造影可了解深静脉瓣膜的功能及反流程度。

（二）下肢深静脉血栓形成后综合征

多数患者既往有明确的下肢深静脉血栓病史。患者有突发性下肢肿胀增粗病史。在深静脉血栓形成后期出现下肢浅静脉曲张，患肢肿胀明显，伴肢体沉重、胀痛不适，活动、站立后上述症状加重，卧床休息后症状减轻但不能完全缓解，胫前、足踝部呈凹陷性水肿，皮肤营养障碍较明显。多普勒超声检查，提示深静脉血液回流不畅，同时存在血液倒流。下肢静脉造影显示，深静脉管壁毛糙，静脉管腔呈不规则狭窄，部分静脉扩张。交通支静脉功能不全和浅静脉曲张。

（三）布加综合征

是指肝静脉和（或）肝段下腔静脉部分或完全阻塞，导致静脉血液回流障碍所引起的脏器组织淤血受损的临床征候群。主要临床表现为脾大，大量而顽固性的腹腔积液，食管静脉曲张常合并出血，胸腔壁静脉曲张，双下肢水肿及静脉曲张，皮肤色素沉着、溃疡等。超声检查显示肝体积和尾状叶增大，肝形态失常，肝静脉狭窄和闭塞。根据患者的病史、仔细的体格检查以及彩超检查，必要时行腔静脉插管造影以进一步明确诊断。

（四）动静脉瘘

可触及震颤及听到连续性血管杂音，近端肢体增粗发热，多毛、易出汗，远端肢体则发凉并可出现水肿。血管造影可以明确诊断。

（五）静脉畸形骨肥大综合征（Klippel-Trenavnay 综合征）

本病有以下特点：静脉曲张较广泛；患肢常较健侧增粗、增长；有大片的红褐色血管痣样变化，称为“葡萄酒色斑”。下肢静脉造影可以发现深部静脉畸形呈部分缺如，分支紊乱而多，浅静脉曲张等。

【治疗】

（一）保守治疗

适应证为妊娠妇女、早期轻度静脉曲张，或全身情况较差、难以耐受手术的患者。保守治疗措施包括适当卧床休息，抬高患肢，避免久站、久坐。根据病情选择合适的医用弹力袜，促进静脉回流，减轻患肢胀痛等症状。医用弹力袜在脚踝部建立最高支撑压力，顺腿部向上逐渐递减，在小腿肚减到最大压力值的 70% ~ 90%，在大腿处减到最大压力值的 25% ~ 45%，压力的这种递减变化可使下肢静脉血回流，有效缓解或改善下肢静脉和静脉瓣膜所承受的压力[6-7]。弹力袜最好是在清晨起床时穿，一直到夜间上床睡觉时再脱掉。促进静脉回流的药物可改善静脉功能和症状。保守治疗仅能缓解浅静脉曲张的病程进展，减轻症状，而不能根治。

（二）手术疗法

凡有临床症状、中度或重度静脉曲张、下肢浅静脉瓣膜和（或）深、浅静脉间交通支瓣膜功能不全以及合并淤滞性皮炎、浅静脉炎及溃疡者，排除深静脉阻塞后，均宜行手术治疗。

1．手术方法

（1）大（小）隐静脉剥脱术：临床最为常用，适用于大（小）隐静脉瓣膜功能不全，以及大（小）隐静脉与深静脉间交通支瓣膜功能不全者。分高位结扎静脉、剥脱曲张静脉和结扎切断交通支三个步骤。

（2）大（小）隐静脉高位结扎术：适用于大（小）隐静脉瓣膜功能不全，而大（小）隐静与深静脉间交通支瓣膜功能正常者。

（3）交通支结扎术：适用于大（小）隐静脉与深静脉间交通支瓣膜功能不全，而大（小）隐静脉瓣膜功能正常者。单纯大（小）隐静脉瓣膜功能不全，从理论上讲，单纯高位结扎并结扎其分支，即可阻断深静脉血的倒流，使曲张静脉消失，但是实际上单纯高位结扎术后复发率较高，仍应行大（小）隐静脉主干剥脱术。

（4）大（小）隐静脉高位结扎微创剥脱加电凝闭锁术。

（5）大（小）隐静脉高位结扎微创剥脱加激光闭锁术。

（6）大（小）隐静脉高位结扎微创剥脱加射频消融术。

（7）大（小）隐静脉高位结扎微创剥脱加透光直视旋切术 (Trivex)。应结合患者曲张的程度、范围以及是否合并并发症灵活选择适宜的方法[8-9]，但是应高度重视处理主干及交通支，才能提高疗效，降低复发率。

2．并发症的治疗

（1）血栓性静脉炎：表现为局部疼痛，静脉表面皮肤发红、肿胀，静脉呈索条状，有压痛，范围较大者可有发热。治疗应抬高患肢，局部用硫酸镁湿敷消肿，穿弹力袜，全身使用抗菌药物。治疗期间，若发现血栓扩展，有向深静脉蔓延趋向者，应行高位结扎术，炎症控制效果不佳者应手术，切除受累静脉及血栓，而且能解决浅静脉曲张的根本问题。

（2）湿疹：多位于足靴区，严重瘙痒，局部渗液，易继发葡萄球菌或链球菌感染。治疗应局部碘伏消毒，保持皮肤清洁和干燥，手术后湿疹处可外用抗皮炎药物，外用弹力绷带或穿弹力袜有利于控制局部静脉高压。

（3）慢性溃疡：多发生在小腿下端前内侧和足踝部，溃疡肉芽苍白水肿，表面有稀薄分泌物，周围皮肤色素沉着，有皮炎和湿疹样变化，有时呈急性炎症发作。治疗宜控制感染和改善静脉高压。手术结扎和切断功能不全的交通支。应用等渗盐水或3%硼酸溶液湿敷，抬高患肢，缠扎小腿弹力绷带或穿弹力袜，有急性炎症时使用抗菌药物，以使溃疡缩小或愈合。若溃疡病程长、面积大、疤痕多且底面纤维化，难以愈合，应手术切除，进行植皮，覆盖创面。

（4）急性出血：由曲张静脉破裂引起，因静脉压力较高，静脉壁又无弹性，出血很难自行停止，必须紧急处理，方法是抬高患肢，加压止血，如明显破裂的静脉清晰可见，可予缝扎止血，以后再行正规的手术治疗。

【预防】

针对导致静脉曲张的高危因素采取预防措施。

1．肥胖者应减体重，肥胖虽不是直接原因，但体重过重会导致双腿压力增加，造成腿部静脉回流不畅，加重静脉曲张。

2．长期从事重体力劳动和长期站立工作者，最好穿弹力袜，使浅静脉处于被压迫状态，促进静脉回流，减轻下肢压力。

3．妇女经期和妊娠期等特殊时期要对腿部给予特殊关照，多休息，抬高下肢，活动双踝关节、膝关节，以利于血液循环，避免静脉曲张。

4．戒烟，因吸烟能改变血液黏滞度，使血液变黏稠，易淤积。

5．抬高腿部和穿弹力袜　抬高双腿，帮助静脉血液回流，有利于降低腿部的静脉压力，防止静脉曲张的形成。要选择医用弹力袜，因为医用弹力袜是根据人体下肢生理压力的梯度设计。弹力袜最好在清晨起床时穿，直到夜间睡觉时再脱掉。弹力袜的压力能改善且防止下肢静脉曲张。

6．每天坚持一定时间的步行。多项研究已经证明，走路是预防静脉曲张最好的运动。每完成一次行走，足底就会像泵一样将血液倒泵回去，从而防止血液倒流的压力。

参考文献

1．Kaplan RM，Criqui MH，Denenberg JO，*et al*．Qualityof life in patients with chronic venous disease：San Diego populationstudy．*J Vasc Surg*，2003，37：1047-1053．

2．Smith JJ，Guest MG，Greenhalgh RM，*et al*．Measuring thequality of life in patients with venous ulcers．*J Vasc Surg*，2000，31：642-649．

3．Smith JJ，Garratt AM，Guest M，*et al*．Evaluatingand improving health-related quality of life in patients withvaricose veins．*J Vasc Surg*，1999，30：710-719．

4．Cavezzi A，Labropoulos N，Partsch H，*et al*．Duplex ultrasound investigation of the veins in chronic venousdisease of the lower limbs—UIP consensus document．Part II．Anatomy．*Eur J Vasc Endovasc Surg*，2006，31：288-299．

5. McMullin GM, Smith C. An evaluation of Doppler ultrasound andphotoplethysmography in the investigation of venous insufficiency. *Aust N Z J Surg*, 1992, 62: 270-275.
6. Ibegbuna V, Delis KT, Nicolaides AN, *et al*. Effect of elasticcompression stockings on venous hemodynamics during walking. *J Vasc Surg*, 2003, 37: 420-425.
7. Zajkowski PJ, Proctor MC, Wakefield TW, *et al*. Compression stockings and venous function. *Arch Surg*, 2002, 137: 1064-1068.
8. Passman M. Transilluminated powered phlebectomy in the treatmentof varicose veins. *Vascular*, 2007, 15: 262-268.
9. Cheshire N, Elias SM, Keagy B, *et al*. Powered phlebectomy (trivex) in treatment of varicose veins. *Ann VascSurg*, 2002, 16: 488-494.

二、下肢慢性静脉性溃疡

下肢慢性静脉性溃疡是下肢慢性溃疡中较为常见的一种类型，发病率较高，愈合慢且易复发，好发于中老年人[1]。下肢静脉性溃疡又名静脉曲张性溃疡、小腿溃疡、淤滞性溃疡、重力性溃疡（gravitational ulcer）。多由于静脉压增加和继发性影响而引起，常见于小腿下 1/3 胫骨两旁、踝部皮肤和肌肉之间的慢性溃疡，其特点是经久难愈，易因损伤而复发，俗称老烂腿[2]。

【病因及发病机制】

慢性静脉疾病（chronic venous disease，CVD）是指静脉系统形态和功能异常所表现出的症状和（或）体征。主要分为 2 种类型：一种是静脉阻塞型，另外一种是静脉瓣膜反流型，后者占下肢静脉疾病的 60% ～ 70%[3]。前者主要是静脉血栓形成、静脉外受压导致静脉阻塞，或者静脉肿瘤导致的静脉阻塞；后者则是静脉瓣膜关闭不全导致静脉血液部分反流。CVD 就是炎症反应的恶性循环。静脉高压可以导致炎症的发生，炎症又可以引起静脉瓣膜和静脉壁的改变，从而导致静脉反流；而静脉反流又会造成静脉高压；同时，这两者又共同导致了毛细血管高压，进一步引起组织间隙水肿，毛细血管高压和水肿共同加重炎症，从而导致皮肤颜色的改变，进而出现溃疡。下肢静脉性溃疡是静脉功能不全的最终结局[4-5]。

正常情况下，下肢静脉内存在多处静脉瓣膜，这些单向瓣膜的功能是防止下肢静脉血液向上回流到向心端，从而保证血流向心脏方向流动，不能反流到下肢远端。如果因为种种原因导致瓣膜破坏，瓣膜关闭不全，即会出现下肢静脉血液反流，下肢远端局部血液增多，压力增大，导致组织间隙水肿；同时，部分代谢毒素不能及时回流到心脏和通过肝、肾代谢和排泄，从而引起局部皮肤出现营养障碍，发生静脉溃疡。

（一）下肢静脉功能不全

下肢静脉的诸多疾病都与溃疡形成有关，包括静脉流出道阻塞、血栓形成、深静脉或交通静脉瓣膜功能不全等，但对何者为根本致病原因则长期存在争议。直到 20 世纪 80 年代后，才有更多的文献报道，下肢静脉性溃疡的主要病因是深静脉功能不全引起的静脉压升高，这一观点目前已得到公认[6]。

（二）纤维蛋白病理性沉着及纤溶活性降低

1982 年 Burnand 等提出了“纤维蛋白袖套”学说。该学说认为，由于静脉压持续升高，使血管内皮细胞的间隙增宽，从而有利于纤维蛋白原的渗出，纤维蛋白原进而在毛细血管周围包绕沉积形成纤维蛋白“袖套”。这一屏障无疑会妨碍氧的扩散，造成局部组织缺氧和溃疡形成。Burnand 的研究和学说很快得到国内外众多学者的肯定。现已证实，下肢静脉疾病的皮肤营养障碍程度与毛细血管周围纤维蛋白的沉积及严重程度密切相关[7]。

（三）腓肠肌泵功能不全

正常肢体腓肠肌每收缩一次排出血量为 60 ～ 90ml，可使足部静脉压下降 8kPa。而在深静脉瓣膜功能不全的患者中，大多存有腓肠肌泵功能的异常，其射血分数仅为正常者的 10% ～ 15%。静脉溃疡的发病率、静脉血反流程度以及腓肠肌泵射血分数减少程度，这三者之间存在密切的关系。当深静脉存在中度反流时，下肢溃疡的发病率约为 40%；而当存在重度反流时，溃疡发病率高达 58%。因此，下肢静脉高压的形成是静脉瓣膜关闭功能不全造成的血液反流和腓肠肌泵功能不全造成的射血分数减少的共同结果。

（四）局部炎性反应能力降低

1988 年 Coleridge Smith 等提出了“白细胞俘获”理论。这一理论认为静脉高压可使下肢毛细血管渗透压增高，导致血液浓缩高凝、血流速度减慢，迂回的毛细血管袢可以“俘获”大量白细胞，从而阻碍携氧红细胞通过。进一步的实验也确实发现静脉疾病患者外周血液中白细胞减少，但是预想的组织缺氧的结论却并未得到证实。然而最近的研究发现，下肢静脉性溃疡患者患处局部各类黏附分子表达降低，这将导致单核细胞、淋巴细胞和内皮细胞向溃疡区域的移行能力减弱，削弱了炎性修复过程，进而影响溃疡的愈合[8]。

（五）下肢深静脉血栓形成后综合征

主要是指急性下肢深静脉血栓期间血栓没有完全溶解，下肢深静脉内血栓仍然存在。即使有些患者的血栓已机化，血管可能部分再通，但是血液回流仍然受限，静脉高压仍然存在。而且这类患者大多数的下肢静脉是不通畅的，引起下肢静脉血液回流受阻。动脉血液不断地向下肢远端供血，而静脉血液却不能回流，造成下肢静脉高压，同时下肢远端组织代谢产物无法运回心脏，就不能进入肝、肾等脏器代谢排除，只能淤积在下肢远端，致使此处的皮肤发生营养障碍，加上炎症因素的作用，共同导致皮肤溃疡[9]。

（六）其他

难治性静脉溃疡之所以难以治愈，主要是因为引起溃疡的原因比较复杂，且常是多种因素共同参与。例如静脉性溃疡患者多为老年人，其中很多人又常伴有充血性心脏病、糖尿病、关节炎、深静脉血栓形成或肥胖等，这些因素常使慢性静脉功能不全进一步加剧，导致溃疡形成或迁延不愈。另外，营养不良特别是缺少胡萝卜素、维生素 A 和锌元素等都会造成溃疡难以愈合。此外，静脉性溃疡如果伴有动脉性疾病，形成动 - 静脉混合性溃疡，也使溃疡难以愈合。当然也要特别注意局部淋巴回流情况，如果病变导致淋巴回流障碍，患肢局部水肿就会加剧，周围皮肤也有可能形成脂质硬化性皮炎，影响溃疡愈合。不容忽视的是血管炎、红斑狼疮等免疫性疾病，这类疾病都会使溃疡的治疗更加棘手。

【临床表现】

静脉性溃疡多发生在小腿下 1/3，以内踝、外踝或胫骨前区最常见。溃疡形状不规则，大小不等，直径常为 3 ～ 4cm，亦可较大，甚至围绕全小腿。溃疡数目常为一个，亦可为数个。溃疡基底部有暗红色不健康的肉芽组织及程度不等的渗液；周围皮肤萎缩、硬化，有皮炎和色素沉着（图 4-7），常伴水肿和炎症，附近可见曲张的静脉。血栓后引起的溃疡常见伪上皮样增殖，基底水肿伴有浆液性渗出或腐肉。有时溃疡周围因毛细血管增生，淋巴阻滞，真皮乳头延长而产生息肉样肥厚性损害。溃疡伴疼痛，遇冷时减轻，小腿抬高时减轻，而放下后加剧。静脉性溃疡病程长，愈合后在原处或另处又可出现溃疡。小腿静脉性溃疡常可发生静脉周围炎、血栓性静脉炎或复发性蜂窝织炎。

症状方面主要有麻刺感、酸痛、灼热、疼痛、肌肉痉挛、肿胀、沉重感、皮肤瘙痒、腿部疲乏感和疲劳等。体征方面除有下肢溃疡外，下肢肿胀是常见表现，出现溃疡时最多伴发的是下肢远端皮肤色素沉着。溃疡常发生在小腿内侧，内踝上方，其次为外踝上方，足背也比较常见。而溃疡的位置多与皮肤色素沉着位置一致。

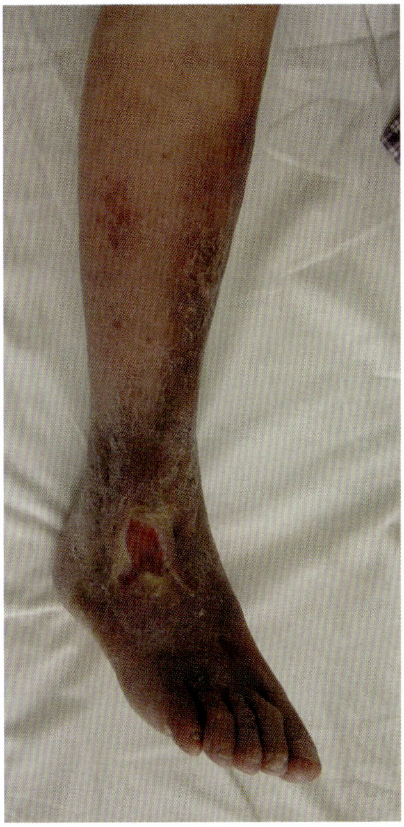

图 4-7　足部慢性静脉性溃疡

下肢色素沉着，脚踝溃疡形成和肌肉萎缩

【鉴别诊断】

下肢静脉性溃疡是由于静脉血液淤积引起局部皮肤营养不良造成的，需与动脉性溃疡鉴别。

下肢动脉性溃疡好发于肢体远侧即足趾和足根，疼痛剧烈，夜间加剧，下垂肢体可缓解。溃疡边缘开始不规则，之后呈锯齿状，底部有不健康的灰白色肉芽组织覆盖，周围组织呈慢性缺血改变。坏死组织与周边境界清楚。动脉性溃疡是由于动脉供血不足导致局部组织和皮肤的缺血和营养不良所致。这两种溃疡发生的部位也不一样，动脉性溃疡常发生在肢体末端，如脚趾、足跟等处；而静脉性溃疡多发生在足靴区，即小腿的下半部分，也就是脚踝部位或胫骨前方。动脉性溃疡较深，常继发感染，因有坏死组织，因此感染后发出恶臭味；而静脉性溃疡较浅，一般少有臭味。因动脉性溃疡是由于严重缺血造成，因此常伴剧烈疼痛；而静脉性溃疡的疼痛与之相比轻得多。根据以上特点可以区分这两种溃疡[10]。

【治疗】

下肢静脉性溃疡是静脉高压的后果，病因治疗中解除静脉高压是关键，在此基础上辅以有效的局部处理，可加速溃疡愈合。

（一）非手术治疗

对于早期、轻度、较小范围的浅表溃疡可考虑保守治疗。

1．卧床休息，抬高患肢，以减轻下肢静脉淤血及肿胀。

2．压力治疗　循序减压医用弹力袜或弹力绷带可以促进下肢静脉血液回流。工作原理是作为有弹性的压力袜子或绷带，压迫下肢静脉，促进静脉血液回流。足部的压力最高，其次是小腿的压力，而大腿部位的压力最低，符合静脉血液回流的方向。通过加压增加浅静脉系统向深静脉和心脏回流，从而减轻皮下水肿，改善局部愈合环境；同时使下肢肌肉收缩，促使血流畅通。一般应用弹力袜或弹力绷带，自肢体远端开始包扎。患者于早晨下床前套好，晚上上床前脱下。压力治疗是通过影响透壁压力梯度，减轻外周性水肿的唯一有效治疗方法。其可降低偏高的非卧床静脉压，并改变组织的透壁压力梯度以利于重吸收，同时通过减轻水肿，减少淋巴液，从而减轻组织的炎症反应。有研究表明，加压治疗对溃疡治愈的有益作用不仅能用物理和血流动力学解释，细胞因子和生长因子的水平也起重要作用。与较健康的组织相比，溃疡组织大多促炎细胞因子蛋白水平升高。加压治疗可显著减少这些细胞因子，其治愈溃疡和促炎细胞因子水平减低、抗炎细胞因子 IL-1 Ra 升高有关[11]。

3．使用改善静脉功能的药物和消除炎症的药物　药物治疗对下肢静脉溃疡的愈合有促进作用。目前临床上使用比较普及的是爱脉朗（地奥司明）、迈之灵（七叶皂苷）、威利坦、香豆素等。

4．溃疡创面的处理　只要经常在创面周围消毒，及时清除创面分泌物，保持创面干净即可。进行创面细菌培养，采用敏感抗生素进行湿敷换药，控制创面感染，待创面肉芽生长良好后可采用各种伤口生长剂，如 EGF、微赛恩、贝复济等进行治疗。另外口服硫酸锌、维生素 C、复方路通片、利尿剂和纠正贫血等可促使伤口早日愈合[12]。

（二）手术治疗

1．下肢静脉病变的手术治疗　对有静脉性溃疡的患肢，首先需通过相应检查确定致病原因是深静脉反流性疾病还是回流障碍性疾病，同时在深静脉造影 X 线片上寻找存在于溃疡底部的增粗、曲张的交通静脉，并观察曲张的浅静脉是否有分支直接从远侧进入溃疡区域。

（1）浅静脉曲张的手术治疗：下肢静脉性溃疡形成的主要因素为交通静脉瓣膜功能不全引起的血液反流，曲张静脉的血液淤滞对溃疡的发生亦起到十分重要的作用。所以纠正血液淤滞和高压状态，即结扎和剥脱大隐静脉以及溃疡部位功能不全的交通静脉支是必不可少的辅助手术。单纯的浅静脉剥脱术对于伴有交通支静脉严重反流者疗效差，溃疡容易复发，需同时处理交通支静脉[13]。

（2）深静脉的手术治疗：对原发性深静脉瓣膜功能不全，解决深静脉反流是手术治疗的关键。根据不同情况选择深静脉瓣膜重建术。应用股浅静脉瓣窦壁环包术，解剖出股浅静脉，利用人工血管补片或剥脱的大隐静脉做成窦状，下端缝合于瓣环下 2mm 的静脉壁膜，不要穿透静脉壁，管壁环缩约 1/3。该术式既保持了瓣窦形态，又保持了瓣膜长期单向开放，环包材料易得，不增加患者痛苦（详见原发性下肢深静脉功能不全部分）。

（3）深静脉血栓后综合征的静脉手术：一般来讲，静脉血栓形成 3 天后就开始机化，完全机化至少需要 2 周。大多数患者的血栓已经机化，可能有部分再通，但很难完全通畅，从而形成深静脉血栓形成后遗症，交通静脉倒流使深静脉血液反向进入浅静脉，造成浅静脉曲张，这是一种减轻深静脉高压的代偿机制。因此在患肢深静脉被血栓堵塞而侧支循环建立尚不丰富、分流量不足的情况下，结扎交通静脉和曲张的浅静脉有可能加剧深静脉高压的病情。因此对这类患者在临床表现已经减轻、各种有关检测提示侧支分流代偿较好时，再作手术阻断交通静脉和曲张的浅静脉，才有望取得满意的疗效[14]。

对深静脉血栓后综合征采用静脉转流、带瓣膜静脉移植及肌袢成形术，移植静脉采用同侧腋静脉，带 1 ～ 2 个静脉瓣。对髂静脉的血栓闭塞病变，可采用大隐静脉或人工血管行耻骨上转流，将患侧静脉血液引入健侧静脉，使患侧下肢静脉血液能够顺利回流到心脏，从而减轻了患侧下肢静脉压力，可从根本上治愈静脉溃疡。

2．皮肤溃疡的处理

（1）切除病变组织：完全切除溃疡及其附近的瘢痕组织是手术治疗的原则。在静脉性溃疡手术治疗中，切除范围宜广泛，必须在深筋膜部位结扎穿支静脉，尽可能保留深筋膜的完整性，以利术后小腿肌肉泵作用的维持。

（2）创面的修复：溃疡切除后所遗留的创面巨大，难以直接缝合，常需要移植皮肤组织来修复[15]。现将几种常用的方法介绍如下：

1）皮片移植：溃疡切除术后，所遗留创面的基底为骨膜、筋膜或皮下脂肪层，对血供良好者，可采用游离皮片移植。该手术简单，适用范围广，但易复发，故术后需长期加压包扎或穿弹力袜。当溃疡切除后，创面有裸骨暴露或腔穴状缺损时，须采用皮瓣进行修复。

2）筋膜瓣：包含深筋膜在内的皮瓣血供丰富，质地坚韧，长宽比例可超过传统的任意瓣，为溃疡修复首选。常用腓肠神经伴行血管为蒂的逆行筋膜皮瓣。皮瓣以腓肠神经行径为轴线，即小腿后面中上 1/3 交界处中点至跟腱 - 外踝中点的连线，皮瓣旋转轴点不低于外踝上 5cm。上界不超过小腿后面中上 1/3 交界处，两侧不超过小腿侧中线。皮瓣面积宜稍大于缺损面积。筋膜蒂宽 2 ～ 3cm，并将小隐静脉包含在筋膜蒂内。转移时加行小 - 大隐静脉端 - 端吻合，腓肠神经 - 隐神经端 - 侧吻合。此皮瓣的筋膜蒂另可改良为皮肤蒂，这样可适当增加皮瓣面积，且无须再行静脉吻合，术后皮瓣肿胀较轻，很少出现静脉回流障碍。

3）肌瓣、肌皮瓣：对溃疡侵犯较深，切除后遗留凹陷的创面，可用肌皮瓣或肌瓣加皮片移植进行修复。常用腓肠肌内、外侧头肌皮瓣，比目鱼肌肌瓣、腓肠肌肌瓣、小趾展肌肌瓣。以比目鱼肌肌瓣为例，比目鱼肌肌肉血供呈节段性，主要来自胫后动脉，其外侧血供来自腓动脉的分支。最远端的两个血管分支位于内踝上 5 ～ 7cm 处。比目鱼肌以胫后动脉近侧或远侧血管分支为蒂形成肌瓣，顺行或逆行转移修复小腿中下部创面。

参考文献

1. Imbernon A，Blazquez C，Puebla A，*et al*. Chronic venous ulcer treatment with topical sevoflurane. *Int Wound J*，2016，13：1060-1062.

2. Peart J. Influence of psychosocial factors on coping and living with a venous leg ulcer. *Br J Community Nurs*，2015，Suppl Community Wound Care：21-22，24，26-27.

3. Campos WJ，Torres IO，Da SE，*et al*. A prospective randomized study comparing polidocanol foam sclerotherapy with surgical treatment of patients with primary chronic venous insufficiency and ulcer. *Ann Vasc Surg*，2015，29（6）：1128-1135.

4. Varatharajan L，Thapar A，Lane T，*et al*. Pharmacological adjuncts for chronic venous ulcer healing：a systematic review. *Phlebology*，2015.

5. Erfurt-Berge C，Erdmann M，Brauner K，*et al*. Eccrine porocarcinoma mimicking a venous leg ulcer. *Int Wound J*，2016，13：1063-1064.

6. Comerota A，Lurie F. Pathogenesis of venous ulcer. *Semin Vasc Surg*，2015，28（1）：6-14.

7. Filkor K，Nemeth T，Nagy I，*et al*. The expression of inflammatory cytokines，TAM tyrosine kinase receptors and their ligands is upregulated in venous leg ulcer patients：a novel insight into chronic wound immunity. *Int Wound J*，2016，13（4）：554-562.

8. Rasool S，Johnston GA，Bamford MW. A venous ulcer on the hand secondary to an arteriovenous fistula for hemodialysis treated successfully by transvenous embolization. *Kidney Int*，2015，87（3）：666.

9. Kanchanabat B，Stapanavatr W，Kanchanasuttiruk P. Total superficial vein reflux eradication in the treatment of venous ulcer. *World J Surg*，2015，39（5）：1301-1305.

10. Young CJ，Dardik A，Sumpio B，*et al*. Venous ulcer：late complication of a traumatic arteriovenous fistula. *Ann Vasc Surg*，2015，29（4）：831-836.

11. Morimoto N，Kuro A，Yamauchi T，*et al*. Combined use of fenestrated-type artificial dermis and topical negative pressure wound therapy for the venous leg ulcer of a rheumatoid arthritis patient. *Int Wound J*，2015.

12. Hussain SM. A comparison of the efficacy and cost of different venous leg ulcer dressings：a retrospective cohort study. *Int J Vasc Med*，2015，2015：187531.

13. Baquerizo NK，Yim E，Van Driessche F，*et al*. Educational interventions in venous leg ulcer patients. *Wound Repair Regen*，2015，23（1）：137-140.

14. Mcculloch J，Mahoney E，Mccallon S. Enhancing the role of physical therapy in venous leg ulcer management. *JAMA Dermatol*，2015，151（3）：327.

15. Bolton L L，Girolami S，Corbett L，*et al*. The Association for the Advancement of Wound Care（AAWC）venous and pressure ulcer guidelines. *Ostomy Wound Manage*，2014，60（11）：24-66.

三、原发性下肢深静脉瓣膜功能不全

【定义】

原发性下肢深静脉瓣膜功能不全（primary lower extremity deep venous valve insufficiency）指深静脉瓣膜不能紧密关闭，引起血液反流，但无先天性或继发性原因，不同于深静脉血栓形成后瓣膜功能不全[1]。深静脉中瓣膜的游离缘伸长、松弛、下垂，以致在重力作用下血液反流时，不能使两个相对的瓣叶在管腔正中紧密对合，从而引起深静脉反流性病变，造成下肢静脉系统淤血和高压而导致一系列临床症状和体征。先天性静脉壁薄弱、扩张、静脉瓣膜缺陷、静脉腔内压力持久升高以及老年静脉壁及瓣膜退行性变是导致下肢静脉瓣膜关闭不全的主要原因。

下肢深静脉功能不全有两种类型，一种是继发性，即血栓形成后遗症，表现为静脉回流障碍；另一种是原发性，即原发性深静脉瓣膜功能不全，表现为静脉血液反流。过去认为下肢深静脉功能不全主要是深静脉血栓形成后遗症所造成的病变，但是通过对大量病例的临床观察和研究发现，在下肢深静脉功能不全的患者中，大多数是原发性下肢深静脉瓣膜功能不全。1976 年，Kistner 在一篇报道中简略地提到，下肢深静脉瓣膜功能不全的原因除是继发于血栓形成后遗症外，也可能是原发性的，即瓣膜缺如或发育不良[2]。1980 年，Kistner 总结了 200 余例下肢深静脉造影资料和手术经验，正式确认这是完全不同于血栓形成后遗症的另一种新的病变，并命名为“原发性下肢深静脉瓣膜功能不全”[3]。原发性瓣膜功能不全多发生于双侧下肢的多个平面；股静脉瓣膜功能不全的发病率高于腘静脉。

原发性下肢深静脉瓣膜功能不全常与股隐静脉瓣功能不全同时存在，二者都因下肢静脉高压和淤血而导致一系列临床表现（见下肢静脉曲张部分）。本病在足靴区皮肤可发生营养性变化，如脱屑、变薄、变硬、粗糙、色素沉着及溃疡形成等，较单纯股隐静脉瓣膜功能不全为重。

【病因和病理生理】

原发性下肢深静脉瓣膜功能不全的瓣膜结构薄弱，在持久的逆向血流及血柱重力作用下，瓣膜游离缘松弛，因而不能紧密闭合，造成静脉血经瓣叶间的裂隙向远侧反流。由于持久的超负荷回心血量，导致静脉管腔扩大，造成瓣膜相对短小而关闭不全，故又称“相对性下肢深静脉关闭不全”。如果深静脉瓣膜发育异常，仅有单叶或虽有三叶但不在同一平面，或瓣膜缺如，也会导致静脉高压和瓣膜关闭不全。除静脉壁薄弱、静脉瓣膜发育不良等潜在原因外，长期静脉近侧段逆向压力增加并作用于远侧的深静脉瓣膜，是致病的主要因素。Kistner 认为下肢深静脉近侧段压力升高，即逆向重力持续增强和冲击，首先使瓣膜游离缘松弛、伸长、下垂而对合不全，最终瓣膜失去单向开放功能，导致血液反流，继而酿成静脉高压性病变，导致静脉淤血性扩张[4]。静脉扩张是瓣膜损伤后所造成的结果；垂直血柱重力作用，首先破坏股浅静脉第 1 对瓣膜，并按照“多米诺骨牌”效应，顺序损坏其远侧股浅静脉中的诸瓣膜。病变初期，由于人体的代偿功能，特别是腓肠肌有效的泵作用，静脉血液仍能快速回流入心，不发生任何症状。当瓣膜破坏一旦越过腘静脉平面，一方面小腿静脉壁和瓣膜因离心较远而承受更高的压力；另一方面，当小腿深静脉瓣膜破坏后，深静脉血液向远侧反流，由于腓肠肌泵的收缩作用，可使远侧深静脉瓣膜和交通静脉瓣膜遭到破坏，当腓肠肌收缩时，深静脉中的部分血液经交通静脉倒流入踝上静脉网，使局部浅静脉系统处于淤血和高压状态，从而引起足靴区一系列皮肤营养障碍性病理变化。

【临床表现】

患者可出现与单纯性浅静脉曲张类似的症状和体征，但是远较单纯性大隐静脉曲张明显和严重。

1．浅静脉曲张　是最早出现的病理改变。多发生沿大隐静脉和（或）小隐静脉解剖位置分布的浅静脉扩张、伸长，曲张的静脉蜿蜒迂曲，部分可出现球状扩张。曲张静脉可因血流缓慢而合并感染，导致血栓性浅静脉炎。

2．肿胀、胀痛　是深静脉功能不全、静脉高压的特征性表现。下肢出现明显的乏力、酸胀、不适或胀痛，有时可有小腿肌肉抽搐。小腿均匀性肿胀，胫前可有指压性水肿。症状在午后、行走时加重，晨起、休息、抬高患肢可缓解。

3．皮肤营养性改变　皮肤营养性改变包括皮肤萎缩、脱屑、瘙痒、色素沉着、皮肤和皮下组织硬结、湿疹和溃疡形成。如合并踝部交通静脉功能不全，则可加速这些变化的出现。高度扩张的浅静脉易因轻度外伤或自行穿破而出血，且难以自行停止。需特别强调的是，患者睡眠中发生的出血是非常危险的。

【诊断性检查】

下肢深静脉顺行造影和逆行造影结合 Valsalva 技术，可进一步测定深静脉瓣膜功能。根据 Kistner 标准[3]，瓣膜功能的分级如下：

1．瓣膜功能健全（0 级）　平静呼吸时，无造影剂通过瓣膜向远侧泄漏。

2．轻度瓣膜功能不全（Ⅰ级）　有少许造影剂通过股浅静脉最高一对瓣膜向远侧泄漏，但不超过大腿近段。

3．中度瓣膜功能不全（Ⅱ～Ⅲ级）　有多量的造影剂通过深静脉瓣膜反流，直达小腿。这一级的瓣膜功能不全可分为中度轻（Ⅱ级）和中度重（Ⅲ级）两类，前者造影剂反流终止于腘窝平面，后者超过腘窝平面。

4．重度瓣膜功能不全（Ⅳ级）　造影剂向远侧反流，直达踝部。

【鉴别诊断】

需与深静脉血栓形成后遗症、原发性大隐静脉曲张和 Klippel-Trenaunay 综合征等相鉴别。

1．下肢深静脉血栓形成后综合征　多数患者既往有明确的下肢深静脉血栓病史，有突发性下肢肿胀、增粗病史。在深静脉血栓形成后期出现下肢浅静脉曲张，患肢肿胀明显，伴肢体沉重、胀痛不适，胫前凹陷性水肿，皮肤营养障碍较明显。多普勒超声检查提示深静脉血液回流不畅，同时存在血液反流。下肢静脉造影显示，深静脉管壁毛糙，静脉管腔呈不规则狭窄，部分静脉显示扩张。

2．静脉畸形骨肥大综合征（Klippel-Trenaunay 综合征）　本病有以下三联征：异位浅静脉曲张；患肢较健侧增粗、增长；有大片的红褐色血管痣样变化，称为“葡萄酒色斑”。

3．单纯性下肢静脉曲张　下肢深静脉瓣膜无关闭不全，单纯大隐静脉血液反流，浅静脉迂曲扩张比较明显，严重者出现皮肤色素沉着、湿疹、慢性溃疡。活动、站立后症状加重，卧床休息后症状减轻但不能完全缓解。静脉造影可明确诊断，逆行静脉造影可了解深静脉瓣膜的功能及反流程度。

【治疗】

凡有明显临床症状和体征，经各种检查确诊为原发性下肢深静脉瓣膜功能不全，属 3

级或 4 级深静脉反流者，都是行深静脉瓣膜重建术的适应证。应根据静脉瓣膜破坏的严重程度，采用合理的术式进行手术治疗。瓣膜重建术包括瓣膜修复术和瓣膜替代术两大类。前者主要为腔内瓣膜修复术、管壁外瓣膜修复术和瓣膜包窄术等；后者包括自体带瓣静脉段移植术、深静脉移位术和腘静脉外肌袢形成术等。

由于股浅静脉第 1 对瓣膜的位置恒定、坚韧度最强，一般认为下肢深静脉主干近侧的逆向压力，一旦破坏该瓣膜后，可因“多米诺骨牌”效应，使其远侧的诸瓣膜相继发生关闭不全，造成下肢静脉系统淤血和高压。因此，学者们多主张以股浅静脉第 1 对瓣膜为中心，施行各种瓣膜重建手术[6]。术前行深静脉造影时摄取的 X 线片，有助于在术中找寻病变的瓣膜。

（一）股浅静脉瓣膜腔内修复术

1975 年，Kistner 首先提出采用股浅静脉瓣膜修复术治疗原发性下肢深静脉瓣膜功能不全[5]，主要是将股浅静脉第 1 对瓣膜的游离缘与管壁做多个间断缝合，使其缩短并回复到正常的半挺直状态，使瓣窝在充满反流的血液后，两个相对瓣叶的游离缘能够在管腔正中紧密对合以制止反流。

手术方法：在患肢大腿根部股动脉搏动内侧做纵向切口，长约 10cm。切开深筋膜找到股动脉后，从其后内方游离股总静脉和股浅静脉，并在股浅静脉外侧显露出股深静脉及其与股浅静脉汇合处，在此远侧 2 ～ 3cm 可找到股浅静脉第 1 对瓣膜。该处静脉略为膨出，于管壁上可见瓣膜的两个杯状外形。在此瓣膜远侧 3 ～ 5cm 处阻断血流，经静脉注入肝素，使全身肝素化。阻断股总、股浅和股深静脉血流。

按 Kinster 的手术方法[5]，在管壁上清楚识别两个瓣叶的汇合部位，选择其中 1 个外形轮廓清晰而位置合适者，在其正中的管壁上用 6 号无损伤缝针线缝 1 针作为标记，然后距此标记 3cm 处正对此标记纵向切开管壁，以细小剪刀再向近侧切开 3cm，注意不能破坏瓣叶本身。将切缘向两侧牵开，以含肝素的生理盐水冲洗瓣窝，使瓣叶游离缘漂浮在溶液中，观察其病变情况和程度，可清楚地看到两个瓣叶的游离缘均有不同程度的松弛、伸长状态，呈荷叶边形。先分别修复切缘两侧的瓣叶游离缘，以 6-0 号无损伤缝针线分别在两侧瓣叶汇合处的平面从管壁外向内进针，穿过距交汇点的游离缘，然后于进针的平面向管外出针，最后在管壁外将缝线收紧打结；另一个未被切开的瓣叶汇合处，可将两个游离缘按上述方法同时做一次性修复，这样每缝合 1 针，即可使松弛的游离缘缩短 2mm 左右。如果缝合修复后，游离缘仍有松弛、下垂的情况，可再于瓣叶汇合处做追加缝合，直到两个瓣叶游离缘恢复正常的半挺直状态为止。瓣膜修复满意的标准是再度测试时血液不再反流，即用手指在股总静脉上向远侧轻加挤压时，血液受阻于修复的瓣膜处，管壁膨出、扩大而无反流。

Kistner[5] 报告利用静脉内瓣膜修复成形术治疗原发性深静脉瓣膜功能不全，经 15 年随访有 73% 的病例疗效优良，瓣膜功能保持正常或接近正常，且可预防溃疡复发。静脉内瓣膜修复成形术的疗效已被许多文献所肯定，但此术式操作较为复杂，术中需阻断和切开静脉，术后易引起血栓形成及需用大量抗凝药物。而静脉瓣膜外修复成形术可以避免上述这些缺点，并可在一次手术中修复多对瓣膜，术后切口并发症极少，缺点是修复的准确性不如静脉内修复。

（二）股静脉第一对瓣膜腔外成形术

股静脉第一对瓣膜腔外成形术是于瓣膜所在部位的静脉管壁上应用人工血管补片或

自体阔筋膜片做一系列间断缝合，使管腔缩窄，以恢复静脉瓣膜的单向开放功能，也称为“戴戒术。手术目的在于缩小病变瓣膜处的管腔，包裹缩窄的部位应选择在瓣膜所在处[6]。这样当血液反流致瓣窝充盈时，由于扩大的管腔已被缩小，可将两个瓣叶松弛的游离缘限制在管腔正中并互相靠拢，不再向下方翻转，从而制止血液反流[7]。

瓣膜处静脉管腔缩窄的程度是本手术较难把握的地方，过度缩窄易引起深静脉血栓形成或静脉回流受阻，缩窄不足则易导致手术失败或复发。实验表明，手术时将静脉管腔缩窄 1/3 较合适，目前临床也多采用，但手术中较难掌握，原因是静脉在游离过程中易痉挛，找到并游离静脉瓣膜后，静脉挛缩程度也相当严重，在此基础上再将静脉管腔缩窄 1/3 往往会导致术后下肢肿胀。有效的解决办法为：手术游离在动脉上进行，尽量减少对静脉的干扰。找到瓣膜后，先不进行游离，用钢尺准确测量其周长后再游离，测量确定后即可实施戴戒，缩窄至测量值的 1/3。部分患者静脉壁与周围组织粘连严重，尤其是在患肢穿刺造影后，静脉游离前无法准确测量。我们在手术中发现，大多情况下受扰静脉挛缩程度恰为原周长的 1/3 左右，故可在游离后（静脉已挛缩）直接在瓣膜处以自体阔筋膜片或人工血管补片环绕，而不作缩窄，待检测瓣膜功能后再行部分缩窄（图 4-8、图 4-9）。

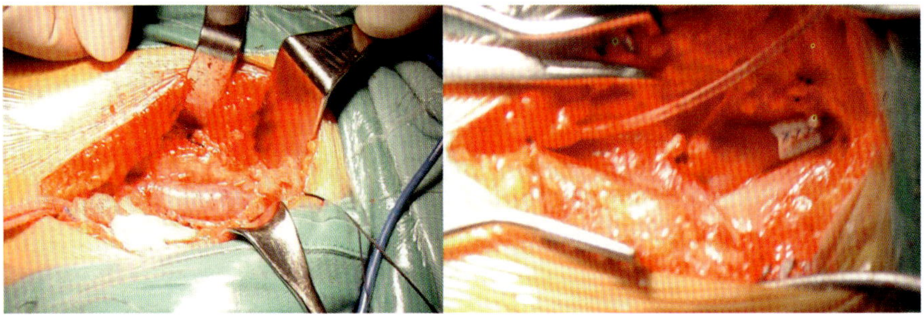

图 4-8 股静脉第一对瓣膜腔外成形术，术中游离显露股静脉第一对瓣膜（箭头指向位置），腔外以人工血管补片包裹缩窄

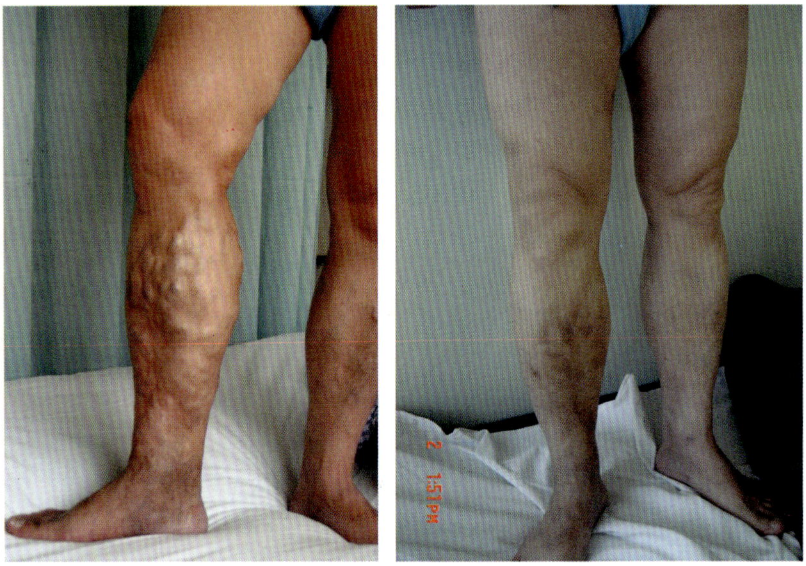

图 4-9 股静脉第一对瓣膜腔外成形术结合浅静脉剥脱电凝术，术后复查腿部肿胀不适症状消失，扩张浅静脉消失

（三）单纯浅静脉手术

有些学者报道，大隐静脉曲张发生浅静脉反流性病变，也是引起深静脉瓣膜功能不全的病因之一。Bergan 指出，在单纯性浅静脉反流性病变，由于经交通静脉流入深静脉的血量增加，可使深静脉主干伸长和扩张，最终导致深静脉瓣膜功能不全；当深静脉高压破坏交通静脉瓣膜，并使深静脉血液向外反流后，则在踝部引起皮肤营养障碍病变。阻断浅部的反流通道，可使患肢深静脉血流动力状态得到改善[8]。Walsh 等报道 29 条患肢，术前经双向多普勒超声检测，证实有股浅静脉和大隐静脉倒流者，做大腿部大隐静脉剥脱术，深静脉的倒流消失[9]。Sales 等报道了 17 条同样病变的患肢，经近侧段大隐静脉剥脱和曲张浅静脉分段结扎后，深静脉反流在 10 条患肢中消失。这是由于交通支阻断，深静脉无法向外反流，进入深静脉的血量增多，小腿肌肉泵负荷加重所导致的结果[10]。

因此，对大部分下肢静脉曲张伴原发性下肢深静脉瓣膜功能不全，单独进行浅静脉高位结扎剥脱术即可达到满意结果。下肢浅静脉手术后对深静脉瓣膜功能的总体改善率为 65.7%。需要强调的是隐静脉的高位结扎一定要彻底，静脉主干剥脱要完全，曲张的静脉团块及交通静脉去除要干净，这是手术成功和降低复发率的关键所在。对下肢静脉曲张单纯行浅静脉手术可在一定程度改善深静脉瓣膜功能，手术近期效果好，可有选择性地应用于某些早期深静脉瓣膜功能不全的病例。但对于病程超过 20 年、术前检查发现股浅静脉和腘静脉同时存在反流、年龄大于 60 岁的患者，术前要考虑到术后恢复不佳的可能性而应行深静脉瓣膜功能修复术[11]。

目前国内大部分学者提出对于原发性下肢深静脉瓣膜功能不全患者，可先行浅静脉手术，且认为单纯浅静脉术可在一定程度上改善深静脉瓣膜功能，如无效或复发再进行深静脉瓣膜重建。深静脉功能重建的适应证包括：①出现大面积色素沉着、溃疡等（CEAP 分级 C4 ~ C6）；②严重的静脉性肿胀；③浅静脉高位结扎剥脱术后症状无改善甚至加重者[12]。如同时行大隐静脉高位结扎、曲张静脉剥脱和交通支静脉结扎术，术中注意点见下肢静脉曲张手术。应仔细结扎腹股沟区切口中的细小管道，以防术后发生淋巴瘘而影响切口愈合。

（四）术后处理

抬高患肢，鼓励患者在麻醉作用消失后作患肢足趾背伸运动，早期下床活动。瓣膜修复成形术后应予肝素抗凝 1 周，此后过渡到华法林口服抗凝，至少持续半年。术后 3 ~ 5 天静脉滴注东莨菪迪芙和麦通纳注射液，每日 1 次。口服肠溶阿司匹林片 100mg，每日 1 次，共 4 周。患者切口愈合能行走，无并发症，即可出院。3 个月及半年后复查治疗效果，注意有无复发。

参 考 文 献

1. Kistner RL. Primary venous disease：deep and superficial reflux. Treatment of primary venous insufficiency. *Hawaii Med J*, 2000, 59（6）: 265.
2. Kistner RL. Proceedings：Post-phlebitic syndrome. Cure by surgical repair of the incompetent femoral value. *J Cardiovasc Surg（Torino）*, 1976, 17（1）: 85-86.
3. Kistner RL. Primary venous valve incompetence of the leg. *Am J Surg*, 1980, 140（2）: 218-224.
4. Kistner RL. Definitive diagnosis and definitive treatment in chronic venous disease：a

concept whose time has come. *J Vasc Surg*, 1996, 24 (5): 703-710.
5. Kistner RL, Eklof B, Masuda EM. Diagnosis of chronic venous disease of the lower extremities: the "CEAP" classification. *Mayo Clin Proc*, 1996, 71 (4): 338-345.
6. 王春喜，韩丽娜，浦东力，等. 小切口瓣膜修复联合血管内电凝治疗原发性下肢深静脉瓣膜功能不全. 中国普通外科杂志，2007（06）：542-544.
7. 何阳，赵渝. 原发性下肢深静脉瓣膜功能不全的手术治疗现状. 重庆医科大学学报，2007（07）：782-784.
8. 王深明. 应注意掌握下肢深静脉瓣膜功能不全的外科治疗指征与技巧. 中华医学杂志，2007（43）：3028-3029.
9. 赵军，董国祥. 下肢静脉曲张伴原发性深静脉瓣膜功能不全手术方法的探讨. 中华普通外科杂志，2002（01）：19-20.
10. 蒋米尔，陆民，黄新天，等. 股浅静脉瓣膜包窄术治疗下肢深静脉瓣膜功能不全的评价. 中国现代普通外科进展，2001（01）：45-47.
11. 赵军，董国祥，李选. 下肢静脉曲张与深静脉瓣膜功能不全关系探讨. 中国现代医学杂志，2001（11）：28-29.
12. 李维敏，蒋米尔，陆民，等. 瓣膜重建术治疗干肢深静脉瓣膜功能不全. 外科理论与实践，2000（03）：173-175.

四、下肢淤滞性皮炎

下肢淤滞性皮炎（stasis dermatitis）是由于下肢静脉曲张等疾病致使下肢静脉循环障碍、慢性淤血而导致的微血管病变和慢性皮肤炎症反应，是慢性下肢静脉功能不全的一种常见表现[1]。多发生在小腿下 1/3 处，久之容易在接近踝部发生营养障碍性溃疡。如处理不当容易引起全身泛发，是造成泛发湿疹（自身敏感性皮炎）最常见的原因之一。

【流行病学】

据估计淤滞性皮炎患病率在 1% 以上。患病率随年龄增长而上升，女性较男性更易罹患[2]。虽然不是所有慢性静脉功能不全者都会出现淤滞性皮炎，但多数会有淤滞性皮炎的发作，静脉性溃疡者几乎都伴发淤滞性皮炎。

【发病机制】

主要与慢性炎症及微血管病变有关。先天或后天性长期的静脉高压使微脉管系统的血流减慢，毛细血管扩张并损伤毛细血管的通透屏障，从而使液体及血浆蛋白进入组织，导致组织水肿，并引起红细胞外渗，形成淤积性"紫癜"及含铁血黄素沉积，这些会导致微血管病，活化中性粒细胞及巨噬细胞至受累区域，形成慢性炎症，血小板在微脉管中聚集并可能引起灶状血栓形成[3]。因此，典型的淤滞性皮炎分布区就是微血管病变最重的区域，即内踝上部，而且皮炎最常出现在曲张的静脉之上。另外，局部用药处理不当或继发静脉性溃疡的渗出物易引起过敏性和（或）刺激性皮炎，会加重皮肤炎症反应，甚至造成泛发湿疹表现，即自身敏感性皮炎[4]。

【临床表现】

1. 早期表现　通常是小腿内侧近踝部的可凹性水肿，与主要交通静脉的位置一致。可见淤滞性紫癜，为黄褐色斑点状含铁血黄素沉积。皮肤可伴干燥及瘙痒，但尚未出现淤滞性皮炎或很轻微（图 4-10）。

2．中期表现　皮肤可见明显含铁血黄素沉积及白色萎缩改变。皮肤、皮下及深筋膜出现渐进性硬化并粘连以及慢性脂肪皮肤硬化症。在小腿远端形成一个勒紧小腿的坚实环状套，即小腿呈倒挂的“酒瓶样外观”[5]。可继发静脉性溃疡，自发或因搔抓或创伤后引起（图 4-11，图 4-12，图 4-13）。

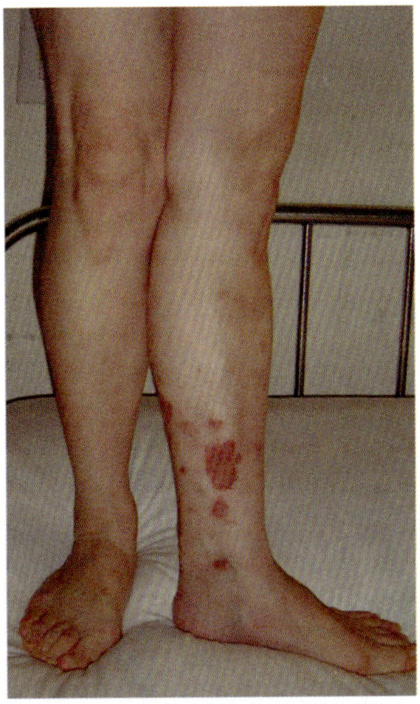

图 4-10　下肢淤滞性皮炎的早期表现

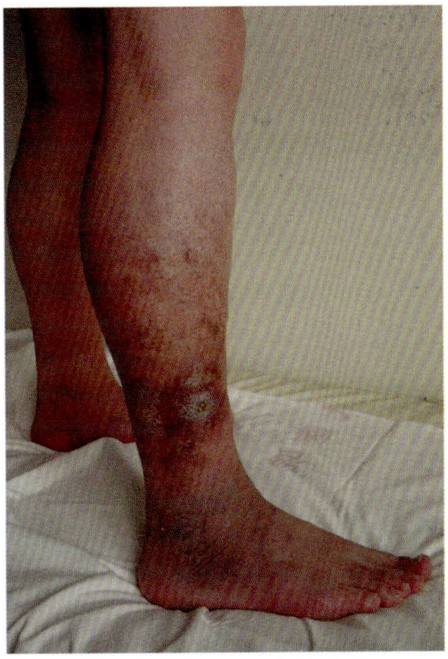

图 4-11　典型淤滞性皮炎

3．晚期表现　脂肪皮肤硬化症时会出现淤滞性皮炎：内踝周围红斑、鳞屑最明显，逐渐扩展，可累及整个下肢远端，甚至出现静脉性溃疡。皮炎弥漫，瘙痒严重，可见抓痕、糜烂、渗出、结痂及苔藓化（图 4-14）。出现水疱时需要考虑接触性致敏因素。若控制不佳可全身泛发，导致泛发湿疹（自身敏感性皮炎），常急性发生，可能需较长时间才能消退[6]。

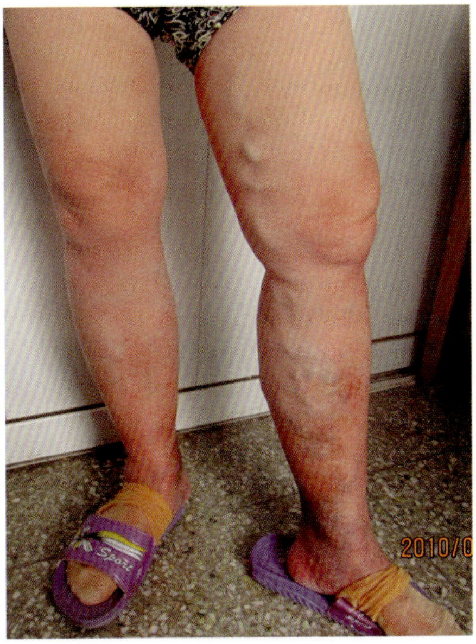

图 4-12　大隐静脉曲张继发下肢淤滞性皮炎

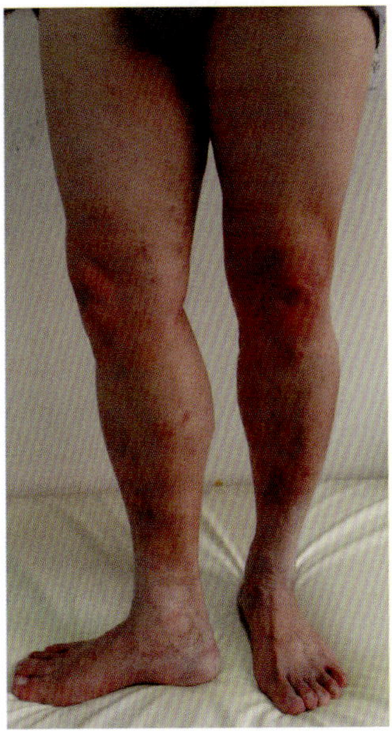

图 4-13　下肢淤滞性皮炎的中期表现

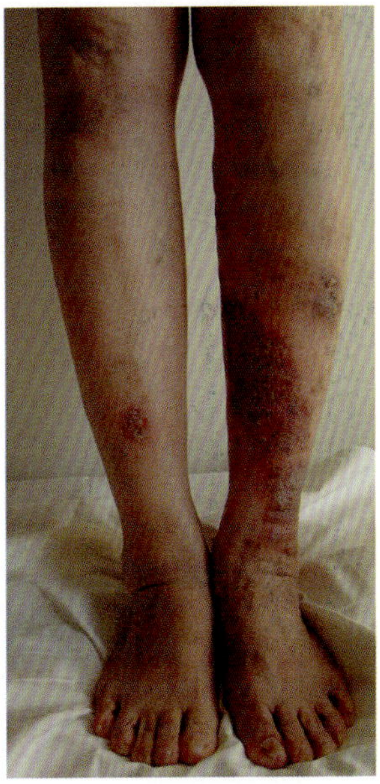

图 4-14　下肢淤滞性皮炎的晚期表现

【治疗】

下肢淤滞性皮炎的患者常最先到皮肤科就诊，单纯外用药物治疗往往是治标不治本，停药后很快复发，患者非常痛苦，给个人和家庭带来巨大的精神和经济负担。因此该病主要是原发病的治疗，即控制静脉高压，辅以皮科外用药治疗。

1．控制静脉高压　基本措施包括戴弹力加压绷带、穿弹力袜以改善静脉回流；抬高患肢，改变久站的生活方式，以防止血液在静脉淤积和皮下液体积聚。锻炼腓肠肌群以增加肌肉泵促进静脉回流的作用。必要时需要外科手术治疗。我院行微创剥脱电凝术治疗该病，去除功能不全的隐静脉等（详见下肢静脉曲张部分），伤口小、愈合快、瘢痕小，患者恢复快。

2．外用药物治疗　同其他类型湿疹的外用药治疗原则。急性期可外用 0.05% 盐酸小檗碱溶液或 0.1% ～ 0.5% 依沙吖啶溶液冷湿敷，待分泌物减少再外用糖皮质激素乳膏和 40% 氧化锌油或氧化锌糊剂。慢性期皮损外用糖皮质激素乳膏和 20% 氧化锌软膏或青硼软膏等。皮炎顽固者可外用钙调神经磷酸酶抑制剂，如 0.1% 他克莫司软膏。出现皮肤感染时需要外用抗菌药物软膏或系统应用抗菌药物。平时注意加强局部皮肤保湿润肤护理。使用外用药物或润肤剂时需谨慎，因为淤滞性皮炎患者的皮肤容易受到刺激或发生过敏反应，很多外用药物如抗菌药物（如新霉素乳膏）、外用糖皮质激素、羊毛脂、乳化剂、消毒（碘）防腐剂及氧化剂、香料、植物来源的化妆品及现代的伤口敷料都可能加重病情。

参考文献

1．杨景煜，贺桂英．血府逐瘀胶囊治疗淤滞性皮炎疗效观察．北京中医，2006（10）：640-641．

2．林兰．美得喜（肝素钠）乳膏封包治疗 60 例淤滞性皮炎的临床观察．临床皮肤科杂志，2002（03）：194．

3．Schmutz JL，Trechot P．Stasis dermatitis and levofloxacin．*Ann Dermatol Venereol*，2014，141（8-9）：567．

4．Hyman DA，Cohen PR．Stasis dermatitis as a complication of recurrent levofloxacin-associated bilateral leg edema．*Dermatol Online J*，2013，19（11）：20399．

5．Sippel K，Mayer D，Ballmer B，*et al*．Evidence that venous hypertension causes stasis dermatitis．*Phlebology*，2011，26（8）：361-365．

6．Deguchi E，Imafuku S，Nakayama J．Ulcerating stasis dermatitis of the forearm due to arteriovenous fistula：a case report and review of the published work．*J Dermatol*，2010，37（6）：550-553．

五、布 - 加综合征

下肢静脉曲张患者，若伴有腰背部静脉曲张、腹腔积液、肝脾大等症状和体征，应考虑布 - 加综合征的诊断。此类患者下肢静脉曲张常伴色素沉着、慢性皮肤营养性改变、溃疡形成，继续发展可致下肢感染、静脉血栓、静脉炎，导致下肢剧痛。对此类患者若只针对下肢静脉曲张行手术治疗，手术效果较差，且易导致曲张复发。因此，对有下肢疼痛和下肢静脉曲张的患者，应该考虑布 - 加综合征的可能。

Budd（1945）和 Chiari（1899）分别报告了因肝静脉炎引起的肝静脉血栓形成病例的

临床和病理特点。后来即将肝静脉阻塞引起的症状群称为 Budd-Chiari 综合征（布 - 加综合征）。现今文献中所用的 Budd-Chiari 综合征还包括肝段下腔静脉阻塞引起的肝静脉血回流障碍。随着发现的病例越来越多，目前所指的 Budd-Chiari 综合征包括了任何原因引起的肝窦流出道受阻的疾病，伴或不伴下腔静脉高压，即除单纯的肝静脉或肝小静脉梗阻外，还包括肝段下腔静脉梗阻、下腔静脉右心房入口梗阻及多灶性下腔静脉和肝静脉梗阻 [1]。本病青年男性多见，男女之比为（1.2 ～ 2）：1，发病年龄在 25 ～ 75 岁，以 20 ～ 40 岁多见。

【病因】

布 - 加综合征的病因尚未完全明确，医疗界普遍认可以下几种机制。

（一）血栓形成学说 [2]

大量临床资料表明，本病与血液高凝状态有关，如真性红细胞增多症、阵发性睡眠性血红蛋白尿、各种疾病产生的内毒素及外源性毒素（如含生物碱的植物及重金属）中毒、妊娠晚期或围生期和口服避孕药的妇女以及胃肠道的急、慢性疾病等，发生布 - 加综合征的相对危险明显增高。近年来多数学者赞同这一学说。

（二）隔膜形成学说 [2]

在日本、印度、南非和我国的病例资料中，隔膜性布 - 加综合征占总病例数的 1/3 ～ 2/3。不少学者认为病变隔膜发生部位固定、组织学结构与下腔静脉壁相似等可能是胚胎发育异常所致。肝段下腔静脉的隔膜一般极薄，1 ～ 2mm 厚，距下腔静脉在右心房的开口处 3 ～ 4cm。41%在肝静脉开口之上；40%隔膜从左下斜行至右上，在左、中肝静脉与右肝静脉开口之间，将静脉隔开；19%在肝静脉开口之下。在下腔静脉隔膜、狭窄或闭锁畸形时，肝静脉可无开口、开口被血栓堵塞或开口通畅。即使肝静脉开口通畅，肝静脉血液回流可因近端下腔静脉阻塞而受阻。但多数学者认为此发育异常只是血栓形成的参与因素。

（三）其他因素

1．非血栓性阻塞　下腔静脉的原发性肿瘤、外伤及介入性检查损伤或异物等。

2．外压性因素　肝肿瘤、脓肿、血肿、囊肿、肝结核，肝梅毒，树胶样肿，腹膜后肿瘤等压迫肝静脉或肝段下腔静脉，亦可引起布 - 加综合征。

3．罕见因素　某些胶原性疾病，化学、放射性损伤，过敏性血管炎，特发性坏死性肉芽肿性血管炎，白塞综合征等。

【分型】

（一）根据阻塞部位、范围分型

分为四型。

Ⅰ型：肝静脉阻塞型，占 10% ～ 20%。本型南方较北方多见。本型中肝段下腔静脉常有长条状狭窄。可分为 2 种亚型，即 a 型：肝静脉近心端膜性阻塞，远心端扩张；b 型：肝静脉广泛狭窄闭塞。

Ⅱ型：下腔静脉阻塞型，占 50% ～ 70%。主要为肝段下腔静脉狭窄，主肝静脉开口在狭窄段的远心端，肝静脉回流受阻。

Ⅲ型：肝、腔静脉阻塞型，又称混合型，占 20% ～ 30%。是上述Ⅰ、Ⅱ型的综合体。

Ⅳ型：肝小静脉闭塞型，为肝小静脉广泛阻塞，主肝静脉和下腔静脉通畅，而肝静脉楔压降低。极少见。

（二）根据病程分型

分为三型。

1．急性型　病程多在1个月以内。此型患者临床表现非常像急性重型肝炎。骤然发作腹痛、腹胀，随即出现肝大和大量腹水，腹壁静脉扩张，伴不同程度的肝功能损害。重症患者呈现休克或肝衰竭而迅速死亡。

2．亚急性型　病程在1年以内。临床表现最为典型，腹水是基本特征，见于90%以上的患者，腹水增长迅速，持续存在，多呈顽固性。多数患者有肝区疼痛、肝大、压痛。下肢水肿往往与腹部、下胸部及背部浅表静脉曲张同时存在。约1/3的患者出现黄疸和脾大。

3．慢性型　病程数月或数年，呈隐匿性起病，开始仅表现为上腹不适或腹胀，随后逐渐发生肝大、腹水和腹壁静脉扩张，少数患者有轻度黄疸。病期甚长者，有脾大和食管静脉曲张，甚至呕血和黑便。合并下腔静脉阻塞的患者，胸、腹侧壁静脉怒张十分明显，血流方向自下向上。双侧下肢水肿，小腿皮肤有棕褐色色素斑点，重症患者有下肢静脉曲张，甚至足踝部发生营养性溃疡。双侧下肢静脉压升高。

【临床表现】

发病年龄视发病原因而异，先天性发育异常者发病较早，因后天原因发病者起病年龄可能较晚。临床表现、体征与阻塞部位有关，Okuda等提出下腔静脉肝段病变与肝静脉阻塞完全是两种不同的综合征[3]：①单纯肝静脉阻塞者，以门脉高压症状为主，表现为食欲不振、恶心呕吐，腹胀、腹痛、腹水，肝、脾大，黄疸，腹壁浅静脉曲张，后期严重者会出现消化道出血、肝性脑病。②下腔静脉阻塞者在肝静脉阻塞临床表现的基础上，常伴有乏力、气喘、心悸，双下肢水肿，双下肢静脉曲张、皮肤色素沉着、溃疡，腹壁、腰背浅静脉曲张（图4-15）。

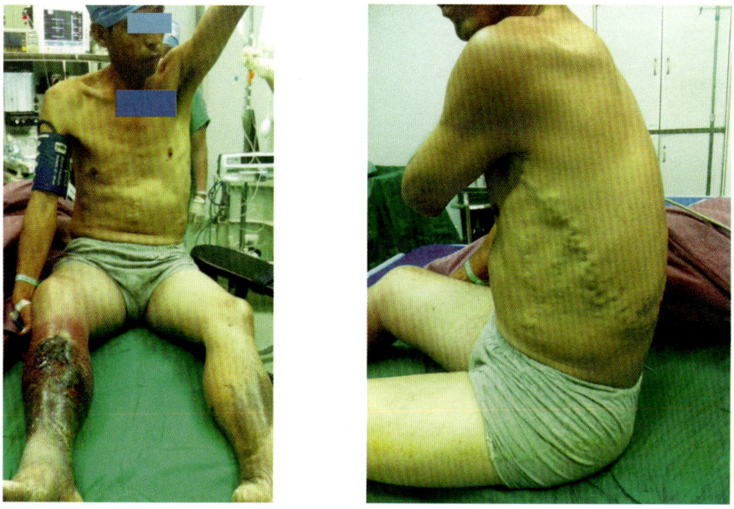

A　　B

图4-15　男性布-加综合征患者

A．下肢浅静脉曲张伴溃疡形成；B．该患者腰背部可见多处静脉曲张迂曲团块

【诊断】

具有门脉高压表现，并伴胸、腹部，特别是腰背部及双下肢静脉曲张的患者，应强烈怀疑布 - 加综合征。

（一）实验室检查

布 - 加综合征患者的实验室检查特异性较低。急性型患者的谷丙转氨酶、谷草转氨酶升高，血清胆红素升高，血清蛋白较低，凝血酶原时间较低。部分患者白细胞升高。亚急性患者肝功能基本正常或轻度异常。慢性患者的肝功能变化类似肝硬化。

（二）影像学检查

影像学检查是诊断布 - 加综合征的主要手段。

1．X 线检查　下腔静脉、肝静脉造影表现为下腔静脉和（或）肝静脉阻塞或狭窄，腰升静脉、脊柱旁静脉、奇静脉、半奇静脉等侧支显影和扩张，脾静脉扩张和门静脉高压。

2．超声检查　具有快速、无创、经济、可多角度探查的优点，已成为布 - 加综合征的首选检查方法[4]。B 超下可见下腔静脉膜性阻塞或阶段性阻塞，肝、脾大以及腹水。

3．CT 检查　有以下特征：

（1）肝静脉和（或）下腔静脉明显狭窄或闭塞（直接征象）。

（2）病变早期平扫示肝体积增大，尤以尾状叶增大具有特征性。肝实质呈略低密度且不均匀，尾叶密度基本正常。增强扫描多显示中央部分出现斑片样高密度强化[5]，周边密度较低，延迟后呈等密度改变，是较具特征性的表现。

（3）肝静脉不强化。

（4）肝内、外侧支循环的出现对诊断有较大帮助[6-7]。肝内侧支循环多见于肝静脉阻塞，肝外侧支循环则多见于下腔静脉阻塞。表现为脊椎旁、主动脉两侧出现扩张的奇静脉和半奇静脉，腹壁两侧及前方可见多个增粗的血管断面。

（5）病程后期有肝硬化改变，伴或不伴轻度脾大、腹水、门静脉高压征象。

（6）可有肝再生结节。

4．MR 检查　可见以下征象：肝普遍增大、饱满，尾状叶增大增强。肝实质呈斑片状不均匀强化。下腔静脉变细、截断，有时可见管腔内充盈缺损。第二肝门肝静脉汇合处截断或肝静脉全程不显影。奇静脉及半奇静脉扩张。

【治疗】

治疗主要分为非手术治疗、介入治疗和手术治疗三类。汪忠镐教授报道过大宗病例的诊治经验，治疗方法囊括了介入治疗、根治术、转流术等所有术式[8]。有临床研究表明，部分患者采用半介入治疗（如介入与转流结合），可减轻创伤、缩短人工血管的长度，改善预后[9]。

（一）非手术治疗

1．一般对症治疗　调整顽固性腹水所致的水、电解质失衡，补充丢失在第三间隙的白蛋白，对有腹腔积液者可给予利尿。对发生肝性脑病、肝肾综合征者，应做血液透析或灌流。

2．抗凝、溶栓治疗　布 - 加综合征确诊后，需立即开始抗凝治疗。对急性肝、腔静脉血栓者，可采用纤溶疗法。

3．病因治疗　如口服激素所致的高凝状态可通过停用激素而去除病因。

（二）介入治疗

介入治疗相较于手术治疗具有创伤较小、患者耐受度较高的特点，主要方式有：①经皮穿刺下腔静脉球囊扩张术；②下腔静脉血管内支架植入术；③肝静脉阻塞介入治疗。

（三）外科治疗

1．隔膜撕裂术

（1）带囊导管扩张术：方法是用带囊导管经股静脉插入，在透视下使导管的囊段位于狭窄部位，在囊内注入适量造影剂使囊部膨胀撕裂隔膜。本方法适用于隔膜阻塞型且阻塞远端无血栓形成者。本手术可能产生的并发症有心脏压塞、肺栓塞及导管断裂等。

（2）经右心房隔膜撕裂术：方法是经右前第 4 肋外胸切口或经胸骨切口进入胸腔，于右膈神经前纵行切开心包。

2．下腔静脉 - 右心房分流术　分流术的目的是将狭窄远端的下腔静脉或肝静脉淤积的血液通过桥血管转流至狭窄闭塞近端下腔静脉或右心房，从而改善远端血流淤滞、静脉高压状态。其术式繁多，主要分为两类：门静脉系向下腔静脉或右心房转流[10]。

（1）肝前径路：经腹正中切口或右侧腹直肌切口进腹，可采用以下方法暴露下腔静脉。①作 Kocher 切口游离及向左翻起十二指肠以显露下腔静脉；②向上翻起横结肠及其系膜，将小肠推向左侧，在十二指肠水平部下方、肠系膜上静脉的右侧打开后腹膜，向腹主动脉方向解剖。下腔静脉至少应显露 4cm。经胸切口可采用胸骨切口或右前外胸切口，用直径 14mm 或 16mm 的人工血管一端与下腔静脉行端侧吻合，另一端与右心耳吻合。人工血管通常从横结肠后、胃和肝前面再进入胸腔。

（2）肝后径路：患者取左侧卧位，自右侧第 7 肋进胸。打开心包显露下腔静脉的胸腔段。切开膈肌，沿下腔静脉向下解剖直至其扩张或相对正常的部分，人工血管一端与下腔静脉狭窄远端扩张的部分吻合，另一端与膈上下腔静脉或右心耳吻合。与肝前径路相比，肝后径路所需人工血管短，血栓形成的机会少，但手术难度大，易出血，术后乳糜胸腔积液发生率相对较高。下腔静脉 - 右心耳分流术恢复了下腔静脉的血液回流，适用于下腔静脉阻塞病变较长而肝静脉相对通畅的病例。

3．肠系膜上静脉 - 右心房分流术　以上腹部正中切口进腹，在横结肠系膜根部、屈氏韧带的右侧寻找肠系膜上静脉。进胸切口可采用胸骨切口或右前外胸切口。用直径 14mm 或 16mm 的人工血管一端与肠系膜上静脉行端侧吻合，另一端与右心耳吻合。

4．根治性手术　对于腔静脉阻塞位置较高的隔膜型病例，可自右侧第 7 肋进胸，解剖出胸段及部分腹段下腔静脉后控制病变的两端，纵行切开下腔静脉，切除病灶。如阻塞病变广泛或远端有大量血栓形成，可在体外循环下纵向切开肝段下腔静脉，切除隔膜、血栓等病变，探查肝静脉并恢复其通畅，下腔静脉用 Gore-Tex 或 Dacron 补片修复。根治手术虽然直接去除了原发病灶，但伴有下腔静脉炎症的病例仍有复发的可能。

参考文献

1．Valla DC．Primary Budd-Chiari syndrome．*J Hepatology*，2009，50（1）：195-203．

2. Orloff MJ, Daily PO, Orloff SL, *et al*. A 27-year experience with surgical treatment of Budd- Chiari syndrome. *Ann Surg*, 2000, 232 (3): 340-352.
3. OkudaK, Kage M, Shrestha SM, *et al*. Proposal of anew nomenclature for Budd-Chiali Syndrome: Hepatic vein thrombosis versus thrombosis of the inferior vena cavaatitshepatic portion. *Hepatology*, 1998, 28: 1191-1197.
4. Erden A. Budd-Chiari syndrome: A review of imaging findings. *Eur J Radiol*. 2007, 61: 44-56.
5. Cameraa L, Mainentib PP, Di Giacomoa A, *et al*. Triphasic helical CT in Budd-Chiari syndrome: patterns of enhancement in acute, subacute and chronic disease. *Clin Radiol*, 2006, 61: 331-337.
6. Kim TK, Chung JW, Han JK, *et al*. Hepatic changes in benign obstruction of the hepatic inferior vena cava: CT findings. *AJR*, 1999, 173: 1235-1242.
7. Brancatelli G, Vilgrain V, Federle MP, *et al*. Budd-Chiari Syndrome: spectrum Of imaging findings. *AJR*, 2007, 188: W168-W176.
8. Wang ZG, Zhang FJ, Yi MQ, *et al*. Evolution of management for Budd-Chiari syndrome: a team's view from 2564 patients. *ANZ J Surg*, 2005, 75 (1-2): 55-63.
9. Xiaoming Z, Zhonggao W. Interventional or semi-interventional treatment for Budd-Chairi syndrome. *Chin Med Sci J*, 2003, 18 (2): 111-115.
10. Behera A, Menakuru SR, Thingnam S, *et al*. Treatment of Budd-Chiari Syndrome with inferior vena caval occlusion by mesoatrial shunt. *Eur J Surg*, 2002, 168 (6): 355-359.

附录 1　2012 年 ACCP-9 指南中 DVT 诊断、治疗部分

DVT 的诊断

1.0　疑似初发下肢深静脉血栓患者的诊断

1.1　针对疑似初发下肢深静脉血栓患者，我们建议在进行诊断性检查时应先评估其临床潜在的风险性，而不是像其他所有患者一样循例进行检查（Grade 2B）。

注意：针对这项建议，我们专家组中的 5 名专家投票赞成强烈推荐，4 名专家赞成比较推荐（1 名专家放弃投票，2 名专家没有参加投票）。根据预先制订的标准，我们针对这项建议赞成比较推荐。

1.2　针对疑似初发下肢深静脉血栓患者，若认为其患 DVT 可能性较低时，我们建议采取以下几项检查中的一项作为首选检查：①中等敏感度的 D- 二聚体检查；②较高敏感度的 D- 二聚体检查；③近端静脉的压力超声（CUS）。而不推荐：①没有诊断试验（Grade 1B）；②血管造影（Grade 1B）；③全下肢的超声（Grade 2B）。相较于近端静脉压力超声，更加建议中等敏感度的 D- 二聚体检查或高敏感度的 D- 二聚体检查。

注意：中等敏感度的 D- 二聚体检查、较高敏感度的 D- 二聚体检查、近端静脉的压力超声 3 项检查，以何作为首选检查应综合考虑当地医院的设备、检查的便利和检查费用，以及非 DVT 患者 D- 二聚体为阳性的可能性等因素。当患者患有其他可以导致 D- 二聚体升高的疾病时，超声应作为首选，尽管可能不存在深静脉血栓。疑似初发下肢深静脉血栓患者，如果因种种原因超声不可行或无法诊断时，CTA、MRA 或血栓核磁成像检查均可作为血管造影的替代检查。如果 D- 二聚体结果阴性，除以下检查外其余检查均不推荐：①近端静脉的压力超声（CUS）；②全下肢的超声；③血管造影。如果 D- 二聚体结果为阳性，建议进一步检查近端静脉的压力超声，不推荐①全下肢的超声（Grade 2C）或②血管造影（Grade 1B）。如果近端静脉的压力超声检查结果阳性，建议开始治疗 DVT，除确诊性的血管造影外的检查均不推荐。

注意：如果可提供高质量的血管造影，DVT 诊断证据不足，且患者不惧怕静脉造影的痛苦及并发症，并坚持要求避免因假阳性结果带来的误治，在此种情况下，可以选择确诊性的血管造影。

1.3　针对疑似初发下肢深静脉血栓患者，若认为其患 DVT 可能性中等时，我们建议采取以下几项检查中的 1 项作为首选检查：①高敏感度的 D- 二聚体检查；或②近端静脉的压力超声（CUS）；或③全下肢静脉超声。不推荐①没有诊断试验（Grade 1B）；②血管造影（Grade 1B）。相较于超声检查，更加推荐高敏感度的 D- 二聚体检查（Grade 2C）。

注意：较高敏感度的 D- 二聚体检查、近端静脉的压力超声 3 项检查，以何作为首选检查应综合考虑当地医院的设备、检查的便利和检查的费用，以及如果不是 DVT 患者 D- 二

聚体为阴性的可能性等因素。当患者患有其他可以导致 D- 二聚体升高的疾病时，超声应作为首选，尽管可能不存在深静脉血栓。如果患者无法进行一系列检查或具有严重的体征时，推荐进行全下肢超声检查。疑似初发下肢深静脉血栓患者，如果超声因种种原因不可行或无法诊断时，CTA、MRA 或血栓核磁成像检查均可作为血管造影的替代检查。

如果高敏感度 D- 二聚体结果阴性，我们推荐①近端静脉的压力超声；②全下肢超声；③静脉造影（Grade 1B）。如果高敏感度 D- 二聚体的结果为阳性，我们建议行近端静脉的压力超声、全下肢超声，较不推荐不做任何检查（Grade 1B）或者行静脉造影检查（Grade 1B）。

如果选择近端静脉的压力超声作为首选检查且结果为阴性，我们建议① 1 周内重复近端静脉的压力超声检查；或者②进行中等敏感度或高敏感度的 D- 二聚体检查。不推荐不做任何检查（Grade 1C）或行静脉造影检查（Grade 2B）。如果患者近端静脉的压力超声检查结果为阴性，但 D- 二聚体结果阳性，我们建议 1 周内重复行近端静脉的压力超声检查，不推荐不做后续检查（Grade 1B）或行静脉造影检查（Grade 2B）。

如果患者 D- 二聚体结果阴性并且①近端静脉的压力超声检查结果连续为阴性；或者②单次近端静脉的压力超声检查结果阴性，我们建议行①全下肢超声；或者②静脉造影，其余检查不推荐（Grade 1B for all comparisons）。

如果全下肢静脉超声的结果为阴性，我们建议如下检查：① 1 周内重复超声检查；② D- 二聚体检查；或者③静脉造影，其余检查不推荐（Grade 1B）。如果近端静脉的压力超声检查为阳性，我们推荐对 DVT 进行治疗，较不推荐诊断性静脉造影（Grade 1B）。如果在全下肢静脉超声中显示为孤立远端下肢深静脉血栓形成时，我们建议进行后续检查以排除治疗中血栓有近端延伸（Grade 2C）。

注意：全下肢超声中显示孤立远端下肢深静脉血栓形成的患者，若愿意接受假阳性检查结果带来的误治，而不愿接受重复检查所带来的不便时，可以不予重复超声检查，即刻治疗。有严重症状、体征或处于围术期管理的抗血栓治疗中的患者被列为高风险患者。

1.4 疑似初次下肢深静脉血栓患者，若高度怀疑 DVT 疾病时，我们推荐①近端静脉的压力超声检查；或者②全下肢静脉超声，不推荐不做任何检查（Grade 1B）或者静脉造影（Grade 1B）。

注意：对于无法进行一系列检查或者具有严重症状、体征的患者，相较于近端静脉的压力超声检查，我们更推荐全下肢静脉超声。如果患者下肢水肿严重，未行 D- 二聚体检查或者结果为阳性，并且近端静脉的压力超声检查或全下肢静脉超声结果为阴性时，我们建议行髂静脉影像学检查以排除孤立髂静脉血栓。疑似初发下肢深静脉血栓患者，如果超声检查因种种原因不可行或者无法诊断时，CTA、MRA 或血栓核磁成像检查均可以作为血管造影的替代检查。

如果近端静脉压力超声或全下肢超声证实 DVT 存在时，我们建议即刻进行治疗，较不建议行确诊性静脉造影（Grade 1B）。

如患者近端静脉压力超声结果阴性，我们建议①行高敏感度 D- 二聚体检查，或者②全下肢静脉超声检查，或者③ 1 周内重复近端静脉压力超声检查。较不建议①没有后续任何检查（Grade 1B）；②静脉造影（Grade 2B）。若患者单次近端静脉压力超声结果阴性且 D- 二聚体结果阳性，建议进行全下肢静脉超声检查或者 1 周内重复近端静脉压力超声检查，较不推荐没有后续任何检查（Grade 1B）或者静脉造影（Grade 2B）。如果患者连续近端静脉压力超声检查结果阴性（Grade 1B），或单次近端静脉压力超声检查结果阴性（Grade 1B），或 D- 二聚体结果阴性（Grade 1B），或全下肢静脉超声检查结果阴性时（Grade 2B），我们推荐不再行进一步检查，较不推荐行静脉造影或额外的超声检查。我们建议在高度怀疑患者患有 DVT 时，单独的 D- 二聚体检查不能用来除外 DVT。

1.5　如果尚未对疑似初次下肢深静脉血栓的患者进行风险评估，我们推荐以下首要检查：①近端静脉压力超声；②全下肢静脉超声。不推荐①不做检查（Grade 1B）；②静脉造影（Grade 1B）或 D- 二聚体检查（Grade 2B）。

注意：如果患者无法进行一系列检查或有严重的体征时，较之近端静脉压力超声检查，更推荐进行全下肢超声检查。疑似初发下肢深静脉血栓患者，如果超声检查因种种原因不可行或无法诊断时，CTA、MRA 或血栓核磁成像检查均可以作为血管造影的替代检查。

如果患者近端静脉压力超声结果阴性，我们推荐进行中等敏感度或高敏感度的 D- 二聚体检查加全下肢静脉超声检查，或者 1 周内复查近端静脉压力超声，较不推荐①不做后续检查（Grade 1B）；②静脉造影（Grade 2B）。如果患者近端静脉压力超声检查结果阴性，较之后续近端静脉压力超声（Grade 2B）或全下肢静脉超声检查（Grade 2C），我们更推荐 D- 二聚体检查。如果患者单次近端静脉压力超声结果阴性，并且 D- 二聚体检查结果阳性，我们推荐后续 1 周内复查近端静脉压力超声或全下肢静脉超声，不推荐无后续检查（Grade 1B）。

具有以下几种情况的患者：①连续近端静脉压力超声检查结果阴性；②近端静脉压力超声检查结果和 D- 二聚体检查结果均为阴性；③全下肢静脉超声检查结果阴性，除静脉造影外的其余检查均不推荐。如果疑似 DVT 患者行近端静脉压力超声检查后结果阳性，我们建议即刻进行治疗，不推荐行静脉造影（Grade 1B）。如果全下肢静脉超声检查发现孤立远端肢体血栓，推荐进行后续相关检查（如 D-dimer 加压超声）以预防出现血栓向近端发展（Grade 2C）。

注意：全下肢超声检查中显示孤立远端下肢深静脉血栓形成的患者，若患者愿意接受假阳性检查结果带来的误治，而不愿接受重复检查所带来的不便时，可以不予重复超声检查，即刻治疗。有严重症状、体征或被列为高风险的患者，较之重复超声检查，进行治疗更可能获益。

1.6　对疑似初次下肢深静脉血栓的患者，不推荐常规检查 CTA 和 MR（Grade 1C）。

1.7　静脉造影在疑似 DVT 复发患者中的应用

针对疑似下肢 DVT 复发的患者，推荐首选近端静脉压力超声和高敏感度 D- 二聚体检查，较不推荐静脉造影、CTA 或者 MRI（Grade 1B）。注意：如无法行超声检查，推荐首选高敏感性 D- 二聚体检查。如果高敏感性 D- 二聚体检查结果为阳性，我们推荐近端静脉压力超声检查，较不推荐静脉造影、CTA、MRI（Grade 1B）。

疑似下肢 DVT 复发的患者，如近端静脉压力超声检查结果为阴性（正常或残余直径增量＜ 2mm），推荐至少 1 次复查近端静脉压力超声（7±1 天），或行中等敏感度、高敏感度 D- 二聚体检查。较不推荐不进行后续复查或静脉造影（Grade 2B）。

注意：如果患者近端静脉压力超声检查结果不满足诊断 DVT 复发标准时，推荐 2±1 天后复查近端静脉压力超声，并且 7±1 天再复查 1 次近端静脉压力超声。若患者愿意接受静脉造影检查带来的不良反应，而不愿接受重复检查所带来的不便时，可行静脉造影检查

（在残余直径增量＜ 2mm 的情况下）。

疑似下肢 DVT 复发的患者，若①高敏感性 D- 二聚体试验结果阴性或近端静脉压力超声检查结果阴性；②中等敏感性或高敏感性 D- 二聚体试验结果阴性，或连续近端静脉压力超声检查结果阴性，除静脉造影外的其他检查均不推荐用来检查疑似 DVT 复发。

如果近端静脉压力超声检查结果阳性（超声显示在腘静脉和股静脉处新发不能压缩的节段，Grade 1B；超声显示较前次检查同一静脉节段压缩直径变化量大于 4mm，Grade 2B），建议即刻开始 DVT 治疗，不需进行诊断性静脉造影检查。

注意：超声未显示新发不能压缩的静脉节段的患者，若愿意接受静脉造影检查带来的不良反应，而不愿接受重复检查所带来的不便时，可行静脉造影检查（在静脉直径增量≥ 4mm 的情况下）。

1.8　近端静脉压力超声在疑似 DVT 复发患者中的应用

针对疑似 DVT 复发，但超声的异常不能确诊 DVT 的患者（如股静脉直径增加＜ 4mm 但≥ 2mm），如条件允许建议进行静脉造影（Grade 1B）；连续近端静脉压力超声（Grade 2B）或中等敏感性、高敏感性 D- 二聚体检查，若结果阳性可联合连续近端静脉压力超声检查（Grade 2B），不推荐其余的检查或治疗。

1.9　疑似 DVT 复发患者的风险预测评估

针对超声检查有异常的疑似 DVT 同侧复发的患者，在没有其余检查相比较的情况下，推荐在具备条件的情况下行静脉造影（Grade 1B）或行高敏感性 D- 二聚体检查（Grade 2B），较不推荐连续复查近端静脉压力超声。针对超声检查有异常的疑似 DVT 同侧复发的患者，且其 D- 二聚体检查结果阴性，在没有其余检查相比较的情况下，我们建议行静脉造影（Grade 2C），不推荐其余进一步检查。针对超声检查有异常的疑似 DVT 同侧复发的患者，且其高敏感性 D- 二聚体检查结果阳性，在没有其余检查相比较的情况下，我们推荐静脉造影，不推荐进行经验性治疗（Grade 2C）。

注意：如患者不愿接受静脉造影检查带来的不良反应，及重复检查所带来的不便时，可选择治疗，不必造影。

2.0　静脉造影在妊娠相关 DVT 患者中的应用

针对疑似患有妊娠相关的下肢 DVT 的患者，推荐首选检查为近端静脉压力超声，其余检查不列为首选：全下肢静脉超声（Grade 2C）、中等敏感度 D- 二聚体检查（Grade 2C）、高敏感度 D- 二聚体检查（Grade 2C）和静脉造影（Grade 1B）。

2.1　近端静脉压力超声在妊娠相关 DVT 患者中的应用

针对疑似患有妊娠相关的下肢 DVT 的患者，若最初近端静脉压力超声检查结果为阴性，我们建议进一步行连续近端静脉压力超声检查（第 3 天和第 7 天）（Grade 1B）或高敏感度 D- 二聚体检查（Grade 2B），不推荐其余进一步检查。如疑似患有怀孕相关下肢 DVT 的患者，其最初近端静脉压力超声检查结果为阴性且 D- 二聚体检查结果亦为阴性或者连续近端静脉压力超声检查结果为阴性，推荐不需再进行进一步检查（Grade 1B）。上诉患者若其 D- 二聚体检查结果为阳性时，推荐行后续近端静脉压力超声检查（第 3 天和第 7 天），较不推荐静脉造影（Grade 1B）或全下肢静脉超声检查（Grade 2C）。

2.2　疑似患有妊娠相关的下肢 DVT 患者的疾病可能性预测

具有孤立髂静脉血栓症状（整条腿肿胀，伴或不伴胁腹部、臀部、背部疼痛），但近端静脉压力超声检查未见 DVT 证据的妊娠患者，推荐进一步检查髂静脉超声（Grade 2C）、静脉造影（Grade 2C）或直接 MRI（Grade 2C），较不推荐重复近端静脉压力超声检查。

3.0　超声在上肢深静脉血栓患者中的应用

对怀疑患有上肢深静脉血栓的患者，我们推荐应用联合超声进行评估（压力超声或彩色压力超声），不推荐其他首选检查如高敏感性 D- 二聚体检查或静脉造影（Grade 2C）。

3.1　上肢深静脉血栓患者的临床风险性评估

针对超声检查结果阴性的疑似上肢深静脉血栓患者，尽管临床上高度怀疑上肢深静脉血栓，我们推荐进一步检查中等敏感度、高敏感度 D- 二聚体，复查超声，或者造影成像（传统造影、CT、或 MRI），不推荐不进行进一步检查。

对疑似上肢深静脉血栓的患者，若联合超声检查结果阴性，以及相关的中等敏感度、高敏感度 D- 二聚体检查结果阴性，后者 CT、MRI 检查结果阴性，我们推荐不进行进一步检查，较不推荐诊断性静脉超声（Grade 1C）。如果患者联合超声检查结果阴性，但 D- 二聚体结果阳性或超声结果接近确诊时，我们推荐进一步行静脉造影，较不推荐不进行进一步检查，除非针对患者的症状、体征存在另一种解释（Grade 2B），在此种情况下，应积极进行针对另一个诊断的检查。如果患者 D- 二聚体结果阳性或超声检查结果接近确诊，但同时存在另一种疾病可解释患者的症状、体征时，我们建议先诊治另一种疾病，较不推荐行静脉造影（Grade 2C）。

注意：如患者伴随其他疾病，尤其是能引起 D- 二聚体升高的疾病时，我们推荐进一步行影像学检查（连续超声检查或静脉造影成像或 CT/MR）以确诊另一种疾病，较不推荐 D- 二聚体检查。

下肢深静脉血栓治疗部分

1.0　急性下肢深静脉血栓的初始抗凝治疗治疗

用 VKA 类药物治疗急性下肢深静脉血栓患者，我们推荐初始运用肠外抗凝药物（低分子肝素、磺达肝癸钠、普通肝素静脉注射或普通肝素皮下注射），不推荐不进行肠外抗凝药物治疗（Grade 1B）。

1.1　肠外抗凝药物治疗应先于静脉血栓的诊断性检查结果回报。临床上高度怀疑患者患有静脉血栓栓塞时，我们建议即刻用肠外抗凝药物治疗，不需等待诊断性检查的结果（Grade 2C）。如临床上患者患有静脉血栓栓塞疾病的可疑度为中等级别，且诊断性检查的结果回报预期需要超过 4 小时时，我们建议进行抗凝治疗，较不建议等待诊断性检查结果回报而不进行治疗。如临床上患者患有静脉血栓栓塞疾病的可疑度为低等级别，且诊断性检查的结果回报时间小于 24 小时时，我们建议先不予抗凝治疗，待检查结果回报后决定。

1.2　孤立远端肢体深静脉血栓患者的抗凝治疗

急性孤立下肢远端深静脉血栓患者，若无严重的症状、体征或发展的危险因素，建议在 2 周内对深静脉进行一系列影像学检查，不推荐立刻使用抗凝药物（Grade 2C）。

急性孤立下肢远端深静脉血栓患者，若存在严重的症状体、征或发展的危险因素，我们推荐立刻使用抗凝药物，不推荐对深静脉进行一系列影像学检查（Grade 2C）。

注意：若为出血高风险患者，则更能从影像学检查中获益。患者若愿意承受抗凝治疗的不便及伴随的出血风险，并选择避免重复检查，此种情况可采用抗凝治疗而非影像学检查。

针对已使用初始抗凝治疗急性孤立下肢远端深静脉血栓的患者，我们推荐使用与急性近端深静脉血栓的患者同样的治疗方法。

对已进行一系列影像学检查的急性孤立下肢远端深静脉血栓患者，我们建议如果检查中未见栓塞则不用进行抗凝治疗（Grade 1B）；如果栓子延伸发展但始终局限于肢体远端时，我们建议行抗凝治疗（Grade 2C）；若栓子延伸至近端静脉，我们建议抗凝治疗（Grade 1B）。

1.3　VKA药物运用的时机以及相关肠外抗凝药物治疗的持续时间

针对急性下肢深静脉血栓患者，我们建议早期使用VKA药物抗凝（如与肠外抗凝药物治疗在同一天），较不推荐延迟的初始治疗，肠外抗凝治疗的持续时间至少5天，应直到INR值≥2.0持续至少24h（Grade 1B）。

1.4　治疗近端下肢深静脉血栓的抗凝药物选择

针对急性下肢深静脉血栓患者，我们推荐低分子肝素或磺达肝癸钠，较不推荐普通肝素静脉注射（Grade 2C）和普通肝素皮下注射（低分子肝素Grade 2B，磺达肝癸钠Grade 2C）。

注意：可根据实际情况选择低分子肝素或磺达肝癸钠，如费用、使用的相似性、便利性等因素。若患者肾功能受损应停用低分子肝素和磺达肝癸钠，但不影响普通肝素的使用。

针对急性下肢深静脉血栓患者，应用低分子肝素治疗时，我们建议1天单次用药，较不推荐1天2次用药（Grade 2C）。

注意：这条建议应用于1天单次用药的药量相当于1天2次用药的药物总量的情况下，这样还可以避免多注射1次。

1.5　针对急性下肢深静脉血栓患者院内、院外治疗的区别

针对急性下肢深静脉血栓患者，若进行家庭治疗的条件充分，相较于院内治疗，我们更推荐在家中开始初始治疗。

注意：上述建议随家庭条件情况的不同而变化：如果居住环境良好而稳定、有家庭和朋友的支持、通话便利、病情恶化时能及时返回医院，推荐在家中初始治疗。此建议也因患者自身症状的改善程度而变化（如没有严重的下肢症状、体征及共发病时，可选择在家初始治疗）。

1.6　急性下肢深静脉血栓患者的导管溶栓治疗

针对急性近端下肢深静脉血栓患者，相较于导管溶栓治疗（CDT），我们更推荐单独的抗凝治疗。

注意：若患者接受CDT治疗的风险、费用及复杂性，并看重对栓塞后综合征（PTS）的避免，且患者很可能从CDT治疗中获益，此时倾向于选择CDT治疗而不是单独的抗凝治疗。

1.7　急性下肢深静脉血栓患者的全身溶栓治疗

针对患有急性下肢近端深静脉血栓的患者，相较于全身溶栓治疗，我们更推荐单独的抗凝治疗。

注意：若患者接受全身溶栓治疗的风险、费用及复杂性，并看重对栓塞后综合征的避免，且患者很可能从全身治疗中获益，此时倾向于选择全身溶栓治疗而不是单独的抗凝治疗。

1.8　急性下肢深静脉血栓的静脉血栓切除术治疗

针对患有急性下肢近端深静脉血栓的患者，相较于静脉血栓切除术治疗，我们更加推

荐单独的抗凝治疗。

2.0 抗凝治疗在已去除血栓的患者中的应用

针对已去除血栓的既往患有急性下肢近端深静脉血栓的患者，相较于未去除血栓的患者，我们推荐应用同样剂量的药物，且持续时间也应一样。

2.1 下腔静脉过滤器在急性下肢深静脉血栓患者中的应用

针对患有急性下肢深静脉血栓的患者，我们反对应用下腔静脉过滤器治疗作为抗凝治疗的补充（Grade 1B）。针对患有急性下肢近端深静脉血栓的患者，若其具有抗凝禁忌证，我们推荐运用下腔静脉过滤器（Grade 1B）。针对患有急性下肢近端深静脉血栓的患者，若已行下腔静脉过滤器置入作为抗凝治疗的替代治疗，我们推荐在患者出血风险解决的情况下应用常规的抗凝治疗。

注意：我们不认为永久性的下腔静脉过滤器置入是抗凝治疗的后续补充。

2.1.1 急性下肢近端深静脉血栓患者的早期下床运动

针对急性下肢近端深静脉血栓的患者，我们建议早期下床活动，较不推荐初期卧床休养（Grade 2C）。

注意：如果水肿和疼痛的程度严重，则需要延迟下床运动的时间。我们建议对这样的患者使用加压包扎治疗。

2.2 急性下肢深静脉血栓患者的长期抗凝治疗

急性静脉血栓栓塞患者，经抗凝治疗后，我们建议行长期治疗，较不推荐 1 周初始治疗后不再进行抗凝治疗。

2.2.1 长期抗凝治疗的疗程

对由于手术引发的急性下肢近端深静脉血栓的患者，我们建议持续 3 个月的抗凝治疗。较不推荐①较短疗程的治疗（Grade 1B）；②超过 3 个月的疗程（如 6 个月或 12 个月）（Grade 1B）；③后续治疗（不管出血风险，Grade 1B）。

由于非手术原因的短暂性危险因素引发的急性下肢近端深静脉血栓患者，我们推荐连续 3 个月的抗凝治疗，较不推荐①较短疗程的治疗（Grade 1B）；②超过 3 个月的疗程（如 6 个月或 12 个月）（Grade 1B）；③如存在高出血风险而进行的后续治疗（Grade 1B）。当患者出血风险较低或为中等时，相较于后续治疗，我们更推荐连续 3 个月的抗凝治疗（Grade 2B）。

急性孤立性远端下肢深静脉血栓患者，不管是由于手术或非手术原因的短暂性危险因素所诱发，我们均建议持续 3 个月的抗凝治疗。较不推荐①较短疗程的治疗（Grade 1B）；②超过 3 个月的疗程（如 6 个月或 12 个月）（Grade 1B）；③后续治疗（不管出血风险 Grade 1B）。

无诱因的下肢深静脉血栓（孤立的肢体近端或远端），我们推荐持续 3 个月的抗凝治疗，较不推荐较短疗程的治疗（Grade 1B）。治疗 3 个月后，对该类患者是否进行后续治疗进行风险 - 获益分析。

初次患静脉血栓栓塞的患者，若为无诱因诱发的近端深静脉血栓，且出血风险较低或中等时，我们推荐延长抗凝治疗疗程，较不推荐只持续 3 个月的抗凝治疗（Grade 2B）。

初次患静脉血栓栓塞的患者，若为无诱因诱发的近端深静脉血栓，且出血风险为高风险时，我们推荐连续 3 个月的抗凝治疗，较不推荐后续治疗（Grade 1B）。

初次患静脉血栓栓塞的患者，若为无诱因诱发的孤立远端深静脉血栓，我们推荐连续 3 个月的抗凝治疗，较不推荐对出血风险较低或中等的患者进行后续治疗（Grade 2B）。若该类患者出血风险为高风险时，我们推荐连续 3 个月的抗凝治疗（Grade 1B）。

第二次患静脉血栓栓塞的患者，若两次均为无诱因诱发的深静脉血栓栓塞，且出血风险为低风险时，我们推荐增加后续治疗，较不推荐只进行 3 个月的抗凝治疗（Grade 1B）。该类患者若出血风险为中等风险时，我们推荐增加后续治疗，较不推荐只进行 3 个月的抗凝治疗（Grade 2B）。

第二次患静脉血栓栓塞的患者，若两次均为无诱因诱发的深静脉血栓栓塞，且出血风险为高风险时，我们推荐 3 个月的抗凝治疗，较不推荐增加后续治疗（Grade 2B）。

若深静脉血栓患者伴活动性癌症，且出血风险不高时，我们推荐增加后续治疗，较不推荐只进行 3 个月的抗凝治疗（Grade 1B）。该类患者若出血风险高时，我们推荐增加后续治疗（Grade 2B）。

注意：针对患有孤立远端深静脉血栓患者的治疗疗程指的是针对那些已经决定应用抗凝治疗的患者；但是，可以预见的是并不是所有被诊断为孤立远端深静脉血栓的患者都应该应用抗凝药物治疗。所有接受延长的后续抗凝治疗的患者，对其治疗过程都应该进行间断、规律的重新评估。

2.3　抗凝剂治疗的效果

使用 VKA 治疗的深静脉血栓患者，我们建议在所有治疗期间其 INR 值应保持在 2.0 ~ 3.0（目标 INR 值为 2.5），较不推荐 INR 值＜ 2 或 INR 值范围为 3.0 ~ 5.0（Grade 1B）。

2.4　长期抗凝治疗中抗凝剂的选用

未患癌症的深静脉血栓患者，我们建议应用 VKA 进行长期治疗，较不建议使用低分子肝素进行长期治疗（Grade 2C）。未患癌症的深静脉血栓患者，若未使用 VKA 治疗，我们建议应用低分子肝素进行长期治疗，较不推荐达比加群或利伐沙班进行长期治疗（Grade 2C）。

深静脉血栓患者若同时患有癌症，我们建议使用低分子肝素，较不建议使用 VKA 治疗（Grade 2B）。同时患有癌症的深静脉血栓患者，若没有应用低分子肝素治疗，我们建议使用 VKA 治疗，较不推荐达比加群或利伐沙班进行长期治疗（Grade 2B）。

注意：深静脉血栓患者，无论有无癌症，对其治疗的选择应考虑患者对日常注射的忍耐程度。LMWH、利伐沙班和达比加群在肾功能损害的患者中禁止使用，但 VKA 药物无此方面顾虑。已证明应用利伐沙班和达比加群治疗静脉血栓栓塞患者比应用低分子肝素和 VKA 有更好的临床疗效。

2.5　延长后续治疗的抗凝药物选择

进行延长治疗的下肢深静脉血栓患者，用药应与前 3 个月的药物相同（Grade 2C）。

2.6　无症状的下肢深静脉栓塞患者的治疗

偶然发现的无症状下肢深静脉栓塞患者，我们建议其初始及延长治疗的抗凝剂用药与同类别有症状的下肢深静脉血栓患者的用药相同（Grade 2B）。

3.0　弹力袜和弹性绷带在防止深静脉栓塞后综合征（PTS）中的作用

急性有症状的深静脉血栓患者，我们建议使用弹力袜（Grade 2B）。

注意：弹力袜应穿 2 年。若患者已发展为 PTS，且穿弹力袜有效，我们建议延长穿弹力袜的时间。如果患者不看重防止 PTS 的重要性，而重视避免弹力袜的不便利和不舒服时，可以不穿弹力袜。

3.1　深静脉栓塞后综合征患者的物理治疗

对下肢深静脉栓塞后综合征患者，我们建议穿弹力袜（Grade 2C）。若下肢深静脉栓塞后综合征患者症状较重，且穿弹力袜不能有效缓解时，我们建议使用间歇压缩装置（Grade 2B）。

3.2 深静脉栓塞后综合征患者的药物治疗

针对下肢深静脉栓塞后综合征患者，我们建议不使用血管活性药物（如去纤苷等）（Grade 2C）。

注意：如果患者愿意承担药物不良反应的风险，并看重采用此种药物可能带来的疗效，此情况下可以应用血管活性药物治疗。

4.0 急性肺栓塞的初始抗凝治疗

对急性肺栓塞患者，我们推荐应用肠外给药的抗凝剂（低分子肝素，磺达肝癸钠，普通肝素皮下注射，普通肝素静脉注射），较不推荐不进行初始治疗（Grade 1B）。

4.1 急性肺栓塞的患者，进行肠外给药的抗凝治疗可不必等待诊断性检查结果而优先用药。

对临床上高度怀疑急性肺栓塞的患者，在等待诊断性检查结果的同时，我们建议即刻开始肠外抗凝药物治疗，较不推荐不进行抗凝治疗（Grade 2C）。

临床上对中级别可疑患有急性肺栓塞的患者，如果诊断性检查结果不能在 4 小时内回报时，我们推荐即刻开始肠外抗凝药治疗，较不推荐不进行抗凝治疗（Grade 2C）。

临床上对低级别可疑患有急性肺栓塞的患者，如果诊断性检查结果能在 24 小时内回报时，我们建议暂不予肠外抗凝药治疗，待检查结果回报。

4.2 初始 VKA 治疗的时机和相关抗凝治疗的疗程

对于肺栓塞的患者，我们建议早期使用 VKA 治疗（于肠外抗凝治疗同一天），较不推荐延后使用 VKA 治疗。我们也推荐肠外抗凝药物治疗最少持续 5 天且 INR 要达到 2.0 或以上，至少持续 24 小时（Grade 1B）。

4.3 针对急性肺栓塞患者初始抗凝药物的选择

针对急性肺栓塞的患者，我们建议使用低分子肝素或磺达肝癸钠，较不推荐普通肝素（低分子肝素为 Grade 2C；磺达肝癸钠为 Grade 2B）。

注意：应用低分子肝素还是磺达肝癸钠，应综合考虑实际情况，如当地设施情况、用药的便利和费用。如果患者有肾损害，则禁用低分子肝素和磺达肝癸钠，但普通肝素的使用没有这方面的顾虑。

患有急性肺栓塞的患者，如果担心皮下药物吸收是否充分或计划行溶栓治疗时，推荐初始静脉应用普通肝素，较不推荐皮下给药。

应用低分子肝素治疗的急性肺栓塞患者，我们建议 1 天单次注射，较不推荐 1 天 2 次注射。

注意：这条建议应用于 1 天单次用药的药量相当于 1 天 2 次用药的药物总量的情况，这样可避免多一次的注射。

4.4 急性肺栓塞患者早期出院和标准时间出院的区别

如果患者肺栓塞的概率较小，且家庭医疗条件充分时，我们建议可以早期出院，较不建议按照标准时间出院（如前 5 天治疗后）（Grade 2B）。

注意：若患者选择留院的安全性，不选择住家的便利和舒适时，可以选择留院治疗。

4.5 急性肺栓塞患者的全身性溶栓治疗

患有低血压的急性肺栓塞患者（如收缩压小于 90mmHg），若没有出血的高风险，我们建议行全身性溶栓治疗，较不推荐无此种治疗（Grade 2C）。

大部分无低血压的急性肺栓塞患者，我们反对使用全身性溶栓治疗（Grade 1C）。

特定的无低血压且出血风险低的急性肺栓塞患者，抗凝治疗后有可能带来高风险的低血压，我们建议行溶栓治疗（Grade 2C）。

进行溶栓治疗的急性肺栓塞患者，我们建议使用短时间注射疗法（如 2 ~ 4 小时注射），较不推荐长时间注射疗法（如 24 小时注射）（Grade 2C）。

进行溶栓治疗的急性肺栓塞患者，推荐通过外周静脉用药，较不推荐通过肺动脉导管用药（Grade 2C）。

4.6 肺栓塞初始经导管血栓去除术

伴低血压的急性肺栓塞，若患者①有溶栓治疗的禁忌证；②溶栓治疗失败；③在溶栓治疗起效前几小时内可能因休克导致死亡时，在条件允许的情况下，我们建议使用经导管血栓去除术，不推荐不行此类干预（Grade 2C）。

4.7 急性肺栓塞患者的手术治疗

伴低血压的急性肺栓塞患者，若①有溶栓治疗的禁忌证；②溶栓治疗失败；③在溶栓治疗起效前几小时内可能因休克导致死亡时，在条件允许的情况下，我们建议行肺动脉血栓切除术（Grade 2C）。

4.8 急性肺栓塞患者的下腔静脉滤器置入治疗

应用抗凝治疗的急性肺栓塞患者，我们反对进行下腔静脉滤器置入治疗（Grade 1B）。有抗凝禁忌证的急性肺栓塞患者，我们建议使用下腔静脉滤器置入治疗（Grade 1B）。已行下腔静脉滤器置入治疗的急性肺栓塞患者，在解决了出血风险的情况下，我们建议常规使用抗凝治疗（Grade 2B）。

注意：我们不认为永久性下腔静脉滤器置入治疗是抗凝治疗的后续治疗。

5.1 由手术诱发的急性肺栓塞患者，我们建议持续 3 个月的抗凝治疗，较不推荐①小于 3 个月的疗程（Grade 1B）；②大于 3 个月的疗程（如 6 个月或 12 个月）（Grade 1B）；③后续治疗（Grade 1B）。

5.2 由非手术原因诱发的急性肺栓塞患者，我们建议持续 3 个月的抗凝治疗，较不推荐①小于 3 个月的疗程（Grade 1B）；②大于 3 个月的疗程（如 6 个月或 12 个月）（Grade 1B）；③后续治疗（如果有出血高风险）（Grade 1B）。如果出血风险为低风险或中等风险时，我们推荐持续 3 个月的抗凝治疗，较不推荐后续治疗（Grade 2B）。

5.3 无诱因诱发的急性肺栓塞患者，我们建议持续 3 个月的抗凝治疗，较不推荐小于 3 个月的疗程（Grade 1B）。3 个月疗程后，应评估该类患者后续治疗的必要性。

初次患静脉栓塞即为无诱因诱发的急性肺栓塞的患者，如果出血风险为低风险或中等风险，我们建议增加后续治疗，较不推荐仅进行 3 个月的初始治疗（Grade 2B）。

初次患静脉栓塞即为无诱因诱发的急性肺栓塞的患者，如果出血风险为高风险，我们建议只行 3 个月的初始治疗，较不推荐后续治疗（Grade 1B）。

若患者为第 2 次患静脉血栓栓塞的患者，如果出血风险为低风险，我们推荐增加后续治疗，较不推荐只进行 3 个月的初始治疗（Grade 1B）；若出血风险为低风险时，我们推荐增加后续抗凝治疗（Grade 2B）。

若患者为第 2 次患静脉血栓栓塞的患者，如果出血风险为低风险，我们建议只行 3 个月的初始治疗，较不推荐后续治疗（Grade 2B）。

5.4　伴癌症的急性肺栓塞患者，如果出血风险为低风险或中等风险，我们建议增加后续抗凝治疗，较不推荐只进行 3 个月的初始治疗（Grade 1B）；如果出血风险为高风险，我们建议增加后续治疗（Grade 2B）。

注意：所有进行后续抗凝治疗的患者，需定期检查评估是否继续使用抗凝药物治疗（如每年 1 次）。

5.5　应用 VKA 治疗的急性肺栓塞患者，我们建议在治疗期间 INR 值保持在 2.0 ～ 3.0（目标 INR 值 2.5），较不推荐 INR 值较低（INR ＜ 2）或较高（INR 3.0 ～ 5.0）（Grade 1B）。

5.6　不伴癌症的肺栓塞患者，我们建议使用 VKA 进行长期治疗，较不推荐使用低分子肝素治疗（Grade 2C）。若该类患者未使用 VKA 治疗，我们建议使用 LMWH 治疗，较不建议使用利伐沙班或达比加群进行长期治疗（Grade 2C）。

5.7　伴癌症的肺栓塞患者，我们建议使用 LMWH 进行长期治疗，较不推荐使用 VKA 治疗（Grade 2B）。若该类患者未使用 LMWH 治疗，我们建议使用 VKA 治疗，较不建议使用利伐沙班或达比加群进行长期治疗（Grade 2C）。

注意：5.6 ～ 5.7 患或不患癌症的急性肺栓塞患者，对其治疗的选择可因患者对日常注射的耐受程度、实验室检查、治疗费用来调整。使用利伐沙班或达比加群治疗静脉血栓栓塞，因可减轻患者的日常负担，可能比低分子肝素和 VKA 有更好的疗效。由于现有数据的不足，以及新数据的快速增长，相较于利伐沙班或达比加群，我们稍微倾向于推荐低分子肝素和 VKA 治疗，我们并没有因为喜爱某种新药而做出任何受主观因素影响的推荐。

5.8　进行后续治疗的肺栓塞患者，我们建议采用与前 3 个月初始治疗一样的药物（Grade 2C）。

5.9　针对无意间发现的无症状肺栓塞患者，我们建议采用和有症状的肺栓塞患者一样的初始及后期治疗（Grade 2B）。

6.1　慢性肺动脉栓塞性高血压（CTPH）的肺动脉血栓动脉内膜切除术，抗凝治疗和下腔静脉滤器置入术。针对 CTPH 患者，我们建议增加后续治疗，较不推荐停止治疗（Grade 1B）。针对特定的 CTPH 患者，如核心疾病由富有动脉血栓动脉内膜切除术经验的治疗团队治疗时，我们建议进行动脉血栓动脉内膜切除术，较不推荐不行动脉血栓动脉内膜切除术（Grade 2C）。

附：肺栓塞

肺栓塞（pulmonary embolism，PE）是内源性或外源性栓子堵塞肺动脉引起肺循环障碍的临床和病理生理综合征。常见的栓子是血栓，其余为少见的新生物细胞、气泡、静脉输入的药物颗粒等引起的肺血管阻断。PE 的发病率、病死率及误诊率均颇高，是下肢深静脉血栓形成的严重并发症之一[1]。

国外肺栓塞的发病率很高，在美国每年的发病人数约 60 万，其中 1/3 死亡，占死因第 3 位。也有报告称近年来随着成人接受抗凝治疗的增加，发病率呈减少趋势[2]。

【流行病学】

51% ～ 71% 的 DVT 患者可能发生 PE，故推测肺栓塞的发病率可能不会太低。在美国每年预计约有 65 万～70 万新发患者，是第 3 位常见的心血管疾病，其发病率仅次于缺血性心脏病和高血压。每年约有 25 万患者因肺栓塞住院，5 万人死亡，死亡率仅次于肿瘤和心肌梗死。在过去 20 年中可疑肺栓塞患者增加了 10 倍 [3]。在我国肺栓塞患者比过去也有明显增多，这可能是肺栓塞的患病率升高，但更可能的是对肺栓塞的诊断意识和水平提高所致。

【临床表现】

肺栓塞的临床表现可从无症状到突然死亡。常见症状为呼吸困难和胸痛，发生率均达 80% 以上。“胸痛、咳嗽、呼吸困难”为肺栓塞的三联征 [4]。胸膜性疼痛为邻近胸膜纤维素炎症所致，突然发生者常提示肺栓塞。膈胸膜受累可向肩或腹部放射。如有胸骨后疼痛，颇似心肌梗死。慢性肺栓塞可有咯血。其他症状有焦虑，可能为疼痛或低氧血症所致。晕厥常是肺栓塞的征兆。

常见的体征：

1. 呼吸系统体征　呼吸增快；发绀；肺部湿啰音或哮鸣音；肺野部偶可闻肺血管杂音；胸膜摩擦音或胸腔积液体征。

2. 循环系统体征　心动过速；血压变化，严重时可出现血压下降甚至休克；颈静脉充盈或异常搏动；P2 亢进或分裂；三尖瓣收缩期杂音及急、慢性肺心病的相应表现。

3. 约 40% 的患者有低至中等程度发热，少数患者早期有高热。

【发病原因】

1. 血栓　血栓脱落导致肺栓塞常是静脉血栓形成的并发症。栓子通常来源于下肢和骨盆的深静脉，通过血液循环到达肺动脉引起栓塞。栓子很少来源于上肢、头和颈部静脉。血流淤滞、血液凝固性增高和静脉内皮损伤是血栓形成的促进因素。因此，创伤、长期卧床、静脉曲张、静脉插管、盆腔和髋部手术、肥胖、糖尿病、避孕药或其他原因引起的凝血机制亢进等，容易诱发静脉血栓形成。早期血栓松脆，加之纤溶系统的作用，故在血栓形成的最初数天发生肺栓塞的危险性最高。

2. 心脏病　在我国心脏病是引起肺栓塞的最常见原因，占 40%。肺栓塞可见于各类心脏病，合并房颤、心力衰竭和亚急性细菌性心内膜炎者发病率较高。以右心房血栓最多见，少数亦源于静脉系统。细菌性栓子除见于亚急性细菌性心内膜炎外，亦可因起搏器感染引起。前者感染性栓子主要来自三尖瓣，偶尔先天性心脏病患者的二尖瓣赘生物可自左心经缺损处分流进入右心而到达肺动脉。

3. 肿瘤　肿瘤在我国为导致肺栓塞的第 2 位原因，占 35%，远较国外的 6% 为高。肺癌、消化系统肿瘤、绒癌、白血病等较常见。恶性肿瘤并发的肺栓塞仅约 1/3 为瘤栓，其余均为血栓。据推测肿瘤患者血液中可能存在凝血激酶（thromoboplastin）以及其他能激活凝血系统的物质如组蛋白、组织蛋白酶和蛋白水解酶等，故肿瘤患者肺栓塞发生率高，甚至可以是其首发症状。

4. 妊娠及分娩　孕妇妊娠和分娩期间肺栓塞的概率高于年龄配对的非孕妇数倍，产后和剖宫产术后发生率最高。妊娠时腹腔内压增加及盆静脉受压，可引起静脉血流缓慢，改变血液流变学特性，加重静脉血栓形成。此外伴凝血因子和血小板增加，血浆素原 - 血浆素蛋白溶解系统活性降低。羊水栓塞也是分娩期的严重并发症。

5. 其他　其他少见的病因有长骨骨折致脂肪栓塞，意外事故和减压病造成空气栓塞，寄生虫和异物栓塞。没有明显的促发因素时，还应考虑到遗传性抗凝因素减少或纤维蛋白溶酶原激活抑制剂的增加。

【病理生理】

大多数急性肺栓塞可累及多支肺动脉，栓塞的部位右肺多于左肺，下叶多于上叶，但右或左肺动脉主干或骑跨在肺动脉分叉处的栓塞少见。血栓栓子机化差时，通过心脏途径易形成碎片栓塞于小血管[4]。若纤溶机制不能完全溶解血栓，24 小时后栓子表面即逐渐被内皮样细胞覆盖，2 ～ 3 周后栓子牢固贴于动脉壁。早期栓子退缩，血流再通的冲刷作用，覆盖于栓子表面的纤维素、血小板凝集物及溶栓过程，都可以产生新栓子并进一步栓塞小的血管分支。栓子是否引起肺梗死取决于受累血管大小、阻塞范围、支气管动脉供给血流的能力以及阻塞区通气是否适当。肺梗死的组织学特征为肺泡内出血和肺泡壁坏死，很少发现存在炎症，没有肺部感染或栓子为非感染性时极少产生空洞。梗死区肺表面活性物质丧失可导致肺不张。胸膜表面常见渗出，1/3 为血性。若能存活，梗死区最后形成瘢痕。

肺栓塞后引起生理死腔增加，通气效率降低，但由于急性肺栓塞可刺激通气，增加呼吸频率和每分钟通气量，通常抵消了生理死腔的增加，保持 $PaCO_2$ 不升高甚至降低。肺泡过度通气与低氧血症无关，甚至不能由吸氧消除，其机理尚不清楚，推测与血管栓塞区域肺实质的反射有关。虽然 $PaCO_2$ 通常降低，但神经肌肉疾患、胸膜剧烈疼痛和肺栓塞严重的患者不能通过相应增加通气来代偿增加的生理死腔时，可出现 CO_2 潴留。急性肺栓塞时常见 PaO_2 降低，通气 / 血流比值失调可能是其主要机制，局部支气管收缩、肺不张和肺水肿为其解剖基础。如果心排出量不能与代谢需要保持一致，混合静脉血氧分压将降低，可进一步加重通气 / 血流比值失调和低氧血症。

肺栓塞的直接机械性作用和栓塞后化学性与反射性机制引起的血流动力学反应是比较复杂的[5]。数目少和栓子小的栓塞不引起肺血流动力学改变。一般来说肺血管床阻塞＞ 30% 时，平均肺动脉压开始升高；＞ 35% 时右房压升高，肺血管床丧失＞ 50% 时，可引起肺动脉压、肺血管阻力显著增加，心脏指数降低和急性肺心病。反复肺栓塞可产生持久性的肺动脉高压和慢性肺心病。对原有心肺功能受损的患者，肺栓塞的血流动力学对其的影响较一般患者更为突出。

【并发症】

肺栓塞造成急性肺动脉高压和右心衰竭，继而肺缺血、缺氧和左心排出量下降，循环衰竭。还可合并咯血、肺梗死、大块肺栓塞导致心肌缺血和心源性休克。

【诊断】

20% ～ 30% 的肺栓塞患者未能及时获得诊断和治疗而死亡。若能及时诊断并给予抗凝治疗，病死率可降至 8%，故早期诊断十分重要。应仔细搜集病史。血清 LDH 升高，动脉血 PO_2 下降，$PA\text{-}aD_2$ 增宽；心电图 T 波和 ST 段改变（类似心肌梗死图形），P 波和 QRS 波形改变（类似急性肺心病图形）；X 线显示斑片状浸润、肺不张、膈肌抬高、胸腔积液，尤其是以胸膜为基底凸面朝向肺门的圆形致密阴影（Hamptom 驼峰）以及扩张的肺动脉伴远端肺纹稀疏（Westermark 征）等，对肺栓塞的诊断都具有重要价值。核素肺通气 / 灌注扫描是诊断肺栓塞最敏感的无创性方法，特异性虽低，但当有典型的多发性、节段性或楔形灌注缺损而通气正常或增加时，结合临床，诊断即可成立。肺动脉造影是诊断肺栓塞最特异的方法，适用于临床和核素扫描可疑以及需要手术治疗的病例，表现为血管腔充盈缺损、动脉截断或“剪枝征”。造影不能显示直径≤ 2mm 的小血管，因此多发性小栓塞常易漏诊。磁共振为诊断肺栓塞有用的无创性技术，较大栓塞时可见明显的肺动脉充塞缺损。

【检查】

常规检查，如胸部X线片、心电图、血液气体分析、血液生化检查，必要时可进行纤维支气管镜检查、痰细菌培养等。肺灌注显像、肺动脉造影及磁共振成像有助于诊断。

1．电子束CT（CTPA） 近年发展起来的螺旋CT，特别是电子束CT可以直接显示肺血管，后者由于扫描速度快，没有移动伪影，图像更加清晰，更有利于三维重建，直接显示肺段血管。CTPA可以清楚显示血栓部位、形态、与管壁的关系及腔内受损状况。直接征象有半月形或环形充盈缺损，完全梗阻，轨道征等；间接征象有主、肺动脉及左、右肺动脉扩张，血管断面细小、缺支，马赛克征，肺梗死灶、胸膜改变等。与传统肺动脉造影比较，CTPA对肺栓塞诊断的敏感性为90%，特异性为92%。CTPA的最大的优点是无创，尤其对急诊患者有价值，对指导治疗及评价疗效也是可靠的。CTPA最有效的检查栓子的部位是第2～4级血管，对小的、周边的肺栓塞诊断有困难。

2．D-二聚体检测 D-二聚体是纤维蛋白降解产物的良好标记物，以血浆D-二聚体大于500μg/L作为诊断的阳性值，其判断肺栓塞的敏感性为95%～98%。D-二聚体阳性对肺栓塞的排除诊断有较大价值。老年人中D-二聚体可以有生理性的增高，大于500μg/L，故对年龄超过70岁者，其诊断的特异性仅为14.3%。

3．超声心动图 经胸与经食管二维超声心动图能直接或间接提示肺栓塞的存在征象，是有价值的检查方法。①间接征象：右室扩张为71%～100%，右肺动脉内径增加72%，左室径变小38%，室间隔左移、矛盾运动42%以及肺动脉压增高等。间接征象的限制是小的肺栓塞和有右心疾病病史者易呈阴性。②直接征象：右心血栓可有两种类型：活动、蛇样运动的组织和不活动、无蒂及致密的组织。前者98%发生肺栓塞，后者40%发生肺栓塞；病死率，前者为44%，后者为9%。混合型栓子肺栓塞的发生率为62%，病死率为29%。右心血栓检出率经胸超声心动图为5.6%，经食管超声心动图为14%，可查到的肺栓塞占11%～14%。经食管超声心动图发现肺动脉血栓的阳性率多于经胸超声心动图，其肺栓塞诊断的敏感性为97%，特异性为88%，阳性预测准确性为91%，阴性预测准确性96%。当并发肺动脉高压和肺源性心脏病时，出现相应的超声征象，如肺动脉和右室流出道血流加速、三尖瓣跨瓣压差增加，肺动脉瓣回声曲线“α”波变浅，收缩中期提前关闭及右心房、右心室增大等。近年有报道用血管内超声诊断外周肺栓塞及做疗效评价。

4．深静脉检查 肺栓塞的栓子绝大多数来自下肢深静脉，因此下肢深静脉血栓形成的发现对诊断肺栓塞能给予很大的提示。对下肢静脉血栓形成的物理检查近半数正常，因此常需借助其他检查方法加以证实。常用的方法有以下数种。

（1）诊断下肢深静脉血栓的标准方法：下肢静脉造影可显示静脉堵塞的部位、范围、程度及侧支循环情况。造影显示静脉血栓形成可发生于单侧或双侧下肢，也可局限于小腿静脉，也可直达下腔静脉。静脉造影虽能清楚显示病变，但可引起局部疼痛、过敏反应及加重静脉炎，偶可造成栓子脱落，有发生再次肺栓塞的危险，因此，目前已少应用。主要适应证是需明确栓子来源的下腔静脉滤器植入术和肺栓子摘除术。

（2）放射性核素静脉显像：目前常用的方法是^{99}Tc静脉造影。此方法静脉轮廓显示清楚，并且安全、无痛苦，特别适用于对造影剂过敏或联合做肺灌注扫描的患者。显像所见包括血流梗阻（完全和不完全）；侧支循环形成；静脉瓣功能不全，血液反流入浅静脉，致浅静脉代偿性增粗、扭曲。与静脉造影的符合率达90%左右。

（3）血管内超声检查：根据频谱偏离与血流速度成比例的原理，通过检查血流受阻情况，推测静脉血栓的形成。常用的探查部位有股静脉、腘静脉和胫后静脉。该方法的准确性为93%。优点是可重复，对腓静脉血栓形成比较敏感。

5．动脉血气分析　主要表现为 PaO_2<80mmHg，$PA\text{-}aDO_2$ > 20mmHg，低碳酸血症（< 36mmHg）。实际上，在衰老的生理变化过程中，PaO_2 缓慢地进行性减少，而 $PA—aDO_2$ 则随年龄增加而增多。此检查对肺栓塞的诊断是困难的，约 20% ～ 30% 的肺栓塞患者由于未及时诊断和积极治疗而死亡。

6．心电图　肺栓塞时心电图随栓塞肺动脉管径的大小和累及范围不同而不同。轻者可无异常，大多数患者主要表现为窦性心动过速、肺型 P 波，重者出现肺心病 $S_{I}Q_{III}T_{III}$。部分患者可出现不完全性右束支传导阻滞。

7．胸部 X 线片　常规胸片常不能确定 PE 的诊断，约 10% 的肺栓塞患者有阳性表现，但缺乏特异性。主要表现为区域性肺血管纹理纤细、心脏扩大、肺动脉高压、胸腔积液、间质水肿、肺不张、肺浸润性改变、半侧膈升高。

8．肺通气 / 灌注显像　肺通气 / 灌注扫描显示没有灌注缺损，可以排除肺栓塞。在正常通气的下一段或以上出现肺灌注缺损，或在正常通气的下两个或更大亚段出现灌注缺损，高度提示肺栓塞。

9．肺血管造影　是诊断肺栓塞的"金标准"，为一项有创检查。检查的死亡率近 1%，对老年人，特别是重症患者有一定的危险性，一般不提倡该项检查。

【鉴别诊断】

肺栓塞易与肺炎、胸膜炎、气胸、慢性阻塞性肺疾病、肺肿瘤、冠心病、急性心肌梗死、充血性心力衰竭、胆囊炎、胰腺炎等疾病混淆，需仔细鉴别。

【治疗】

除吸氧、止痛、纠正休克和心力衰竭以及舒张支气管等对症治疗外，特异性治疗方法包括抗凝、溶栓和手术治疗。

一旦确诊肺栓塞，即应积极进行治疗，不幸的是能得到正确治疗的患者仅有 30%。肺栓塞的治疗目的是使患者度过危险期，缓解栓塞引起的心肺功能紊乱和防止再发；尽可能地恢复和维持足够的循环血量和组织供氧。对大面积肺栓塞或急性肺心病患者的治疗包括及时吸氧、缓解肺血管痉挛、抗休克、抗心律失常、溶栓、抗凝及外科手术等。对慢性栓塞性肺动脉高压和慢性肺心病患者，治疗主要包括阻断栓子来源，防止再栓塞，行肺动脉血栓内膜切除术，降低肺动脉压和改善心功能等。

（一）急救措施

发生肺栓塞后的前 2 天最危险，患者应入 ICU 病房，连续监测血压、心率、呼吸、心电图、中心静脉压和血气等。

1．一般处理　使患者安静、保暖、吸氧；为镇静、止痛，必要时可给予吗啡、哌替啶或可待因；为预防肺内感染和治疗静脉炎应使用抗生素。

2．为缓解迷走神经张力过高引起的肺血管痉挛和冠状动脉痉挛，静脉注射阿托品 0.5 ～ 1.0mg，如不缓解可每 1 ～ 4 小时重复 1 次；也可给予罂粟碱 30mg 皮下、肌内或静脉注射，12 次 /h，该药也有镇静和减少血小板聚集的作用。

3．抗休克　合并休克者给予多巴胺 5 ～ 10μg/（kg・min）、多巴酚丁胺 3.5 ～ 10μg/（kg・min）或去甲肾上腺素 0.2 ～ 2.0μg/（kg・min）；迅速纠正引起低血压的心律失常，如心房扑动、心房颤动等。维持平均动脉血压 >80mmHg、心脏指数 > 2.5L /（min · m^2）及尿量 >50ml/h。同时积极进行溶栓、抗凝治疗，争取迅速缓解病情。需指出，急性肺栓塞 80% 的死亡发生于发病后 2h 以内，因此，必须抓紧时间进行治疗抢救 [6]。

4．改善呼吸　如有支气管痉挛，可应用氨茶碱、二羟丙茶碱（喘定）等支气管扩张剂和黏液溶解剂；也可用酚妥拉明 10 ～ 20mg 溶于 5% ～ 10% 的葡萄糖 100 ～ 200ml 内静脉滴注，既可解除支气管痉挛，又可扩张肺血管。对呼吸衰竭存在严重低氧血症的患者可短时应用机械通气治疗。

（二）溶栓治疗

30 年前临床试验证实肺栓塞溶栓疗法安全、迅速、简便和更为有效 [7]。

溶栓疗法是通过药物直接或间接地将血浆蛋白纤溶酶原转变为纤溶酶，迅速裂解纤维蛋白，溶解血块；同时通过清除和灭活凝血因子 Ⅱ 、V 和Ⅷ，干扰血液凝血作用，增强纤维蛋白和纤维蛋白原的降解，抑制纤维蛋白原向纤维蛋白的转变并干扰纤维蛋白的聚合，发挥抗凝效应。

1．常用溶栓药物

（1）尿激酶（urokinase，μK）　是从人尿或培养的人胚肾细胞分离所得，无抗原性，直接将纤溶酶原转变成纤溶酶而发挥溶栓作用。

（2）阿替普酶（重组组织型纤溶酶原激活剂，rt-PA，爱通立）　是新型溶栓剂，用各种细胞系重组 DNA 技术生产，阿替普酶亦无抗原性，能直接将纤溶酶原转变成纤溶酶，对纤维蛋白较链激酶（streptokinase，SK）或 UK 更具有特异性（较少激活全身纤溶酶原）。

2．适应证　①大块肺栓塞（超过两个肺叶血管）；②伴血流动力学改变者；③并发休克和体动脉低灌注，即低血压、乳酸性酸中毒和（或）心排血量下降者；④原有心肺疾病的次大块肺栓塞引起循环衰竭者；⑤有症状的肺栓塞 [8]。

3．禁忌证

（1）绝对禁忌证：①近期有活动性胃肠道大出血；② 2 个月内的脑血管意外、颅内或脊柱创伤或外科手术；③活动性颅内病变（动脉瘤、血管畸形、肿瘤）。

（2）相对禁忌证：①未控制的高血压（收缩压≥ 180mmHg，舒张压≥ 110mmHg）；②出血性糖尿病，包括合并严重肾病和肝病者；③近期（10 天内）外科大手术、不能被挤压止血血管的穿刺、器官活检或分娩；④近期创伤及进行过心肺复苏；⑤感染性心内膜炎；⑥妊娠；⑦出血性视网膜病；⑧心包炎；⑨动脉瘤；⑩左房血栓；⑪潜在的出血性疾病。

4．并发症　溶栓疗法最重要的并发症是出血，发生率各家统计不一，平均 5% ～ 7%，致死性出血约 1%。溶栓药大出血的发生率相似，rt-PA、UK 和 SK 分别为 13.7%、10.2% 和 8.8%。最严重的是颅内出血，发生率为 1.2%，其中约半数死亡；舒张压升高是颅内出血的另一个危险因素。腹膜后出血比较隐匿，多表现为原因不明的休克，应注意观察。另外较重要的出血是行肺动脉造影时的股静脉穿刺部位，多形成血肿。一般小量出血可不予处理，严重出血时需即刻停药，输冷沉淀和（或）新鲜冷冻血浆及对氨基苄胺或氨基己酸等。有颅内出血需请神经外科医师紧急会诊。溶栓药物的其他不良反应还有发热、过敏反应、低血压、恶心、呕吐、肌痛、头痛等。过敏反应多见于使用链激酶的患者。

当代溶栓疗法已有很大进步，更加安全、有效，治疗方案日趋简便和规范化，治疗时间窗延长至 14 天，剂量固定或按体重给药，外周静脉每 2 小时滴注，无需监测血凝指标，可在普通病房实施。因此，应积极推广、普及溶栓疗法。

（三）抗凝治疗

抗凝治疗对肺栓塞是有效且重要的。根据1组516例肺栓塞患者的统计，抗凝治疗组的生存率为92%，复发率为16%，而非抗凝治疗组生存率和复发率分别为42%和55%，差异非常显著。抗凝治疗1～4周，肺动脉血块完全溶解者为25%，4个月后为50%。常用抗凝药物有肝素和华法林。

1．肝素　标准的普通肝素是高硫酸酯黏多糖，由猪肠黏膜或牛肝部分纯化所得，分子量3～30kDa，平均15kDa。肝素主要通过抗凝血酶Ⅲ（ATⅢ）起作用，后者能抑制凝血酶（因子Ⅱa），Xa，Ⅸa，Ⅺa和Ⅻa，继而促使ATⅢ构形变化，使其活性提高100～1000倍。预防附加血栓的形成；使内源纤维蛋白溶解机制溶解已形成的血块，但肝素不能直接溶解已存在的血栓。肝素是治疗急性肺栓塞的基础，治疗前应考虑出血的危险因素，如既往应用抗凝剂的出血史、血小板减少症、维生素K缺乏、年老、基础疾病及合并用药等。最常被忽视的检查是大便潜血阳性的直肠检查。应用肝素的开始几天为达到充分的抗凝作用，常需滴注肝素达1500～2000U/h。常用的给药方法是静脉滴注，负荷量为2000～3000U/h，继之700～1000U/h或15～20U/（kg/h）维持。有报道肺栓塞患者肝素半衰期缩短，约为正常人的50%，治疗剂量宜适当增加。

普通肝素治疗需要监测，激活的部分凝血活酶时间（APTT）至少要大于对照值的1.5倍（通常是1.5～2.0倍），在有效抗凝范围内给予最小的肝素治疗剂量。血浆肝素水平在0.2～0.5U/ml之间。测定血浆肝素水平在两种情况下特别有用：①监测由于狼疮抗凝血或抗心磷脂质抗体基线APTT增加的患者；②每天需要大剂量肝素治疗的深静脉血栓形成和肺栓塞的患者。用药期限以急性过程平息、临床情况好转、血栓明显溶解为止，通常7～10天。肝素治疗过程中少数患者可发生血小板减少，因此每3～4天需复查血小板计数，血小板计数在（70～100）$\times 10^9$/L时仍可继续使用肝素，小于50×10^9/L时应停药。肝素最重要的不良反应是出血，发生出血的危险性除与基础血小板计数有关外，还与年龄、基础疾病、肝功能不全及并用药物等有关。对多数中等量出血停止肝素治疗即可，因肝素半寿期仅60～90min，APTT通常在6h内恢复正常。重新应用肝素或以小剂量开始，或交替给药，主要取决于出血程度、再栓塞的危险和出血范围。发生威胁生命的事件或颅内出血，在停用肝素的同时应用硫酸鱼精蛋白（鱼精蛋白），后者与酸性肝素结合形成稳定的复合物，可逆转抗凝活性。约100单位肝素需用硫酸鱼精蛋白1mg，缓慢静脉滴注（如50mg/10～30min）。硫酸鱼精蛋白可引起过敏反应，特别是既往暴露于硫酸鱼精蛋白的糖尿病患者。与肝素有关的不良反应还有血小板减少、骨质疏松及转氨酶升高等。

2．华法林　是维生素K的对抗剂，可阻止凝血因子Ⅱ、Ⅶ、Ⅸ和X的γ羧酸酯的激活。华法林抗凝治疗后的第5天，即使凝血酶原时间很快延长，其作用仍可能是不充分的。凝血酶原时间延长最初可能反映为凝血因子Ⅶ的耗竭，其半衰期约6h，而凝血因子Ⅱ的半衰期为5天。在活动性血栓形成开始应用华法林治疗时，C蛋白和S蛋白下降，使凝血酶原产生潜在功能，经过肝素与华法林重叠治疗5天，非对抗性华法林的前凝血作用可被抵消。一组随机研究发现单用口服抗凝药组比口服药加肝素治疗组深静脉血栓形成的复发率高3倍，表明在活动性血栓形成状态华法林应与肝素重叠应用。根据凝血酶原时间调整华法林剂量，应根据国际标准化比率（INR），而不是凝血酶原时间比率或以秒表示的凝血酶原时间调整。用 INR 监测比用凝血酶原时间比率监测发生出血的并发症者少。肝素通常应用 5 ~ 7 天，经 APTT 证明已达到有效治疗范围的第 1 天始用华法林，首次剂量一般为 3.0mg，之后根据 INR 调整剂量，长期服用者 INR 宜维持在 2.0 ~ 3.0。口服抗凝药至少持续 6 个月。停用抗凝剂应逐渐减量，以避免发生反跳，增加血凝。应用抗凝疗法的禁忌证有活动性胃肠道出血、创伤、术后、感染性心内膜炎、未控制的重症高血压、脑血管病、潜在出血性疾病等。华法林最主要的不良反应是出血，发生率约 6%，大出血为 2%，致死性出血为 0.8%。出血随 INR 增加而增多，出血的危险因素有肝、肾疾病、酒精中毒、药物相互作用、创伤、恶性肿瘤和既往胃肠道出血等。年龄也是一项重要因素。对威胁生命的大出血需紧急应用冷沉淀或新鲜冷冻血浆治疗，使 INR 恢复正常，并即刻止血。对不严重的出血可应用维生素 K 10mg 皮下或肌内注射，在 6 ~ 12h 内逆转华法林的作用。然而，此项治疗将使患者在之后长达 12 周对华法林相对耐药，给再次应用华法林治疗带来困难。伴 INR 延长的轻度出血只需中断华法林治疗，不需输冷冻血浆，直至 INR 恢复适宜的治疗范围。如果 INR 在治疗范围内发生出血，应怀疑并排除隐匿性恶性肿瘤疾病。

（四）手术治疗

1．肺动脉血栓摘除术　用于伴休克的巨大肺栓塞、收缩压低至 100mmHg、中心静脉压增高、肾衰竭、内科治疗失败或不宜内科治疗者。在体外循环下手术，手术死亡率较高。

2．导管破碎肺栓塞　一般用特制的猪尾旋转导管破碎伴休克的大块急性肺栓塞，也可同时进行局部溶栓。栓子破碎后休克指数下降，48h 肺动脉平均压明显下降，有效率 60%，死亡率 20%。多用于存在溶栓和抗凝治疗禁忌的患者。

3．安装下腔静脉滤器　下腔静脉滤器主要用于已证实栓子来源于下肢或盆腔者，用以防止肺栓塞的复发。最主要的适应证有：①证实有肺栓塞并抗凝治疗禁忌：活动性出血、担心大出血者、抗凝引起的并发症、计划加强癌症化疗者；②经充分抗凝治疗而失败者（如肺栓塞复发）；③高危患者的预防：广泛、进行性静脉血栓形成；行导管介入治疗或外科血栓切除术者；严重肺动脉高压或肺心病者。多数无漂动的 DVT 很少发生栓塞，可以单纯进行肝素抗凝治疗。因滤器只能预防肺栓塞复发，并不能治疗 DVT，因此安装滤器后仍需抗凝，以防止进一步的血栓形成。而且有很多患者放置滤器后下腔静脉堵塞，造成胸腹壁浅静脉曲张、下肢肿胀等并发症。最近，有可以取出的临时滤器用于预防溶栓过程栓子脱落导致的肺栓塞再发，效果较好，并发症也较少。

（五）深静脉血栓形成的治疗

约 70% ~ 90% 的急性肺栓塞的栓子来源于 DVT 的血栓脱落，特别是下肢深静脉，因此，对急性肺栓塞患者的治疗绝不能忽视 DVT 的检查和处理，以防肺栓塞的再发。DVT 的治疗原则是卧床、患肢抬高、抗凝（肝素和华法林）、消炎及使用抗血小板聚集药等。深静脉血栓形成患者的溶栓治疗应视情况个体化实施。

参 考 文 献

1．Liu X，Johnson M，Mardekian J，*et al*. Apixaban Reduces Hospitalizations in Patients With Venous Thromboembolism：An Analysis of the Apixaban for the Initial

Management of Pulmonary Embolism and Deep-Vein Thrombosis as First-Line Therapy (AMPLIFY) Trial. *J Am Heart Assoc*, 2015, 4 (12).

2. Konstantinides S V. Trends in incidence versus case fatality rates of pulmonary embolism: Good news or bad news? . *Thromb Haemost*, 2015, 115 (2).
3. Schreiner M, Sanad W, Pfitzner BM, *et al*. A primary intravascular synovial sarcoma causing deep-vein thrombosis and pulmonary embolism in a 20-year-old woman. *CurrOncol*, 2015, 22 (5) : e387-e390.
4. Saar JA, Maack C. Diagnosis and management of acute pulmonary embolism: ESC guidelines, 2014. *Herz*, 2015.
5. Meyer G, Planquette B, Sanchez O. Risk stratification of pulmonary embolism: clinical evaluation, biomarkers or both? *Eur Respir J*, 2015, 46 (6) : 1551-1553.
6. Allen CJ, Murray CR, Meizoso JP, *et al*. Surveillance and Early Management of Deep Vein Thrombosis Decreases Rate of Pulmonary Embolism in High-Risk Trauma Patients. *J Am Coll Surg*, 2015.
7. Menichetti M, Rosso S, Menegatti E, *et al*. Use of rivaroxaban in an elderly patient with intermediate-low early mortality risk due to pulmonary embolism: a case report. *J Med Case Rep*, 2015, 9 (1) : 274.
8. Bach A G, Bandzauner R, Nansalmaa B, *et al*. Timing of pulmonary embolism diagnosis in the emergency department. *Thromb Res*, 2015.

附录 2 美国外科协会和美国静脉论坛的临床实践指南：静脉曲张及相关慢性静脉疾病患者的管理

美国血管外科学会（the society for vascular Surgery，SVS）和美国静脉论坛（the american venous forum，AVF）组织相关专家制定了下肢静脉曲张及慢性静脉疾病临床实践指南。该文件也对包括伴更严重慢性静脉疾病（chronic venous disease，CVD）表现如水肿、皮肤改变或静脉溃疡的浅静脉和穿静脉功能不全的患者给出了明确的治疗推荐方法。静脉指南推荐委员会基于推荐的评估、发展、评价的分级方法 Grade（the grading of recommendations assessment，development，and evaluation）系统分为两类：①强烈推荐（1 类）：患者获得的益处明显高于风险、承受的负担和费用等，反之亦然；②一般推荐（2 类）：支持评价和治疗的证据等级分为高（A）、中（B）、低（C）3 类，分别列于每条建议后（括号内）。这部指南的关键推荐在于：对静脉曲张或比较严重的 CVD 患者除推荐全面了解病史和仔细体格检查外，还推荐应进行深、浅静脉彩超的补充检查（Grade 1A）。推荐在 CVD 患者中采用 CEAP 分级（Grade 1A），采用新修订的静脉临床严重度评分评价临床治疗结果（Grade 1 B）。建议症状性静脉曲张患者采用压力疗法（Grade 2C）。对适合进行大隐静脉消融术的患者不推荐将压力疗法作为主要治疗方法（Grade 1B）。推荐将压力疗法作为静脉性溃疡的主要治疗方法（Grade 1B）。为预防溃疡复发，推荐浅静脉消融术结合压力疗法（Grade 1A）。在大隐静脉功能不全的治疗上推荐采用腔内热消融术（激光和射频消融）而非大隐静脉高位结扎、到膝盖的内翻性剥脱术（Grade 1B）。大隐静脉属支曲张推荐静脉切除术或硬化剂疗法（Grade 1 B）。对隐静脉功能不全可选择硬化剂治疗（Grade 2C）。对单纯性静脉曲张（C2）患者不推荐进行功能不全穿通静脉治疗（Grade 1B）。对已愈合或活动性溃疡（CEAPC5-6）下方的病理性穿通静脉（包括血液外向反流时间达 500ms，血管直径达 3.5mm）建议进行治疗（Grade 2B）。对盆腔充血综合征和盆腔静脉曲张的患者建议单独或联合采用弹簧圈栓塞、封堵器或经导管硬化剂注射等（Grade 2B）。

表 1　临床实践指南：静脉曲张及相关慢性静脉疾病患者的管理指南摘要

指南序号	指南名称	推荐级别 1. 强烈 2. 弱	证据等级 A 高质量 B 中等质量 C 低或非常低质量
	1．临床检查		
1.1	对于下肢静脉曲张或下肢静脉功能不全患者的下肢临床检查，推荐视诊（毛细血管扩张症、静脉曲张度、水肿、皮肤颜色改变、环状静脉扩张、脂性硬皮病、溃疡等）、触诊（条索感、静脉曲张度、压痛、硬化程度、反流、搏动、震颤、腹股沟或腹部肿块等）、听诊（杂音），并检查踝关节活动度；询问患者慢性静脉疾病的症状，如麻刺感、疼痛、烧灼感、肌肉抽筋、下肢肿胀、搏动感或重物感、皮肤瘙痒、下肢不自主运动、下肢疲劳感等	1	A
	2．超声检查		
2.1	对静脉曲张或比较严重的 CVD 患者除推荐全面了解病史和仔细体格检查外，还应进行深、浅静脉彩超的补充检查，该项检查安全、无创、可靠、经济	1	A
2.2	对慢性静脉疾病患者我们推荐完整的彩色多普勒超声的 4 个部分应可视化、压缩性、静脉流，包括反流时间测定以及扩大化	1	A
2.3	推荐在站立位诱导出现反流来检查瓣膜关闭不全。可以通过以下两种方法来诱导：通过 Valsalva 动作增加腹压来评价股总静脉和股 - 隐静脉交汇处；对于远端静脉通过手动加压或袖囊装置加压、释放压力来检查肢体远端静脉情况	1	A
2.4	对于股静脉和腘静脉的异常反流时间，定义为≥ 1s；对于大隐静脉、胫后静脉、股深静脉、小隐静脉、交通支静脉异常反流时间，定义为≥ 500ms	1	B
2.5	对慢性静脉功能不全患者选择性施行交通支静脉检查。我们推荐的“病态”交通支静脉的定义如下：向外反流时间≥ 500ms，直径≥ 3.5mm，位置在愈合或活动性溃疡下方（CEA Pclass C5-C6）	1	B
	3．容积描记仪（plethysmography）		
3.1	对单纯性静脉曲张患者建议选择静脉容积描记仪检查作为无创性静脉系统评估（CEAP 分级 C2）	2	C
3.2	对晚期 CVD 患者如彩超检查未能提供确定性病理生理改变，推荐使用静脉容积描记仪检查作为无创性静脉系统评估（CEAP 分级 CC3-6 级）	1	B
	4．影像学检查		

续表

指南序号	指南名称	推荐级别 1. 强烈 2. 弱	证据等级 A 高质量 B 中等质量 C 低或非常低质量
4.1	推荐对静脉曲张和较晚期 CVD 患者选择 CT 静脉成像（CTV）、磁共振静脉成像（MRV）、顺行和逆行静脉造影术、血管腔内超声等检查。包括下列情况（但不局限于下列情况）：PTS、血栓性或非血栓性髂静脉阻塞（May-Thurner 综合征）、盆腔充血综合征、胡桃夹综合征、血管畸形、静脉创伤、肿瘤以及计划进行开放手术或腔内静脉介入手术的患者（Grade 1B）	1	B
	5．实验室评估（laboratory evaluation）		
5.1	推荐对静脉曲张患者选择性进行血栓形成倾向评估，尤其是有复发性 DVT、青年性血栓形成、不常见部位血栓形成的患者。长期静脉淤血性溃疡和部分准备全麻下行 CVD 治疗的患者需要进行相关的实验室检查。	1	B
	6．分级标准（classification）		
6.1	推荐在 CVD 患者中采用 CEAP 分级，临床工作上使用基本 CEAP 分级，而临床研究中应使用完整的 CEAP 分级系统	1	A
6.2	推荐对原发性静脉疾病（包括单纯性静脉曲张）与继发性静脉功能不全和先天性静脉疾病进行鉴别，因三种疾病的病理生理和治疗明显不同	1	B
	7．结果评价（outcome assessment）		
7.1	推荐静脉曲张和较晚期 CVD 治疗后采用新修订的静脉临床严重度评分评价临床治疗结果	1	B
7.2	推荐采用生活质量评分（QOL）评价患者的治疗结果和 CVD 的严重度	1	B
7.3	推荐对静脉手术后有症状或静脉曲张复发的患者采用彩超检查随访	1	B
7.4	各种方法治疗后推荐报告治疗相关的轻微和严重并发症	1	B
	8．药物治疗（medical therapy）		
8.1	对因 CVD 所致疼痛和肿胀的患者，除采用压力疗法外，在可以获得药物的国家中建议使用静脉活性药物 [如地奥司明、橘皮苷、芦丁、舒洛地希、微粒纯化黄酮制剂或七叶树种提取物（七叶素）]	2	B
8.2	建议使用己酮可可碱或微粒纯化黄酮制剂，并结合压力疗法加速静脉性溃疡的愈合	2	B

续表

指南序号	指南名称	推荐级别 1. 强烈 2. 弱	证据等级 A 高质量 B 中等质量 C 低或非常低质量
	9．压力疗法（compression therapy）		
9.1	建议对症状性静脉曲张患者的压力疗法采用中等压力（20 ~ 30mmHg）	2	C
9.2	对适合进行大隐静脉消融术的患者不推荐将压力疗法作为主要治疗方法	1	B
9.3	推荐将压力疗法作为静脉性溃疡的主要治疗方法（Grade 1B）。	1	B
9.4	推荐将压力疗法作为浅静脉消融术后的辅助治疗措施以预防溃疡复发	1	A
	10．开放性静脉手术（open venous Surgery）		
10.1	对于大隐静脉功能不全的治疗，建议进行高位结扎和膝关节以上大隐静脉内翻剥脱	2	B
10.2	推荐术后采用加压包扎以减少血肿、疼痛和肿胀的出现，C2 级患者术后加压包扎推荐使用 1 周	1	B
10.3	小隐静脉功能不全的治疗，推荐在膝关节皱褶处（隐 - 腘静脉交界处上 3 ~ 5cm）高位结扎，选择性内翻剥脱功能不全的小隐静脉	1	B
10.4	为了减少静脉性溃疡的复发，推荐对静脉性溃疡采用压力疗法，并切除功能不全的浅静脉	1	A
10.5	仅建议由受过训练的静脉介入医师选择性地对静脉曲张患者采用 CHIVA（the conservative hemodynamic treatment of varicose veins technique，简称 CHIVA 技术）治疗大隐静脉分支曲张静脉，并保留大隐静脉主干	2	B
10.6	仅建议在有选择的静脉曲张患者中采用局麻下选择性曲张静脉消融术（ambulatory selective varicose vein ablation under local anesthesia，简称 ASVAL）并保留大隐静脉主干	2	C
10.7	推荐采用点状静脉剥脱术，并结合大隐静脉消融术（同期完成或后期再完成）治疗静脉曲张。如静脉切除术采用全身麻醉，建议同期进行大隐静脉消融术	1	B
10.8	建议对静脉曲张广泛的患者采用低转速和大范围肿胀液皮下注入 TIPP（经皮透照动力静脉切除术，Trivex 旋切术）替代传统的静脉切除术	2	C
10.9	对复发性曲张静脉的治疗，建议根据病因、部位、来源、静脉曲张程度等采用大隐静脉残端结扎、点状剥脱、硬化剂疗法和腔内热消融术	2	C

续表

指南序号	指南名称	推荐级别 1. 强烈 2. 弱	证据等级 A 高质量 B 中等质量 C 低或非常低质量
	11．腔内热消融术（endovenous thermal ablation）		
11.1	腔内热消融术（激光和射频消融）是安全有效的，推荐在隐静脉功能不全的治疗上采用	1	B
11.2	腔内热消融术和开放手术在隐静脉功能不全的治疗上推荐优先选择前者，因为腔内热消融术术后康复期缩短、疼痛轻、并发症少	1	B
	12．硬化剂疗法（sclerotherapy of varicose veins）		
12.1	毛细血管扩张症、网状静脉和静脉曲张的治疗中推荐采用液体或泡沫硬化剂疗法	1	B
12.2	隐静脉功能不全的治疗推荐优先选择腔内热消融术，其次是泡沫型化学消融术	1	B
	13．穿通性静脉处理（treatment of perforating veins）		
13.1	不推荐在单纯性静脉曲张（C2）患者中进行功能不全穿静脉治疗	1	B
13.2	建议对已愈合或活动性溃疡下方的病理性穿通静脉（包括血液外向反流时间达 500 ms，血管直径达 3.5mm）进行治疗	2	B
13.3	对病理性穿通静脉的治疗建议采用 SEPS、超声导向下硬化剂疗法或热消融术	2	C
	14．盆腔静脉曲张的治疗（treatment of pelvic varicose veins）		
14.1	对有盆腔充血综合征症状，或耻骨部、阴唇、会阴、臀部有症状性静脉曲张的患者，推荐进行经腹和（或）经阴道超声检查、CT 或 MRI 静脉成像等无创性影像学检查	1	C
14.2	对无创性影像学检查证实或疑诊盆腔静脉疾病的患者，如计划进行介入治疗，推荐采用逆行卵巢和髂内静脉造影检查	1	C
14.3	建议对盆腔充血综合征和盆腔静脉曲张的患者单独或联合采用弹簧圈栓塞、封堵器或经导管硬化剂注射等方法	2	B
14.4	如微创治疗失败或不能实施，建议采用外科手术结扎和切除卵巢静脉以治疗反流	2	B

【介绍】

在美国，约 23% 的成人患有静脉曲张，约 6% 有更严重的慢性静脉疾病（CVD），包括皮肤改变、愈合或活动性的静脉溃疡。很长一段时间以来，一直认为静脉曲张仅仅是影响美观的问题而非造成残疾的根源。然而，静脉曲张常导致不适、疼痛、失去工作能力、残疾以及与健康相关的生活质量下降。严重的CVD可致失去肢体甚至生命。

过去的20年随着多普勒超声的广泛使用，对静脉曲张的检查评价经历了巨大的发展。随着经皮腔内消融技术包括静脉内激光消融术（EVLA）、射频消融（RFA），液体或泡沫剂的硬化治疗的发展，静脉曲张的治疗方案也经历了巨变。全麻下施行大隐静脉高位结扎剥脱的开放性手术因常伴严重疼痛、伤口并发症以及工作日的丢失等风险，在很大程度上被经皮的术式所替代。后者的优点在于可在局麻或肿胀液麻醉下施行，早期及中期结果与传统的开放手术类似而患者的不适症状减少、早期生活质量改善以及可以更早地恢复工作能力。

本文的目的是报告近来对于评价和治疗下肢和盆腔静脉曲张患者形成的共识和推荐。这些指南包括对于浅静脉和交通支穿静脉功能不全以及更严重的慢性静脉疾病（CVD）诸如静脉性的水肿、皮肤改变或溃疡的管理推荐。为了达成这些目标，成立了美国静脉论坛和血管外科协会的静脉指南委员会。

由于患者的个体条件、治疗背景和其他因素存在差异，在实际应用过程中，这些指南内容并不一定是必须应用于医疗实践或有法律依据的“标准治疗”。患者的个体差异，如不同症状、合并症、伴随疾病、工作和社会经济因素可能导致采取与指南不同的处理方法。由于医学技术和对疾病的认知在迅速发展，新的方法可能取代目前的指南推荐。对大隐静脉曲张和相关的慢性静脉疾病，将会及时修订这些推荐。

【指南的方法学】

循证医学是负责、明确和慎重地应用当前的最佳证据对患者进行治疗[14]。此指南对大隐静脉曲张患者的治疗基于科学证据。国际专家[15]，包括美国血管外科协会（SVS）[16]和美国静脉论坛（AVF）[17-20]的专家，都认为有需求制订静脉疾病的相关治疗和标准。为制定目前的指南，静脉指南协会的成员参考了相关文献，包括近期出版的会议文件和指南[21-31]、Meta分析[6-12，32-42]和美国静脉论坛在2006年和2009年太平洋静脉高峰论坛上发表的报告[13，43-46]，并参考了AVF编纂的第三版静脉疾病手册[47]。

本指南证据水平根据Guyatt等人提出的GRADE系统（the grading of recommendations assessment，development and evaluation，Grade）分类制[48]订（见表2）。每条指南意见根据证据等级分为A、B、C三级。每级内根据患者获得益处与承担的风险，再分为强烈推荐（1类）和一般推荐（2类）。对于Grade 1类证据，我们使用“we recommend（强烈推荐）”，表明患者获益明显超出所承担的风险和负担。对于Grade 2类证据，我们使用“we suggest（一般推荐）”，表明患者获益与所承担的风险和负担相对平衡。

【定义】

本指南使用了下肢和盆腔浅静脉、穿静脉和深静脉的最新定义[49-50]。静脉曲张、蜘蛛痣和其他慢性静脉疾病表现的定义沿用了AVF制定的CEAP分级及其最新修订的静脉术语的定义[51-52]。

下肢静脉曲张（varicose veins of the lower limbs）是指在直立测量中大于3mm的皮下浅静脉扩张[53]，与其相近的词语包括静脉瘤（varix）、血管曲张（varices）和静脉曲张状态（varicosities）。静脉曲张包括主要的中轴浅静脉—大隐静脉曲张（GSV）或小隐静脉曲张（SSV），或其他任何下肢浅静脉的分支静脉曲张。

绝大多数静脉曲张属于原发性静脉疾病。尽管属于多因子遗传，但最常见的病因是静脉壁自身形态学或生化异常。Labropoulos等[54]发现原发性静脉曲张患者开始出现静脉反流是由于节段或多节段静脉壁薄弱造成的，这种现象单独出现或与近端隐静脉瓣膜关闭不全同时出现。静脉曲张也可以继发于其他疾病，如原发深静脉血栓形成（previous deePvein thrombosis，DVT）、深静脉阻塞、血栓性浅静脉炎或动静脉瘘。静脉曲张也可以是先天性疾病，表现为静脉畸形。

静脉曲张是慢性静脉疾病的表现[51-52]。不同医疗环境下，慢性静脉疾病包括所有静脉系统形态学、功能学异常和（或）所表现出的需要诊治的症状与体征。慢性静脉疾病的定义范围包括所有的静脉系统、扩张的真皮内静脉和直径在 1 ～ 3mm 的静脉（如蜘蛛痣、网状静脉、毛细血管扩张；CEAP 分级 C1 级）。

静脉曲张可以进展至严重的慢性静脉功能不全（chronic venous insufficiency，CVI）[55-56]。慢性静脉功能不全增加了直立状态下的静脉压力，产生皮肤和皮下组织的一系列改变，如激活内皮细胞，促进红细胞和大分子物质渗出，白细胞渗出，组织水肿和慢性炎症，这些改变在足踝区更为显著[41，53]。患者可能发生肢体水肿、色素沉着、脂性硬皮病、湿疹或静脉溃疡。

表 2 Grade 系统（the grading of recommendations assessment，development and evaluation）

分级	推荐的定义	获益风险比	支持证据的方法学质量	影响
1A	强烈推荐 高质量证据	获益明显超过风险和负担，反之亦然	没有重要限制的 RCT 研究；或有压倒性证据的观察性研究	强烈推荐，可以无保留地在绝大多数场合适用于绝大多数患者
1B	强烈推荐 中等质量证据	获益明显超过风险和负担，反之亦然	有重要限制的 RCT 研究（如相互矛盾的结果，方法学瑕疵，非直接或不严密的）；或有特别强证据的观察性研究	强烈推荐，可以无保留地在绝大多数场合适用于绝大多数患者
1C	强烈推荐 低质量或非常低质量证据	获益明显超过风险和负担，反之亦然	观察性研究或病例系列研究	强烈推荐，但是有更高级别证据时可以改变
2A	弱推荐 高质量证据	获益与风险、负担水平相当	没有重要限制的 RCT 研究；或有压倒性证据的观察性研究	弱推荐，最好的疗效可能随环境、患者以及社会价值变化
2B	弱推荐 中等质量证据	获益与风险、负担水平相当	有重要限制的 RCT 研究（如相互矛盾的结果，方法学瑕疵，非直接或不严密的）；或有特别强证据的观察性研究	弱推荐，最好的疗效可能随环境、患者以及社会价值变化
2C	弱推荐 低质量或非常低质量证据	在评估获益、风险、负担方面不确定。获益与风险、负担水平可能相当	观察性研究或病例系列研究	非常弱的推荐；其他选择可能也很合理

【问题的范围】

在西方国家，静脉曲张的发病率＞20%(范围 21.8%～29.4%)，约 5%(范围 3.6%～8.6%)有静脉性水肿、皮肤改变或静脉性溃疡。0.5% 的人患有活动性溃疡，0.6%～1.4% 的人患有已经愈合的溃疡。根据圣地亚哥流行病学调查，在美国 40～80 岁之间有超过 1100 万男性和 1200 万女性患有静脉曲张。超过 200 万的成人患有慢性静脉疾病，同时合并皮肤改变或静脉溃疡。深静脉血栓形成后的静脉溃疡发生率在过去的 20 年内没有明显变化，最近在男性明显增加。在美国每年最少有 20 556 名患者新近诊断为静脉溃疡。

Bonn 静脉研究随机选取了 3072 名参与者（1722 名女性和 1350 名男性），年龄范围 18～79 岁。发现 49.1% 的男性和 62.1% 的女性有慢性静脉疾病 CVD 的症状。没有肿胀和皮肤改变的静脉曲张占 14.3%（12.4% 男性，15.8% 女性）。有肿胀者约 13.4%（11.6% 男性，14.9% 女性），约 2.9% 存在皮肤改变（3.1% 男性，2.7% 女性），已愈合或活动性溃疡分别为 0.6% 和 0.1%。法国的一项 cross-sectional survey 发现约 23.7% 的男性和 46.3% 的女性患有静脉曲张。

在 AVF 的赞助支持下，国家静脉筛查项目对 2234 名美国人筛查静脉疾病。参与者的平均年龄 60 岁，77% 是女性，80% 是白种人。CEAP 临床分型 C0 至 C6 分别为 29%、29%、23%、10%、9%、1.5% 和 0.5%。反流和回流障碍性疾病分别占 37% 和 5%。

从原发性静脉曲张发展到严重的慢性静脉功能不全和静脉溃疡并不少见。在北美筋膜下内镜穿静脉手术（SEPS）的登记，严重性 CVI 患者患有原发性的静脉疾病比血栓形成后综合征更多见（70% 比 30%）。Bauer 早在 1948 年就已经通过静脉造影检查发现，58% 患有严重 CVD 的患者既往从来没有患过 DVT。

静脉曲张以及静脉溃疡对患者以及社会造成严重的经济负担。静脉曲张以及相关并发症可以导致慢性疼痛、残疾、生活质量（QOL）下降、工作时间减少、过早退休。在美国，据估计 CVD 的直接医疗费用每年高达 15 000 万～1 亿。在英国，每年 2% 的国家健康预算投入到下肢溃疡的管理之中。

静脉溃疡仍是一种对其认识不足、治疗不足的疾病。最近出版的《血管外科杂志》增刊发表了太平洋血管外科论坛 6（PVS6）的目标：在未来 10 年内，通过建立可行性计划，将美国静脉溃疡的发生率降低 50%。

【解剖】

在过去的几十年中，出现了新的静脉术语，并被全世界的血管学会所采用。对常见的静脉指定的统一命名是伴随通过多普勒超声、三维成像的 CT 以及 MRI 对解剖结构的进一步认知而确定的。这些都进一步加深了对静脉解剖以及对慢性静脉疾病（CVD）的认知。

浅静脉

下肢浅静脉是指位于深筋膜之间，其表面覆盖肢体肌肉和皮肤的静脉。主要的浅静脉是大隐静脉和小隐静脉（GSV 和 SSV）。以前对于这些血管的所有命名，包括大的、长的、小的都应该弃用。大隐静脉起源于足背浅静脉的中部，从足踝内侧向上，走形于胫骨内侧，与隐神经伴行（图 1）。在小腿和大腿部位有前、后的隐静脉属支。隐 - 股静脉汇合处是腹股沟静脉的汇合处，包括大隐静脉和旋髂浅静脉、腹壁浅静脉、阴部外静脉。大腿部的大隐静脉位于深筋膜和隐筋膜之间，位于浅筋膜的隐静脉小室内。

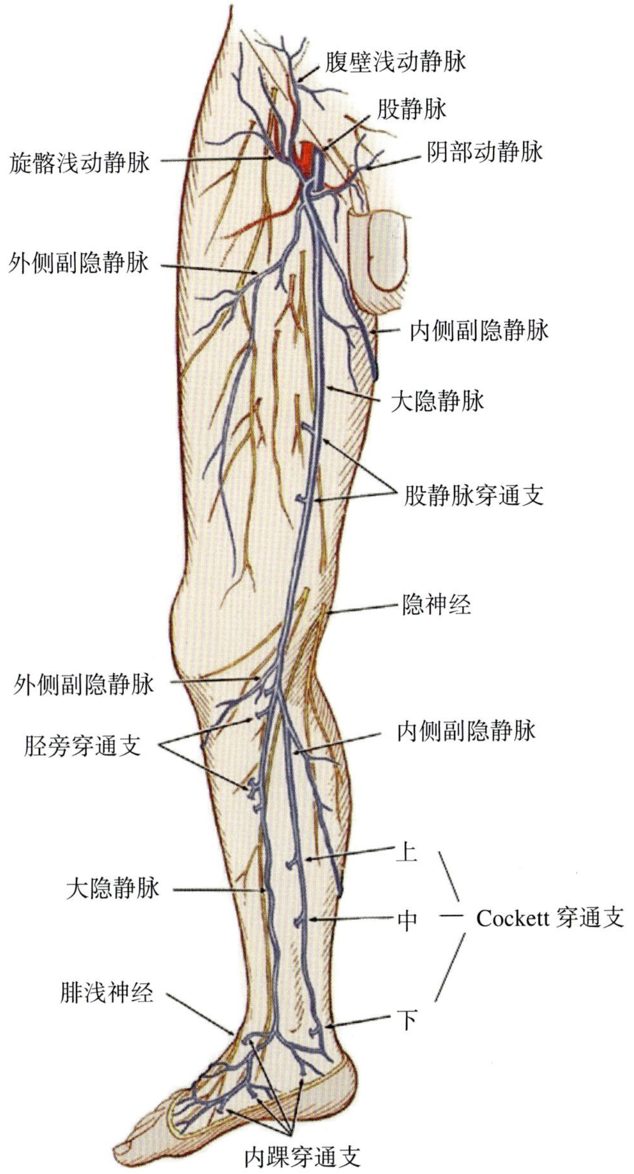

图 1　下肢大隐静脉及穿通支解剖结构示意图

小隐静脉是腿后方最重要的浅静脉（图 2）。小隐静脉起源于足外侧区域，在腘窝下角穿深筋膜，经腓肠肌的两头间向上汇入腘静脉。隐间静脉（Giacomini 静脉）位于大腿后方，连接大隐静脉和小隐静脉。

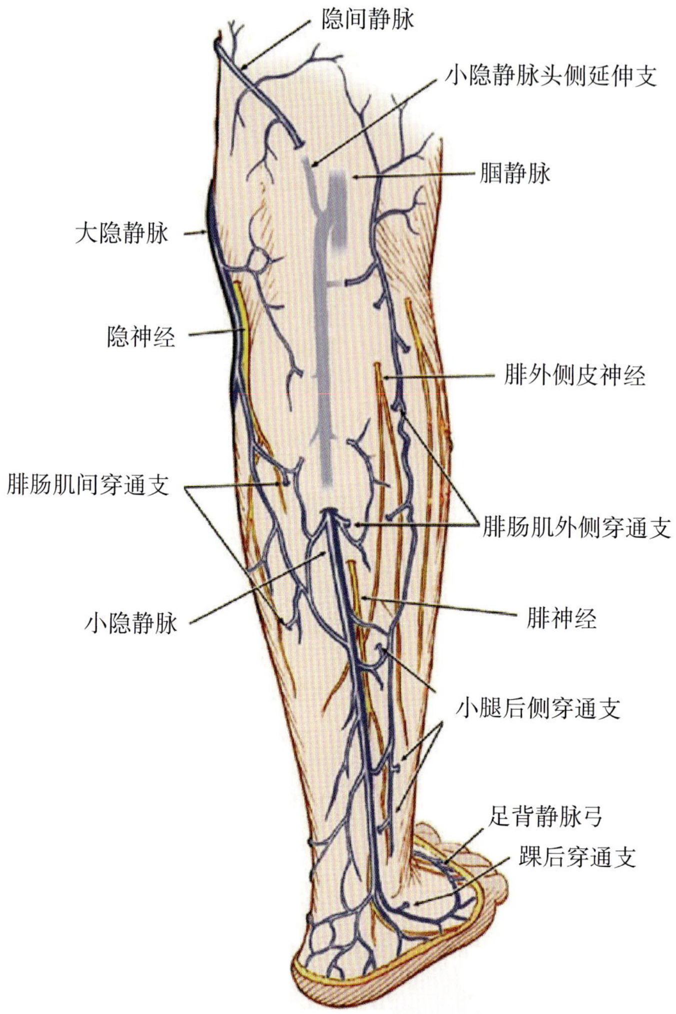

图 2　下肢小隐静脉及穿通支解剖结构示意图

深静脉

深静脉和下肢、骨盆的主要动脉相伴行。小腿的深静脉（胫前静脉、胫后静脉、腓静脉）是成对出现的结构，腘静脉和股静脉也常成对出现。腓肠肌间静脉以及比目鱼肌间静脉是重要的深静脉属支。旧的名词“股浅静脉”被新的名词“股静脉”替代。股静脉连接腘静脉和股总静脉。

盆腔静脉包括髂外、髂内、髂总静脉，汇入下腔静脉（IVC）。大的生殖腺静脉在右侧汇入下腔静脉，在左侧汇入左肾静脉。

交通支静脉（穿静脉）

穿静脉连接浅静脉与深静脉（图 1）。交通支静脉走行于分离深、浅静脉的深筋膜中。交通支连接相同系统的静脉。下肢最重要的穿静脉是小腿中部的穿静脉。胫后静脉的穿静脉（在旧的命名系统里称为 cockett 穿静脉）连接大隐静脉后方的属支，形成低、中、高穿静脉群，这些穿静脉位于足踝内侧后方（低），以及距离足踝下缘 7 ～ 9cm（中）和 10 ～ 12cm（上）。这些穿静脉与胫骨内侧缘的距离通常是 2 ～ 4cm。胫骨周围的穿静脉连接大隐静脉主干与胫后静脉。在大腿远端，股管的穿静脉直接连接大隐静脉和股静脉。

静脉瓣

双尖牙结构的静脉瓣膜是正常静脉系统中保持血流单向流动的重要结构。大隐静脉通常至少有 6 个瓣膜（范围 4 ～ 25 个），85% 的人距离 SFJ 2 ～ 3cm 有 1 个瓣膜。小隐静脉通常平均有 7 ～ 10 个瓣膜（范围 4 ～ 13 个）。下肢深静脉也有瓣膜，但约 63% 的人股总静脉和髂外静脉只有 1 个瓣膜。约 37% 的人股总静脉和髂外静脉没有瓣膜。10% 的人群髂内静脉有 1 个瓣膜。9% 的人群其属支有瓣膜。

【诊断评价】

临床检查

患有下肢静脉曲张的患者通常没有任何症状。曲张的静脉通常与美容相关，以及相应的心理影响。在许多患者中，因曲张静脉影响美观而导致心理影响，应先了解该患者的生活质量。

静脉曲张以及更严重的慢性静脉疾病的相关症状包括麻刺感、疼痛、烧灼感、肌肉抽搐、下肢肿胀、搏动感或重物感、皮肤瘙痒、下肢不自主运动、下肢疲劳感等。虽然没有特异性，但是这些症状提示慢性静脉疾病，特别是当症状白天逐渐加重或者受热可以加重时；可以通过休息、抬高患肢或穿弹力袜、绷带来缓解。

如果运动中及运动后下肢疼痛可以通过休息及抬高肢体来缓解（静脉性跛行），这种情况常见于静脉回流障碍性疾病，如既往有 DVT 深静脉血栓形成的病史或髂总静脉狭窄或闭塞（May-Thurner 综合征）。弥漫性疼痛常见于纵轴的静脉反流，而局部疼痛常见于静脉循环障碍导致的曲张静脉肿胀。

病史

完整的病史采集对于评价患者以及明确原发或继发及先天性静脉曲张非常重要。对于因静脉曲张就诊的患者应详细询问既往是否有 DVT 或血栓性静脉炎病史、血栓形成倾向、服药史（特别是避孕药）、吸烟、怀孕、静脉曲张及血栓性疾病的家族史。对绝经期前的女性静脉曲张患者应询问是否有盆腔充血病史（骨盆痛、酸痛、沉重感、性交困难）。高龄是静脉曲张及慢性静脉功能不全的最重要高危因素。有阳性家族史、女性、多次分娩也是静脉曲张的风险因子。阳性家族史以及肥胖是 CVI 的风险因子。

体格检查

对静脉疾病的评估应集中于体征，应在温暖、光线良好的诊室，评价曲张静脉的大小、位置、分布。视诊和触诊是检查的重要部分，听诊对于静脉畸形以及动静脉瘘的诊断尤为重要。对于静脉扩张和静脉瘤，应注意记录静脉触诊时的压痛、震颤、杂音或搏动。另外，应记录是否有蜘蛛痣和毛细血管扩张，注意是否有肢体肿胀，肿胀呈可凹性还是非可凹性，肿胀持续时间、色素沉着与否，脂性硬皮病，白色萎缩症、湿疹、皮炎、皮肤脱色、皮温升高、已愈合或活动性溃疡。

应检查踝关节的活动性，因为严重的静脉疾病患者通常踝关节活动度下降。评价肢体和脚部的感觉和运动功能可以鉴别糖尿病性神经病变和潜在的神经病学问题。腹部包块或淋巴结病可能是发现静脉受压和流出道梗阻的线索。

Corona phlebectatica（脚踝潮红）是脚踝周围或足背部扇形、小的真皮内静脉，可作为严重静脉疾病的早期征象。应记录曲张静脉的分布区域模式，因为会阴部、外阴、腹股沟的静脉曲张可能是髂静脉受压及髂内静脉或性腺静脉功能不全造成的盆腔淤血综合征的表现。阴囊静脉曲张可能是性腺静脉功能不全的表现，左肾静脉在肠系膜上静脉和腹主动脉间受压（胡桃夹综合征），IVC 下腔静脉受损以及肾肿瘤。大腿上部的静脉曲张可能由于臀下静脉反流引起。

曾在历史上很有名的检测大隐静脉、穿静脉、深静脉的经典止血带实验（Trendelenburg 实验，Ochsner-Mahorner 实验，Perthes 实验）目前已经很少应用，只在很少的情况下如无法进行多普勒超声检查时进行。大隐静脉远端的触诊和近端叩诊是很有用的检测静脉瓣功能不全的方法。

应记录皮肤病灶如毛细血管畸形、肿瘤、甲癣或抓痕，并进行完整的脉搏触诊以排除潜在的周围动脉疾病。大隐静脉的瘤样扩张可能被误诊为股疝，反之亦然。一侧肢体较长，出生后即发现一侧静脉曲张以及相关的毛细血管畸形提示先天性静脉畸形（Klippel-Trénaunay 综合征）。足背肿胀、方趾、皮肤增厚、非凹陷性水肿是慢性淋巴水肿的特征。可以通过手持多普勒设备来完善这些体格检查，尽管在静脉循环检查方面手持多普勒并不能完全替代彩色多普勒超声扫描。

指南制定委员会推荐使用基本的 CEAP 评分（见指南中慢性静脉功能不全的分类部分）以记录 CVD 患者的临床分类、病因学、解剖、病理生理（见表 2 和 3）。我们也推荐使用改良的静脉临床严重程度评分系统来分级 CVD 的严重程度（见结果评估部分，表 4）。

临床评估的目的不仅是判断见到的症状和体征以及静脉疾病的类型（原发的、继发的和先天性的），而且要排除其他病因学的因素，包括周围血管疾病、类风湿病，感染，肿瘤，变态反应。内科医生也应该建立静脉疾病造成的伤残等级以及对患者 QOL 生活质量影响程度的评分系统。

表 3　静脉解剖分类

浅静脉	
1.	毛细血管 / 网状静脉
2.	膝上大隐静脉
3.	膝下大隐静脉
4.	小隐静脉
5.	非隐静脉
深静脉	
6	下腔静脉
7.	髂总静脉
8.	髂内静脉
9.	髂外静脉
10.	盆腔静脉
11.	股总静脉
12.	股深静脉

续表

深静脉	
13.	股静脉
14.	腘静脉
15.	腿部静脉：胫前静脉、胫后静脉、腓静脉（成对的）
16.	肌静脉：腓肠肌，比目鱼肌，其他
交通支静脉	
17.	大腿交通支静脉
18.	小腿交通支静脉

一、临床检查方面（clinical examination）

对CVD患者的下肢临床检查（表5），推荐视诊（毛细血管扩张症、静脉曲张度、水肿、皮肤颜色改变、环状静脉扩张、脂性硬皮病、溃疡等）、触诊（条索感、静脉曲张度、压痛、硬化程度、反流、搏动、震颤、腹股沟或腹部肿块等）、听诊（杂音），并检查踝关节活动度；询问患者慢性静脉疾病的症状，如麻刺感、疼痛、烧灼感、肌肉抽搐、下肢肿胀、搏动感或重物感、皮肤瘙痒、下肢不自主运动、下肢疲劳感等（Grade 1 A）（表6）。

二、彩超检查（duplex scanning）

对静脉曲张或比较严重的CVD患者推荐除全面了解病史和仔细体格检查外，还应进行深、浅静脉彩超补充检查，该项检查安全、无创、可靠、经济（Grade 1A）（表7）。

表4 CEAP分级

CEAP	描述
1．临床	
0级	无可见或可触及的静脉疾病体征
1级	有毛细血管扩张、网状静脉、踝部潮红
2级	有静脉曲张
3级	有水肿但没有静脉疾病引起的皮肤改变
4级	有静脉疾病引起的皮肤改变如色素沉着、静脉湿疹及皮肤硬化
5级	静脉疾病引起的皮肤改变和已愈合的溃疡
6级	静脉疾病引起的皮肤改变和正在发作的溃疡
2．病因学	
EC	先天性
EP	原发性
ES	继发性（血栓形成后）
EN	没有确定为血管性病因

续表

CEAP	描述
3．解剖	
AS	浅表静脉
AP	穿静脉
Ad	深静脉
An	未确定病变静脉部位
4．病理生理学	
Pr	反流
Po	梗阻
Pro	反流伴梗阻
Pn	未确定静脉的病理生理改变

表 5　修订版的临床静脉严重程度评分

	无：0	轻度：1	中度：2	重度：3
疼痛或其他不适（酸痛、沉重感、疲劳感、酸胀、烧灼感）推测静脉起源	无	偶尔疼痛或其他不适（如不经常发作）	经常每日疼痛或其他不适（如影响日常工作、生活，但不妨碍日常工作、生活）	每日疼痛或其他不适（如严重影响并妨碍日常工作、生活）
曲张静脉 站立位测量“曲张静脉”直径≥ 3mm	无	很少，散发，如孤立的属支或静脉丛，包括冠状静脉（毛细血管）扩张症（踝部潮红）	累及小腿或大腿	累及小腿和大腿
静脉性肿胀 推测为静脉起源	无	局限于脚踝部	超过脚踝但局限于膝下	超过膝盖及以上部位
皮肤色素沉着 推测静脉起源，不包括曲张静脉表面的色素沉着以及其他慢性疾病引起的色素沉着（如脉管炎紫癜）	无或者局限	局限于踝周	小腿下 1/3 弥漫性分布	小腿下 1/3 以上弥漫性广泛分布
炎症 不仅仅是近期的色素沉着（如红斑、蜂窝织炎、静脉性湿疹、皮炎）	无	局限于踝周	小腿下 1/3 弥漫性分布	小腿下 1/3 以上弥漫性广泛分布

续表

	无：0	轻度：1	中度：2	重度：3
硬结 推测静脉起源的皮肤及皮下改变（如伴随纤维化的慢性水肿皮炎），包括白色萎缩脂性硬皮病	无	局限于踝周	小腿下 1/3 弥漫性分布	小腿下 1/3 以上弥漫性广泛分布
活动性溃疡的数量	0	1	2	≥ 3
活动性溃疡的持续时间（最长的活动性溃疡）	无	＜ 3 个月	＞ 3 个月，＜ 1 年	不愈合＞ 1 年
活动性溃疡的大小（最长的活动性溃疡）	无	直径＜ 2cm	直径 2 ～ 6cm	直径＞ 6cm
使用压力治疗	无：0	偶尔：1	经常：2	一直：3
	不使用	间断使用弹力袜	大多数时候使用弹力袜	完全的依从性：一直使用弹力袜

引自 Vasquez *et al*. [123].

对怀疑 CVD 的患者首选的诊断检查是多普勒超声。这项检查安全、无创、费用低而且可靠。在评估静脉功能不全方面比连续波长超声的诊断准确率更高。在相同的多普勒体积下，加压超声更容易建立梗阻性、干扰性的静脉和动脉血流方向。多普勒扫描在评价股静脉梗阻和静脉瓣膜功能不全方面非常优秀，并能区别出急性静脉血栓形成和慢性静脉改变。

【检查的技术】

前期有几位作者详细描述了静脉多普勒超声扫描的技术。在深静脉多采用 4 ～ 7MHz 线性传导加压波形，浅静脉多采用高频探头。评价深静脉和浅静脉反流时患者应取站立位，患肢外旋，足跟着地，用对侧肢体支撑身体重量。卧位检查会产生各种反流的假阳性和假阴性结果。

该项检查应从腹股沟区开始，每次检查 3 ～ 5cm 的静脉。一次完整的检查应包括所有深静脉：股总静脉、股静脉、股深静脉、腘静脉、腓静脉、腓肠肌静脉、胫前静脉、胫后静脉。然后进行浅静脉检查，包括大隐静脉、小隐静脉、隐静脉属支、穿静脉。

对慢性静脉疾病患者我们推荐完整的彩色多普勒超声的四个部分应可视化、压缩性、静脉流，包括反流时间测定以及扩大化。股总静脉流速的不对称、静脉血流缺少呼吸性的变化、休息时血流波形增大提示近端梗阻。推荐在站立位诱导出现反流来检查瓣膜关闭不全。可以通过以下两种方法来诱导：通过 Valsalva 动作增加腹压来评价股总静脉和股 - 隐静脉交汇处；对于远端静脉通过手动加压或袖囊装置加压、释放压力来检查肢体远端静脉情况。第一种方法更适合于评价股总静脉在 SFJ 隐 - 股静脉交界处的反流情况；通过手动加压或袖囊装置加压、释放压力检查更适合肢体远端静脉。Van Bemmelen 等强调袖囊装置加压、释放压力检查远端静脉的优点。

对于大隐静脉、胫后静脉、股深静脉、静脉异常反流时间，定义为≥ 500ms。过去国际上对所有下肢静脉反流性疾病均推荐 500ms 作为临界值。这个值对于股静脉和腘静脉的异常反流时间偏大，定义为≥ 1s；对于大隐静脉、胫后静脉、股深静脉、小隐静脉、交通支静脉异常反流时间定义为≥ 500ms；对于穿静脉的反流时间建议 500ms 和 350ms。指南指定委员会推荐胫后静脉、股深静脉、隐静脉异常反流时间，定义为≥ 500ms。对于股静脉和腘静脉的异常反流时间偏大，定义为≥ 1s。

对于慢性严重静脉功能不全患者，通常伴已愈合或活动性溃疡（CEAP C5-C6），或既往曾施行介入手术治疗再次复发的静脉曲张患者，选择性施行穿静脉检查。临床相关的“病态”穿静脉（如位于愈合或活动性溃疡下方）直径可以预测静脉瓣的功能不全。

Labrapoulos 等的一项研究发现，穿静脉直径超过 3.9mm 在预测穿静脉功能不全方面有高的特异性（96%），但敏感度低（73%），前提是约 1/3 的穿静脉功能不全患者其直径低于 3.9mm。然而 Sandri 等的研究发现穿静脉直径≥ 3.5 mm 与 90% 的反流相关。SVS/AVF 指南制定委员会推荐的“病态”交通支静脉的定义如下：向外反流时间≥ 500ms，直径≥ 3.5mm，位置在愈合或活动性溃疡下方（CEAP C5-C6）。

【CVD 的多普勒超声变化】

对 CVD 患者的多普勒超声检查发现，90% 的患者浅静脉存在反流，70% ～ 80% 的患者大隐静脉存在反流。有静脉溃疡的患者通常合并各种影响浅静脉、深静脉、穿静脉的疾病。多普勒超声检查能发现 74% ～ 93% 的静脉溃疡患者有浅静脉功能不全，而只在 17% ～ 54% 的肢体发现浅静脉反流。在三项不同的研究中，对 239 例静脉溃疡进行了多普勒超声检查，144 例（60.3%）有穿静脉功能不全，而 141 例（59%）有深静脉功能不全或梗阻。

容积描记仪（plethysmography）

容积描记仪（空气法或应变测量）为无创性检查，用于评价小腿肌肉收缩功能、整个静脉的反流情况以及静脉流出道的梗阻。应变测量法容积描记仪通常通过改良的 Struckmann 方法，这在以前是通过测量卧位静脉压力来校正。空气法或应变测量容积描记仪包括活动后静脉容积描记、被动的充盈和引流情况以及流出道的容积描记。容积描记仪对静脉反流和梗阻定量分析，用于检测静脉功能改变和评估外科治疗的生理结果。

容积描记仪在 CEAP 分级 C2 级甚少应用（单纯静脉曲张），但是这些研究提供了 CVI 患者的静脉功能信息，是对多普勒超声检查的补充。适合做该项检查的指证包括怀疑流出道梗阻但多普勒超声检查正常的患者或怀疑小腿肌肉功能障碍相关的疾病，但多普勒超声没有发现反流或梗阻。空气容积描记法是为数不多的可以定量反流程度的无创性检查。对于如果超声检查未提供病理生理方面有效诊断的严重 CVD 患者，指南制定委员会鼓励使用空气容积描记法作为评价的“最佳方法”（CEAP 分级 C3-C6）。

【影像学检查】

静脉造影

对于静脉曲张患者以及其他形式的 CVD 慢性静脉功能不全的患者，顺行或逆行的静脉造影选择性应用于深静脉阻塞、深静脉血栓形成后综合征的患者，或逆行腔内或开放手术治疗者。可以通过直接的静脉受压来评价静脉曲张以及髂静脉狭窄的下肢静脉曲张患者

（May-Thurner 综合征）。CVD 患者进行腔内治疗如扩张成形术、支架成形术或开放静脉重建手术，常规进行对比剂静脉造影。

CT 或 MR 静脉成像

单纯静脉曲张患者很少需要超声以外的复杂检查。在过去的数十年中 CT 和 MR 技术发展迅猛，可以提供优秀的静脉系统三维成像。当怀疑近端阻塞或髂静脉受压时，通过 CT 或 MR 来确认伴盆腔静脉受压或髂静脉狭窄的下肢静脉曲张患者（May-Thurner 综合征），都是合适的。

这些患者适合进行重建，如左肾静脉受压（胡桃夹综合征）、性腺静脉功能不全、盆腔静脉充血综合征。钆成像的 MRI 特别适用于静脉畸形，包括先天性静脉曲张的患者。

血管内超声检查（IVUS）

IVUS 成功应用于评价髂静脉受压和阻塞以及静脉支架植入术后的患者的术后评估。对于患有静脉曲张的患者 IVUS 应该选择性应用于怀疑或确诊有髂静脉受压的患者。IVUS 用于评估静脉壁的形态、确认诸如小梁形成、瓣膜僵硬、黏膜增厚以及外部受压等形态，并提供狭窄程度的测量。这些变化通过传统的静脉造影检查无法发现，另外，IVUS 可以确认静脉支架的位置以及对狭窄的改善程度。

表 6　指南 1：临床检查

	临床检查	推荐等级 1．强烈 2．较弱	证据级别 A．高质量 B．中等质量 C．低或者非常低质量
1.1	在下肢静脉曲张或下肢静脉功能不全患者的下肢临床检查中，推荐视诊（毛细血管扩张症、静脉曲张度、水肿、皮肤颜色改变、环状静脉扩张、脂性硬皮病、溃疡等）、触诊（条索感、静脉曲张度、压痛、硬化程度、反流、搏动、震颤、腹股沟或腹部肿块等）、听诊（杂音），并检查踝关节活动度；询问患者慢性静脉疾病的症状，如麻刺感、疼痛、烧灼感、肌肉抽搐、下肢肿胀、搏动感或重物感、皮肤瘙痒、下肢不自主运动、下肢疲劳感等	1	A

表 7　指南 2：多普勒超声

	超声检查	推荐等级 1．强烈 2．较弱	证据级别 A．高质量 B．中等质量 C．低或非常低质量
2.1	对静脉曲张或比较严重的 CVD 患者推荐除全面了解病史和仔细体格检查外，还应进行深、浅静脉彩超补充检查，该项检查安全、无创、可靠、经济	1	A
2.2	对慢性静脉疾病患者推荐完整的彩色多普勒超声的四个部分应可视化、压缩性、静脉流，包括反流时间测定以及扩大化	1	A

续表

	超声检查	推荐等级 1. 强烈 2. 较弱	证据级别 A. 高质量 B. 中等质量 C. 低或非常低质量
2.3	推荐在站立位诱导出现反流来检查瓣膜关闭不全。可以通过以下两种方法来诱导：通过 Valsalva 动作增加腹压来评价股总静脉和股 - 隐静脉交汇处；对于远端静脉通过手动加压或袖囊装置加压、释放压力来检查肢体远端静脉情况	1	A
2.4	对于股静脉和腘静脉的异常反流时间，定义为≥ 1s；对于大隐静脉、胫后静脉、股深静脉、小隐静脉、交通支静脉异常反流时间，定义为≥ 500ms	1	B
2.5	对于慢性静脉功能不全患者选择性施行交通支静脉检查。我们推荐的“病态”交通支静脉的定义如下：向外反流时间≥ 500ms，直径≥ 3.5mm，位置在愈合或活动性溃疡下方。(CEAP C5-C6)	1	B

【实验室检查】

大隐静脉曲张患者通常需要在局部麻醉或浸润肿胀麻醉下进行，特殊的实验室检查并非常规必须进行。在复发性 DVT 患者、青年性血栓形成、不常见部位血栓形成的患者中，需要进行血栓形成倾向评估。对长期静脉淤血性溃疡也需要进行相关的实验室检查。一项研究发现，2.1% 的静脉和动脉溃疡患者存在继发性病因，包括肿瘤、慢性炎症、镰状细胞病、血管炎、风湿性关节炎、坏疽性脓皮病和羟基脲药物应用史 [103]。准备全麻治疗慢性静脉疾病的患者需要检查全血细胞计数和电解质。

【慢性静脉疾病的分类】

正确治疗慢性静脉疾病的基础是进行正确的诊断和静脉疾病严重程度的分级。完善临床分级后才能进行静脉曲张和严重慢性静脉疾病患者的症状和实验室评价。CEAP 分级是美国静脉论坛（AVF）在 1994 年建立并于 2004 年修订的 [76-77]。此系统依据临床症状（clinical signs）、病因（etiology）、解剖（anatomy）和病理（pathophysiology）进行分级。

此系统包括所有静脉疾病的临床分类，包括无肉眼可见的病变静脉（C0）、毛细血管扩张或网状静脉（C1）、静脉曲张（C2）、水肿（C3）、皮肤改变如色素沉着和湿疹（C4a）、脂性硬皮病和白色萎缩症（C4b）、已愈合的静脉溃疡（C5）和活动性静脉溃疡（C6）。出现和不出现的症状也可用 S（symptomatic）或 A（asymptomatic）表示。

病因学包括先天性（congenital，Ec）、原发性（primary，Ep）或继发性（secondary，Es）。

解剖分类包括浅静脉疾病（superficial venous disease，As）、穿静脉（perforators，Ap）或深静脉（deep veins，Ad）。如果不能准确定位病变静脉则用 An 表示。

病理生理学疾病包括反流（reflux，Pr）、阻塞（obstruction，Po）或两者都包括（Pro）。无法确定病理生理学变化则用 Pn 代替。表 4 列举了全部 CEAP 分级，表 3 列出了疾病涉及的静脉节段。

基础 CEAP 分级是简化版本，更适宜应用，但没有完整 CEAP 分级的细节，后者更多地用于研究。例如 Meissner 等详细描述的完整 CEAP 分级，一个原发、症状性的静脉曲张和全部隐静脉及穿静脉功能不全（表 3 中解剖节段 2、3 和 18）的患者、存在 1 个愈合的小的静脉溃疡和皮肤色素沉着，完整的 CEAP 分级应该是 $C_{2,\,4a,\,5,\,s}E_pA_{s,\,p}$，$P_{r2,\,3,\,18}$。

应用基础 CEAP 分级，同样的患者应该描述为 $C_{5,\,s}E_pA_{s,\,p}$，P_r。在基础 CEAP 分级中，只有最高级别的评分标记临床分类，并且只需标注主要的解剖分组（s、p 或者 d）。

CEAP 分类的修订版 [77] 加入了两个要素：检查日期和诊断评价的级别。

级别 1：病史，体格检查，多普勒检查（手提式）。

级别 2：非侵入性多普勒检查，容积描计仪。

级别 3：侵入性或复杂评价—静脉造影，静脉压力测量，血管内超声，CTV，MRV。

诊断的准确度随影像学和侵入性手段的增加而增加。CEAP 分类中加入记录检查的日期和方法，可以采用如下格式：

完整 CEAP 分级：$C_{2,\,4a,\,5,\,s}E_pA_{s,\,p}$，$P_{r2,\,3,\,18}$（级别 2，2010-2-8）

基础 CEAP 分级：$C_{5,\,s}E_pA_{s,\,p}$，P_r（级别 2，2010-2-8）

CVD 患者应用 CEAP 分级的主要目的是鉴别原发性静脉疾病、先天性静脉疾病，尤其是与继发性静脉疾病、血栓后静脉功能不全相鉴别 [53]。评价和治疗以上三种疾病的方法是完全不同的。

【效果评价】

静脉曲张和进展性慢性静脉疾病的治疗效果评价包括反应患者症状、特征性表现的标准化客观指标，以及反映功能和疾病特异性生活质量评分的主观指标。

通用生活质量评分工具

通用生活质量评分允许比较一般人群和其他疾病，可评价任何疾病的治疗效果。通用生活质量评分和疾病特异性的生活质量评分通常一起应用。通用生活质量评分工具——疾病调查简表 36（SF-36）已经成功应用于全球静脉曲张患者的评价 [105-106]。

静脉疾病特异性生活质量评分工具

疾病特异性生活质量评分工具对于有益的治疗效果敏感。不同的疾病特异性、患者用生活质量评分工具和患者反馈结局（patient-reported outcomes，PROs）在静脉疾病的研究中非常流行 [107-108]。应用最广泛的静脉疾病特异性生活质量评分工具包括静脉功能不全生活质量流行病学和经济学研究（venous insufficiency epidemiologic and economic study of quality-of-life，VEINES-QOL/Sym）问卷，奥伯丁静脉曲张问卷（aberdeen varicose vein questionnaire，AVVQ）生活质量调查表（chronic venous insufficiency questionnaire，CIVIQ）和杂交静脉溃疡问卷（charing cross venous ulceration questionnaire，CXVUQ）[2，109-113]。

VEINES 工具包括 2 个子问卷共 35 个项目，提供两个总结性评分 [109]。VEINES 生活质量问卷包括 25 个项目，评价疾病对生活质量的影响。VEINES 症状问卷包括 10 个项目，评价疾病的症状。VEINES 问卷重点关注临床症状的心理和社会学影响。

CIVIQ 评分是一个涵盖了临床症状、心理学、社会学和疼痛因素的评分工具 [113]。修订版提供了每个项目相同的权重，用 20 个问题提供一个全面的评分 [3]。CIVIQ 已经在相关研究中得到应用 [3-4]，并且被证实是确实有效的生活质量评分工具。

AVVQ 评分包括 13 个问题的评分，内容涵盖了静脉曲张的所有要素。体格检查和社会因素，包括疼痛、足踝部肿胀、溃疡、压力治疗和日常活动的影响，并且加入了美容因素。问卷评分从 0 分（静脉曲张没有相关影响）到 100 分（严重影响）不等 [11，114]。

CXVUQ 评分主要评价静脉溃疡患者的生活质量。不论患者采用何种治疗方案，此评分为静脉溃疡患者提供了一个通用的患者用生活质量评分。此评分和通用生活质量评分一起应用可对溃疡的进展和治疗手段提供有价值的信息 [3]。

医用评分工具

医用评分工具包括之前讨论过的 CEAP 分级 [76-77]，是包括了症状、体征的准确评价方法。然而，CEAP 分级包括了过多的固定要素，特别是对于 C4 级和 C5 级病变，并不是特别适用于术后评价。

Rutherford 等阐述了 VCSS 评分 [104]，并已经在既往的几项研究中成功应用于评价症状、体征变化和治疗效果 [108，116-121]。VCSS 评分基于医师对于 CVD 患者 9 个临床症状、体征的评价，包括疼痛、曲张静脉的表现、水肿、静脉功能不全的体征和静脉溃疡。压力治疗的顺应性也在评价系统中。VCSS 评分与 CEAP 分级和超声评价静脉瓣关闭不全或阻塞有良好的相关性 [113，121-126]。

最近，对 VCSS 评分进行了修订（表 4），明确了模糊的概念，更新了相关术语，简化了第一版的翻译 [78]。目前 VCSS 评分融合了患者反馈结局评分工具（PRO）的主要内容。假定每个临床表现的病变都是独立起源的，对每个肢体单独评分。最近正在一个多中心研究中对这些修订进行验证。

VCSS 的优势在于可以精细评价临床干预后的客观改变 [122-123]。每个 VCSS 评价包括很多级别的临床效果分析，包括医疗技术、患者反馈和临床效果。从这个角度来看，修订版 VCSS 评分是唯一一个包括了临床效果和患者反馈结局的评分系统。尽管该评分是由医师进行管理，但是诸如疼痛的评分内容是由患者根据主观问题进行填写的 [78]。

评价一项治疗手段的效果，对其最初临床效果的评价标准通常结合第二替代治疗的效果评价 [124]。静脉消融术的指南推荐标准和效果评价方法最近已由 AVF 和国际介入放射协会（The Society of Interventional Radiology）联合编写出版 [124]。

临床效果：临床效果评价包括评价以患者预后为中心的治疗手段，如症状改善，曲张静脉复发，皮肤溃疡的治愈和复发，慢性、进展性 CVD 患者的症状改善，包括生活质量评分和美容效果 [124]。

症状缓解：对于 CVD 患者症状改善的评价，我们强烈推荐在临床实践中使用修订版 VCSS 评分 [78]。对于慢性进展性静脉疾病患者的研究和临床效果报告，必须使用一个有效、疾病特异性的生活质量评分工具，如 VEINES 生活质量 / 症状评分、CIVIQ-2 评分、AVVQ 评分或 CXVUQ 评分 [2-3，109-113]。尽管大多数生活质量评分都包括了疼痛和不适的问题，但也可以同时应用一个有效的 Likert 疼痛评分。

疾病严重程度：我们强烈推荐在日常临床实践中使用基础 CEAP 分级联合修订版 VCSS 评分。修订版 VCSS 评分是目前对 CVD 患者疾病严重程度进展进行随访和评价的最佳工具（短期随访：大于 1 年；中期随访：1 ～ 3 年；长期随访：大于 3 年，见表 4）[108]。用于研究目的，应使用完全版 CEAP 分级和生活质量评分，后者用于评价患者治疗后疾病负担的主观感受。必须同时应用一个通用的生活质量评分工具（如 SF-36）和一个疾病特异性的生活质量评分工具（如 VEINES 评分、CIVIQ 评分或奥伯丁评分）。

美容效果：评价复发和残留曲张静脉目前仍是一个挑战性的难题，临床医师的评价和患者的反馈结果仍有明显的差异性。患者满意度与不雅观的曲张静脉治疗后消失直接相关。我们鼓励用治疗前后病变区域照片评价曲张静脉的远期复发和皮肤改变。我们推荐使用手术后曲张静脉复发分级（Recurrent Varicose Veins After *Surgery*，REVAS）[125]，这是基于临床医师对于复发和残留静脉的描述。未来可能会对此分级进行修订。

替代治疗效果

替代治疗的效果评价是关于特殊治疗的一个独立问题。替代治疗效果可能包括隐静脉或穿静脉消融后开放、静脉支架置入或介入后血流动力学改变。需要在充分评价介入治疗的临床获益后小心应用这些手段[124]。

解剖改善：应该在解剖改善中记录消融静脉开放和多普勒扫描确定的静脉开放和阻塞节段。分别在术后 1 个月、1 ～ 3 年和 3 年复查多普勒扫描，对于判断是否存在术后早期、中期、晚期失败有重要意义。复查时间对于判断隐静脉消融后开放十分重要，围术期（3 天）多普勒扫描静脉开放意味着手术失败，而早期阻塞之后晚期开放意味着静脉再通。应标记晚期多普勒扫描发现的复发，因为阻塞的轴静脉再通需与新生血管形成相鉴别，后者表明在隐静脉或股静脉和残留隐静脉与属支中存在多发迂曲连接。

血流动力学改善：也应该在多普勒扫描中描述关闭不全静脉治疗后再出现 / 不出现的反流，因为这表明手术失败或成功[126]。也应该在静脉容积描计仪检测中记录术前、术后肢体静脉血流动力学改变。血流动力学改变往往和临床效果相关[95，127]。

安全性

需要确定任何静脉曲张或进展性慢性静脉疾病治疗手段的安全性，需要记录治疗相关的早期不良反应（小于 30 天）和晚期并发症。表 4 记录了已报告的常见和罕见的术后并发症。

【治疗】

适应证

绝大多数要求治疗的静脉曲张患者存在曲张血管处酸胀、搏动感、下肢沉重、疲劳、抽搐、瘙痒、不安腿、足踝肿胀、压痛或疼痛。有些患者有表浅曲张静脉发生血栓性浅静脉炎或出血的病史，或者出现进展性慢性静脉疾病的症状，如水肿、皮肤改变（包括脂性硬皮病）、湿疹、色素沉着、白色萎缩症、环状静脉和已愈合或活动的溃疡。少数患者寻求治疗仅仅是因为美观原因。

药物治疗

静脉活性药物用于症状性静脉曲张和进展期慢性静脉疾病已有几十年的历史。同时，此类药物也用于减少局部水肿和促进溃疡愈合[128]。已尝试应用了许多化合物，取得了不同的效果，其中最有希望的药物属皂苷类，如马栗果种子提取物（七叶皂苷，aescin）[129]；伽马 - 苯并芘类（gamma-benzopyrenes）；黄酮类（flavonoids），如芸香苷（rutosides）、地奥司明（diosmin）、橙皮苷（hesperidin）；微粉化纯化黄酮类化合物（micronized purified flavonoid fraction，MPFF）[130] 和其他植物成分，如法国松树皮萃取物（French maritime pine bark extract）。化合药物包括羟苯磺酸钙（calcium dobesilate）、萘醌腙（naftazone）和苯扎隆（benzarone）[131]。

使用静脉活性药物的原理是增加静脉张力和毛细血管通透性，尽管对绝大多数药物的精确机制尚不清。黄酮类药物可以影响白细胞和上皮细胞，从而减轻炎症和水肿[56]。

最近的循证医学研究回顾了 110 种刊物，选择了其中的 44 种用于分析研究[145]。Meta 分析结果发现，药物对治疗水肿和不安腿综合征有益。地奥司明、橙皮苷和微粒化纯化黄酮类药物是目前最有效的静脉活性药物。羟苯磺酸钙可减少痛性痉挛和不安腿综合征。地奥司明和橙皮苷促进皮肤营养状态的改善，对治疗痛性痉挛和不安腿综合征也有效果。芸香苷可减少静脉水肿。然而，此 Meta 分析也指出，目前对于全球应用静脉活性药物治疗慢性静脉疾病的证据仍不足。

马栗果种子提取物。一项独立的循证医学研究回顾了 17 个 RCT 研究发现，马栗果种子提取物（七叶皂苷）对减少水肿、疼痛和瘙痒有效 [129]。

己酮可可碱。Dale 等进行的 RCT 研究证实，己酮可可碱有促进溃疡愈合的作用 [133]。在双盲安慰剂对照实验中，64% 的患者应用己酮可可碱后静脉溃疡完全愈合，而对照组有 53% 的患者溃疡愈合。然而，这一差别并没有统计学上的意义。

在另外一项 RCT 研究中，Falanga 等发现，己酮可可碱对 133 名患者的溃疡愈合起效。实验组给予患者每日 3 次、每次 800mg 的己酮可可碱口服，对比安慰剂组患者，前者溃疡愈合速度增快（P=0.043）。安慰剂组、400mg 己酮可可碱组和 800mg 己酮可可碱组溃疡完全愈合的中位时间分别为 100 天、83 天和 71 天。高剂量的己酮可可碱组（每日 3 次，每次 800mg）比低剂量组更有效，尽管高剂量组有更明显的胃肠道反应。这项研究的结论是，己酮可可碱可以加速腿部溃疡的愈合。

最近的一项 RCT 研究证明，己酮可可碱联合高压力疗法可以增加伤口愈合的机会，证据水平为中等 [135]。对比安慰剂组，己酮可可碱组增加了溃疡愈合的概率，尽管这一结果仅仅是在校正后分析中才有统计学差异（P=0.046）。在美国胸内科医师学会（the American College of Chest Physicians，ACCP）静脉指南中，建议对静脉溃疡患者除局部护理 [压力治疗或间歇性加压泵（intermittent compression pump，ICP）] 外再加用己酮可可碱口服治疗，剂量为每次 400mg，每日 3 次，证据水平为 GRADE 2B[136]。

地奥司明和橘皮苷。Guilhou 等进行的 RCT 研究已经证明，对慢性静脉疾病患者联合应用压力疗法和黄酮类药物，如微粒化纯化的地奥司明、橘皮苷，可以促进溃疡愈合，减轻症状 [137]。对于静脉溃疡小于 10cm 的患者，药物联合压力疗法的效果微弱，如微利化纯化黄酮类药物组对比安慰剂组溃疡愈合率为 32% 比 13%（P=0.037）。应用微粒化纯化黄酮类药物可以减少下肢沉重感（P=0.030）。

Coleridge-Smith 等报告了 5 个 RCT 研究的 Meta 分析，概括了 723 例静脉溃疡患者 [130]。研究发现，辅助应用微粒化纯化黄酮类药物 6 个月的静脉溃疡患者，比单纯常规疗法治疗其溃疡愈合率高 32%（相对风险减少 32%；95% 可信区间 3% ～ 70%）。这些结果证明，应用微粒化纯化黄酮类药物可以促进静脉溃疡愈合。ACCP 指南推荐（证据水平 2B）[136]，患有持续性静脉溃疡的患者应口服微粒化纯化黄酮类药物或先肌内注射后口服舒洛地特（sulodexide）。对于静脉溃疡的患者，SVS 或 AVF 指南也推荐（证据水平 2B），将微粒化纯化黄酮类药物作为压力疗法的辅助治疗以促进溃疡愈合。

压力疗法

压力疗法是治疗静脉曲张、静脉水肿、皮肤改变和溃疡最基础、最常用的方法。我们推荐使用压力疗法减少慢性静脉疾病患者的静脉压力，同时让患者改变生活方式，如减轻体重、运动和日常活动尽可能抬高下肢。

不同形式的压力治疗技术手段包括弹力袜，网靴（paste gauze boots，Unna boot），多层弹力包裹，包扎，弹力或非弹力绷带，非弹力衣物。压力治疗技术手段如间歇性加压泵，最初夜间应用，也可以用于难治性水肿和静脉溃疡患者 [138]。压力疗法的原理是补偿增加的静脉压力。仰卧患者浅静脉压力增加 20 ～ 25mmHg。当患者直立时，狭窄的浅静脉压力增大至 35 ～ 40mmHg，需要超过 60mmHg 的压力才能封闭浅静脉 [139]。

静脉曲张（CEAP 分级 C2 级）。已发表的研究表明，弹力袜在慢性静脉疾病的患者（CEAP 分级 C0 至 C6 级）中应用广泛。在 112 例患者（82% 有静脉曲张，52% 有水肿，7% 有活动性或愈合溃疡）中，应用压力 30 ~ 40mmHg 的弹力袜治疗，结果表明，在初始治疗 16 个月后（顺应性 70%），患者疼痛、水肿、皮肤色素沉着、运动和舒适程度得到改善[140]。

Palfreyman 和 Michaels[34] 最近发表了一个大型系统性非复杂性单纯静脉曲张的压力治疗的回顾性研究，分析了 11 个相关的 RCT 研究和系统回顾，12 个非随机性研究和 2 个指南。尽管压力治疗改善了症状，但是对减缓疾病进展或阻止静脉曲张术后复发缺乏证据。同时，这些结果可能因这些研究中非复杂性患者的比例较高而受到影响。

对于 CEAP 分期为 2 期的患者的压力疗法的级别也有争议。Amsler 和 Blattler 等对 11 个 RCT 研究进行的 Meta 分析[141] 表明，对健康人群、CEAP 分级为 C1-C3 的患者以及静脉曲张手术后的患者，中等级别的压力疗法（20mmHg）较 10 ~ 15mmHg 的压力疗法没有明显获益。

除非未来的研究提供关于弹力袜治疗单纯静脉曲张患者（CEAP 分级 C2 级）的相关数据，目前 SVS/AVF 指南推荐使用足踝压力为 20 ~ 30mmHg 的压力梯度弹力袜治疗（证据水平 2C）。尽管也有高位弹力袜和连裤袜上市应用，并且可能对很多患者来说更适合，但目前最常用的弹力袜为膝关节高度的弹力袜。已有因错误测量和应用压力治疗导致局部皮肤破溃和坏死的报道[142]。因此指南推荐医生必须经过必要的培训才能为静脉曲张患者开弹力袜治疗的处方。

Michaels 等对静脉曲张患者进行保守治疗和外科手术治疗的效率进行了一项 RCT 研究[143]。在静脉曲张治疗费用及效果随机对照、观察性评价研究（The Randomised Clinical Trial，Observational Study and Assessment of Cost-Effectiveness of the Treatment of Varicose Veins，REACTIV 研究）中随机选择了 246 名单纯静脉曲张的患者（CEAP 分级 C2），比较保守治疗和手术治疗的效果。保守治疗包括生活方式改变，如运动、抬高患肢，控制饮食和体重，应用压力治疗。手术患者同样接受改变生活方式的建议，但是进行了高位结扎、剥脱和静脉切取术。治疗后 2 年，手术患者的 SF-6D 生活质量评分（基于 SF-36 评分中的 6 个区域）明显提高，年龄修正后为 0.083 生活质量寿命调整年（QALY）（95% CI，0.005 ~ 0.16），EQ-5D 评分（健康相关生活质量评分 5 特点评价体系）也明显提高，年龄修正后为 0.13 生活质量寿命调整年（95% CI，0.016 ~ 0.25）。患者症状和解剖测量上的获益也十分明显。作者的结论为，对于非复杂性静脉曲张患者，手术治疗较压力疗法联合生活方式改善的保守治疗可提供更多的临床症状缓解并改善生活质量。

REACTIV 研究也比较了保守治疗和手术治疗或硬化治疗的费用及疗效[144]。费用 - 有效率分析显示手术治疗费用 - 有效率明显高于硬化治疗和保守治疗；硬化治疗费用 - 有效率比手术治疗低，但比保守治疗高。

对单纯静脉曲张患者干预治疗前使用压力疗法的周期一直存在争议。尽管三会专家通常提出需要弹力袜治疗，但是尚无明确证据支持这种治疗联合隐静脉消融更加有效或提高花费 - 有效率，后者数据来源于 REACTIV 研究。同时，有些患者，如肥胖和老年患者，使用弹力袜治疗有一定困难[138]。一项主要涉及患有慢性静脉疾病的老年女性（平均年龄 72 岁）的研究提示，15% 的患者不能使用弹力袜治疗，26% 的患者需要他人帮助才能完成治疗[145]。基于目前研究基础，指南反对使用压力治疗作为症状性静脉曲张患者（CEAP 分级 C2）在隐静脉消融前的初始治疗（证据水平 1B）。

慢性静脉功能不全（CEAP 分级） 压力治疗仍旧是进展型慢性静脉疾病和静脉溃疡（CEAP 分级 C3-C6）的标准治疗。压力疗法改善肌泵功能，减少了慢性静脉功能不全患者静脉反流 [146-147]。对静脉溃疡患者，分级的压力疗法是有效的，可以作为初始治疗以帮助促进静脉溃疡愈合，也可以作为防止治疗后静脉溃疡复发的手段 [148]。

压力疗法的患者依从性是一个重要问题。Mayberry 等 [148] 研究了 113 例静脉溃疡患者 15 年的治疗结果。局部护理和压力疗法治疗溃疡愈合的时间平均为 5.3 个月，患者依从性调查中，55% 的患者依从性差（$P < 0.0001$）。依从性好的患者溃疡复发率为 16%，依从性差的患者溃疡复发率为 100%。

Fletcher 等 [36] 系统回顾了 24 个静脉溃疡患者应用压力疗法的 RCT 研究，结论是应用压力疗法较不应用压力疗法更能促进溃疡愈合 [149]，高压力比低压力更有效 [150]。作者发现没有证据显示一种压力疗法优于另外一种，尽管一项单中心研究表明，低延展性非弹性绷带对于减少静脉反流比弹性绷带更加有效 [151]。ACCP 指南推荐使用间歇性加压泵（ICP）联合弹力袜和局部护理治疗难治性溃疡 [136]。

Amsler 等最近进行的 Meta 分析 [152] 研究了 8 个 RCT 研究中的 692 例溃疡患者，发现患者使用弹力袜比使用绷带溃疡愈合的更快，前者平均愈合时间为 3 周（$P < 0.0002$）。其中 3 个涉及疼痛的研究表明，使用弹力袜的患者疼痛明显少于使用绷带的患者（$P < 0.0001$）。

Partsch 等进行的另外一项系统回顾研究 [153] 表明（证据水平 1A），弹性绷带压力疗法促进静脉溃疡愈合，高压力疗法（30 ~ 40mmHg）比中 - 低压力弹力袜更有效（证据水平 1B）。此研究发现 30 ~ 40mmHg 的压力疗法有预防愈合的静脉溃疡复发的疗效（证据水平 1A）。最近 Coleridge-Smith 关于静脉溃疡的证据总结 [154] 支持了以上推荐。

Milic 等进行的一项 RCT 研究 [155]，比较了 138 例严重静脉溃疡患者（溃疡表面 20 ~ 210 cm^2，持续时间 7 个月 ~ 28 年）使用管状压力疗法（35mmHg 压力）和弹性绷带（25mmHg 压力）的效果。作者观察到治疗组溃疡愈合率达 93%，而对照组仅为 51%（$P < 0.001$）。治疗组 12 个月复发率为 24%，对照组为 53%（$P < 0.05$）。同样的治疗方案下，联合压力疗法治疗组 16 例复发溃疡全部愈合。对照组复发溃疡的愈合率为 89%。此研究还表明，对于严重和持续时间长的静脉溃疡，多层管状压力疗法促进了溃疡的愈合和减少，但是没有阻止溃疡复发。

在手术和压力疗法对溃疡愈合、复发疗效研究（Effect of *Surgery* and Compression on Healing And Recurrence，ESCHAR 研究）[156-157] 中，随机选择了 500 例下肢溃疡患者，分为单独应用压力疗法和联合应用压力疗法及浅静脉手术两组。压力疗法包括多层压力绷带，使用 2 级压力（中等程度压力，18 ~ 24mmHg，英国标准 [158]），膝下弹力袜。浅静脉手术包括联合大隐静脉高位结扎剥脱（high ligation and stripping，HL/S）、交通静脉离断的隐静脉消融术。25% 的患者不能进行全麻，对这些患者仅使用大隐静脉高位结扎术。

两组对于静脉溃疡的治愈率相同（65% 对 65%；危害比，0.84；95% CI，0.77 ~ 1.24；P=0.85），但是手术联合压力治疗组 12 个月溃疡复发率较低（12% 对 28%；危害比，−2.76；95% CI，−1.78 ~ −4.27；$P < 0.0001$）。两组的溃疡复发率差异持续 4 年 [159]。此实验的缺陷在于没有单纯手术而无压力治疗的分组。不幸的是，因为有些证据 [160] 表明如果深静脉正常，即使不采用压力治疗，隐静脉离断术就可改善静脉功能并治愈静脉溃疡。

Palfreyman 等 [42, 161] 回顾了 42 项 RCT 研究，采用 Meta 分析，研究下肢静脉溃疡应用压力疗法合并辅料应用有效率的证据。作者得出的结论是，目前无证据显示压力包裹下使用水状胶体或其他辅料比单独应用压力包裹更有效。

基于高质量临床试验证据，指南强烈推荐对慢性静脉功能不全（CEAP 分级 C3-C6），包括静脉溃疡，使用压力疗法。压力疗法作为治愈静脉溃疡的初始治疗（证据水平 1B），也作为浅静脉消融术的辅助治疗，以防止静脉溃疡复发（证据水平 1A）。

静脉开放手术

开放手术结扎剥脱大隐静脉和小隐静脉治疗静脉曲张，联合较大的曲张静脉切除，曾经是一个多世纪来静脉曲张的标准治疗。内剥脱最初由 Keller[162] 于 1905 年尝试，Charles Mayo 在 1906 年应用剥脱器 [163] 剥脱隐静脉，Babcock 在 1907 年 [164] 介绍了一种从足踝至腹股沟的内金属剥脱器。高位结扎和应用足踝至腹股沟金属剥脱器或之后面世的 Codman 或 Myers 剥脱器剥脱静脉已经成为移除隐静脉首选的手术方式。人们意识到在足踝至腹股沟的剥脱过程中发生隐神经损伤的概率较高，同时进一步了解了静脉血流动力学改变，目前应用腹股沟至膝关节剥脱 [165]。

手术治疗

一个多世纪以来，大、小隐静脉高位结扎和剥脱术联合曲张静脉团的处理是治疗下肢静脉曲张的标准方法。Keller 于 1905 年首次尝试内翻剥脱大隐静脉；Charles Mayo 于 1906 年成功采用体外剥脱器剥脱大隐静脉；1907 年，Babcock[164] 介绍了腔内剥离大隐静脉腹股沟部至踝部全段的治疗方法。使用剥脱器行大隐静脉高位结扎剥脱术成为移除大隐静脉的有效手段，常用的剥脱器主要包括金属剥脱器及随后面世的 Codman 或 Myers 型一次性静脉剥脱器。随着临床医生逐步认识到由全段剥离大隐静脉所致的隐神经损伤这一并发症，以及研究人员对静脉血流动力学的深入研究，大隐静脉的剥脱长度由原来的腹股沟至内踝段转变为主要剥脱腹股沟至膝下段 [165]。

外科手术治疗下肢静脉曲张的主要进展包括：Van Der Stricht[166] 利用丝质缝线行内翻剥脱大隐静脉；Fullarton 与 Calvert[167] 利用无橡子状头端的 Myers 型剥脱器行大隐静脉剥脱术；与此同时，Oesch[168] 提出了利用显微内翻剥脱技术（PIN）治疗下肢静脉曲张，后被美国医生 Goren 与 Yellin[169] 逐步完善。在曲张静脉的处理方面，已逐步淘汰利用传统的皮肤切口行曲张静脉切除 [170-171]，而微创治疗手段，如非卧床的微创曲张静脉勾除术 [172-173] 及静脉刨吸术 [174-176] 等则逐渐被血管外科医生所接受。

近几年，由于腔内消融技术的兴起，美国国内因下肢静脉功能不全而选择实施外科开放手术的患者数量明显降低。从而导致传统高位结扎剥脱术治疗下肢静脉曲张的手术适用范围被限制为：表浅曲张静脉迂曲、扩张明显的患者以及于隐 - 股静脉交会处（即隐股点）存在瘤性扩张的患者。但需指出，下肢静脉曲张的患者多合并大隐或（和）小隐静脉血栓性静脉炎，经皮穿刺行激光或射频消融的治疗效果不佳，且仍须利用外科手术移除病变静脉团块。

虽然在下肢静脉曲张治疗方面腔内消融治疗受到美国人的大力推崇，但在大多数国家，传统的外科手术仍然是治疗静脉曲张的“金标准” [178]。需要强调的是，近些年通过血管外科医生的不懈努力，外科开放手术的技术水平亦不可同日而语，外科医生可以利用微创手术治疗下肢静脉功能不全，患者需要接受的近端腹股沟处切口及远端切口可逼近针孔大小，且手术全过程可以在局部麻醉下完成 [177]，达到微创效果。

大隐静脉的高位结扎、分离与剥脱　所谓“高位”结扎，即于隐 - 股静脉汇合处将包含大隐静脉主干及其所有属支在内的全部静脉 [51] 进行分离和结扎。在大隐静脉结扎、剥脱或接受消融治疗时，若需要部分或全部保留大隐静脉属支，必须提供明确的证据。而剥脱是指通过剥脱器移除病变的大隐静脉。

为保证术后切口的美观性，于腹股沟区沿皮肤皱褶行 3 ～ 4cm 斜行切口。沿股动脉内侧探及隐股点，分离隐股点周围组织，适当选用钝性分离与锐性分离以减少对淋巴组织的损伤，避免可能出现的淋巴漏和淋巴水肿。于靠近隐股点处使用不可吸收线双股结扎大隐静脉，结扎时应保证股静脉前壁在术者视野范围内，以确保正确结扎大隐静脉。操作时应注意避免形成股静脉狭窄，并减少大隐静脉残端形成盲管的可能。尽管没有确凿证据表明结扎属支有利于曲张静脉的消除，但常规应对所有大隐静脉属支进行结扎与分离，最好可以分离至其二级属支[177]。结扎过程中亦应注意对阴部外动脉的保护。

通常，剥脱大隐静脉需利用柔性 Codman 剥脱器或 Oesch PIN 剥脱器[168-169]来完成。于膝下开小口，将剥脱器送入病变大隐静脉内，于剥脱器头端固定大隐静脉。自膝下切口拉出剥脱器，可见剥脱的病变大隐静脉内壁外翻。由于有报道表明，剥脱膝部以下大隐静脉有较高的概率发生隐神经损伤[165]，所以现阶段，较少行膝下段大隐静脉剥脱。另外，在预防剥脱隧道出血方面，我们建议于大隐静脉走行区行局部加压包扎。

静脉主干剥脱后，需通过穿刺刨吸，微创清除突出迂曲的静脉团块。最后，逐层缝合腹股沟部切口，无菌胶带保护其余穿刺点。术后使用弹力绷带包扎患肢，以降低出血风险和因手术造成的肿胀和疼痛。此手术属于门诊手术。

小隐静脉的高位结扎、分离与剥脱　由于可能造成腓神经损伤，现已较少行完整的小隐静脉剥脱手术。但是，可于腘窝部行横切口对小隐静脉进行结扎，之后采用与大隐静脉剥脱术同样的处理手段，剥脱小腿后区的曲张静脉。于术中行多普勒超声检查可以很好地分辨小隐静脉。而在紧贴皮肤行小隐静脉结扎术时，并没有足够证据表明高位结扎效果优于普通结扎。我们推荐，于隐 - 腘静脉交会处远端 3 ～ 5cm 处对小隐静脉进行结扎，由于此位置小隐静脉走行表浅，可通过较小的皮肤切口完成操作，因此有利于保护腘窝周围组织，有效避免出血和神经损伤。

大隐静脉低温剥脱术　为减少隐静脉剥脱造成的隧道出血以及避免膝关节平面的切口损伤，研究人员设计了大隐静脉低温剥脱技术[179]。作为美国国内新兴的内翻剥脱技术之一，低温剥脱效果仍需要更加具体的评价。

低温剥脱术主要依靠液氮制冷低温手术操作系统（Erbokryo CA，ERBE Elektremedizin GmbH，Tübingen，Germany）完成。具体方法是：在高位结扎大隐静脉后，将冷冻探针插入大隐静脉内并推送至膝关节平面处。到达较为理想的剥脱位点后，启动冷却设备开始冷却大隐静脉及周围组织。冷却循环维持数秒后，探针已与大隐静脉黏合，由腹股沟部切口向上拖拽剥脱器，内翻剥脱大隐静脉。

静脉切除术

非卧床静脉切除术　亦指术后可立即走回家的静脉切除术，包括曲张静脉钩除术、曲张静脉点式剥脱术等微创静脉切除术。术前，嘱患者保持直立位，并用记号笔标记曲张静脉位置。术中可利用 11 号 Beaver 刀或 15° 眼科刀片开口，或使用 19 号注射针头穿刺病变位置，撕裂和移除曲张静脉。通常利用钩针或镊子撕裂曲张静脉[172-173]。较为常见的钩针包括 Müller，Oesch，Tretbar，Ramelet，Varady 和 Dortu-Martimbeau 等静脉切除专用钩针[172-173，181]。手术可全程于局部麻醉下完成，通常的麻醉药品为 0.9% 生理盐水 445ml，1% 利多卡因 50ml 配合 1 ： 100 000 肾上腺素与 8.4% 碳酸氢钠 5ml[181]。

可利用大号注射器或 Klein 液体泵完成麻醉剂的注射 [181，183]，而使用带有光源的硬质套管针可在注射麻醉剂的同时，为曲张静脉及周围组织提供良好的透照 [182]。注入麻醉剂后迅速用手指进行压迫，从而使局部麻醉剂较好地扩散至周围组织，同时提供良好的止血效果。最后，使用无菌胶布保护穿刺点，并于足跟部至腹股沟全程行弹力绷带加压包扎或穿弹力袜以对患肢提供必要的压迫。

动力静脉切除术　透光下动力静脉切除术（TIPP、Trivex、InaVein、Lexington、Mass）为治疗下肢静脉曲张的另一种方法，尤其适用于清除大丛曲张静脉 [184-185]。其潜在优势包括减少切口数量以及更快捷地移除大量曲张静脉组织。与非卧床静脉切除术相同，TIPP 通常需要结合大隐静脉消融术或大隐静脉高位结扎剥脱术，从而消除下肢静脉反流的源头。设备主要包括，一个带有冲洗泵速率和震荡刀频率调控系统的核心供电装置；与核心装置通过光纤连接的照明、灌洗机械臂；以及带有 4.5mm 和 5.5mm 不同尺寸的切割操作机械臂。

根据患者总体情况，可应用全身麻醉、硬膜外麻醉或脊髓麻醉，某些特殊情况下，也可根据情况行局部麻醉配合清醒镇定技术。具体操作主要包括，通过小型切口送入 TIPP 的照明、灌洗机械臂，利用照明装置向病变部位照射，提供良好的手术视野，同时所具有的灌洗功能可向术野提供麻醉剂，并可利用该设备进行水力分离操作等。利用照明系统探明手术术野后，可于直视下行部分对口切开，暴露病变静脉，利用皮内电刀置于病变静脉处，切割并用吸引器吸出病变组织。1.5mm 的小切口便可使静脉内血液流出。

保留大隐静脉的静脉曲张治疗手段　包括 Francesci 主张的利用 CHIVA（法文缩写，意为非卧床曲张静脉血流动力学重塑治疗）手段行保留隐静脉的曲张静脉切除术 [186-189]，以及 Pittaluga 所主张的 ASVAL 技术（法文缩写，意为局部麻醉下选择性曲张静脉消融术）[126]。

CHIVA 技术。CHIVA 技术主要通过改变曲张静脉的血流动力学以达到治疗目的，保留了隐静脉等下肢深静脉的主要属支 [186，190]。CHIVA 技术主要通过降低隐静脉及其属支中静脉血液的静水压，改变下肢静脉血流动力学，从而缓解和治疗下肢静脉曲张。技术主要依靠对体表浅静脉的特定区域进行结扎，同时体表浅静脉可通过正常回流而保留流动能力，从而改善静脉压力，缓解曲张症状。可见，对比传统外科手术而言，此项技术是一种更加系统化的针对性治疗方案。

近年来，由于下肢静脉的彩超显示效果更加清晰，可以于术后更好地判断静脉反流情况，使下肢静脉反流的解剖学模型更加完善 [188]。Carandina S 等 [191] 通过长期随机对照试验阐述了传统隐静脉剥脱与 CHIVA 技术的差异。其所采用的 CHIVA 技术标准为：近端结扎无功能的隐静脉；结扎、撕脱无功能曲张静脉团；同时保留隐静脉主干、功能尚可的隐静脉属支以及通过再入射孔器打通并维持隐静脉深部回流 [191]。更为具体的细节已经在最新的随机对照试验中加以阐述 [192]。

ASVAL 技术　Pittaluga 等 [126] 首先报道了关于此技术的具体细节。该技术在保留隐静脉的同时，对曲张静脉团进行套管针针刺剥离。相关研究表明 [126]，采用此种方法进行下肢静脉曲张手术的患者多数为非进展期下肢静脉曲张（证据等级 2C）。其中，无症状患者数量为 33%，而没有发生皮肤溃疡等营养性损伤的患者占 91%。

围术期的静脉血栓预防　有必要对手术患者进行血栓风险评估，并对高危患者进行有选择性的血栓预防处理。有深静脉血栓或血栓性静脉炎病史的患者以及肥胖的患者均属于高危人群，有可能于围手术期内发生深静脉血栓。与最新的 ACCP 指南要求相似 [159]，对于上述高危人群，我们建议利用低分子肝素、小剂量普通肝素或磺达肝素预防深静脉血栓

（证据等级 1C）。而对于无高危因素的患者，除建议早期下床活动外，不需要进行常规抗凝治疗（证据等级 2B）。

开放式手术的疗效分析　近年来，开放式手术的手术效果逐步提高。高位结扎并剥脱大隐静脉已经成为一种有效而安全的门诊手术方法，其效果远优于单纯利用弹力袜等行保守性治疗。在前述 REACTIV 试验（对于静脉曲张治疗效果的临床随机试验，包括观察性研究及成本 - 效果分析评价）中 [144]，对 246 例患有不完全静脉曲张的患者分别行手术结合压迫治疗与单纯压迫治疗 [143]，术后 2 年随访结果表明，行手术治疗，包括高位结扎反流静脉、剥脱大隐静脉并切除大部分曲张静脉的患者拥有较高的临床缓解率、较好的下肢外观效果以及更加优秀的生存质量。

Rasmussen 等 [177] 利用随机对照试验证明，经开放式手术治疗下肢静脉曲张可以为患者带来更好的生存质量。在一项前瞻性队列研究中，Mackenzie 等 [193] 连续观察了 102 例接受手术治疗者术后 2 年的生存状况，通过静脉症状严重程度评分表及 SF-36 生存质量调查问卷调查分析发现，多数患者生存质量得到了明显提高。外科手术为患者带来的生存质量提高具有临床意义和统计学意义，其效果相当于腹腔镜下行胆囊切除术为患者带来的巨大利益 [194]。

常规高位结扎，内翻剥脱隐静脉结合曲张静脉切除的术后效果，多家报道结果不一。Goren 与 Yellin 对局部麻醉下接受手术治疗的患者进行多达 112 项指标的系列分析 [169]。结果表明，所有患者术后短时间内，均可恢复日常劳动能力及运动能力，并且无严重并发症发生。术后主要问题是常见的软组织挫伤，但均无大片血肿的发生报告，无神经损伤发生，无深静脉血栓形成的报告。然而，需要说明的是，此项研究试验的证据水平较低。

在另一项随机对照试验中 [195]，研究人员对比了传统高位结扎剥脱术结合曲张静脉切除与射频消融后行曲张静脉切除的手术效果。结果与前述差距较大，开放式手术组于术后 3 周内有 2.8% 的伤口感染率，19.4% 的患者出现下肢淤斑，33.3% 的患者出现皮下血肿，而 5.6% 的患者出现皮肤感觉异常。更为重要的是，调查显示患者于术后恢复日常活动的平均时间为 3.89 天（95%CI，2.67 ～ 5.12 天；P= 0.02），仅有 46.9% 的患者可于 1 天内恢复日常体力活动，且恢复正常工作的平均时间为 12.4 天（95%CI，8.66 ～ 16.23 天）。

隐静脉高位结扎剥脱术对比单纯高位隐静脉结扎。Dwerryhouse 等 [196] 报道，行大隐静脉高位结扎并剥脱术可有效降低术后 5 年内复发的概率。研究者对 100 例下肢静脉曲张患者的 133 例患肢行随机试验。对比发现，行隐静脉高位结扎剥脱术后的复发率为 6%，而行单纯高位结扎术后的复发率高达 20%（P= 0.02）。而造成单纯结扎复发率较高的主要原因为残余大隐静脉发生再次反流。

封闭隐静脉残端的不同方法及其效果。Frings 等 [197] 于其随机对照试验中探究新生血管发生率问题。结果发现，术后大隐静脉残端有血管内皮暴露的患者有较高概率出现新生血管，而使用传统不可吸收线对大隐静脉残端行连续缝合则较少发生新生血管化（新生血管出现被视为大量新生曲张静脉出现的解剖学标志 [51]）。但是，没有证据表明缝线的类型对静脉残端新生血管化有影响。而在使用可吸收线与不可吸收线行残端封闭时，新发反流的发生率相近。

Winterborn 等 [198] 行随机对照试验发现，对隐静脉主干使用不同结扎方法结扎时，静脉曲张的复发率基本相同。结果表明，于术后两年，行标准隐静脉结扎（即使用不可吸收线行隐静脉残端缝扎、结扎，暴露血管残端内皮组织）的患者复发率为 33%，而对应的充分结扎（即残端利用聚丙烯缝线充分缝合血管残端，无血管内皮暴露于残端外）的患者复发率为 32%（P=0.90）。新生血管发生率为标准组 22% 对比充分结扎组 19%（P=0.57）。

在是否使用静脉补片问题上多家看法不同。一项针对 389 例患肢的随机对照试验中，Van Rij 等[199]对是否使用静脉补片进行了研究。结果表明于隐股点处加以聚四氟乙烯补片覆盖的患者 3 年内复发率低于对照组，且人造补片可以很好地抑制患者腹股沟部新生血管的形成。然而，另一组规模较小的随机对照试验对补片效果提出了异议。Winterborn 和 Earnshaw[200]发现，在其总量为 40 例患肢的随机对照试验中，总的并发症发生率为 35%（11 例患肢），两组间无明显的统计学差异。而术后两年下肢彩超结果表明，16 例行隐股点静脉补片覆盖的患肢，有 5 例于补片位置出现新生血管，而对应的 16 例无补片患肢中，同位置的新生血管发生数为 4 例（P=1.0）。

综上，我们建议于隐股点处可使用不可吸收线对大隐静脉行双重结扎（证据等级 1C），不建议使用 PTFE 补片覆盖隐静脉残端（证据等级 2C）。

并发症。切口处并发症发生率大体情况为 3% ～ 10%[178，201]，切口感染率于不同报道中最低为 1.5%，最高可达 16%[202-204]。Biswas 等[205]在随机对照试验中对 300 例静脉曲张患者进行随机实验，评价了术后行加压疗法的效果。结果表明，综合术后疼痛、可能出现的并发症、恢复时间以及术后 12 周内的患者满意度等多因素考虑，术后没有必要嘱患者长期穿戴弹力袜，穿戴时间最好不超过 1 周[205]。

最新的随机对照试验中，Mekako 等对 443 例下肢静脉曲张患者进行分组对照，结果表明于围术期行预防性单剂量抗生素注射，可以降低切口感染率及相关切口处并发症的发生[206]。并发症发生的高危因素包括较高的体重指数（OR，0.92；95% CI，0.87 ～ 0.97；P=0.005）和吸烟（OR，0.5；95% CI，0.3 ～ 0.9；P=0.033）[206]。

神经损伤。报道显示[165]，行传统剥脱术，将隐静脉剥脱至膝关节处时神经损伤率为 7%；而当剥脱距离延伸至脚踝处时，损伤率上升至 39%。具体情况为，腓肠神经损伤的发生率为 2% ～ 4%；腓神经损伤率报道数据为 4.7%，而在观察小隐静脉结扎剥脱效果的实验中，腓神经的损伤率为 6.7%[207]。

血管损伤。血管损伤极为罕见，主要是指高位结扎时对股静脉与股动脉的损伤。虽然罕见，但一旦出现则后果严重，常由于无法及时发现血管裂开而导致大面积的深静脉血栓，或因严重的动脉损伤而造成截肢[208]。

血栓型并发症。深静脉血栓以及肺栓塞偶见于浅静脉手术。在一项前瞻性研究中，Van Rij 等[209]对 377 例手术患者进行了术前、术后 2 ～ 4 周及术后 6 ～ 12 个月的多时间段彩超扫描。结果发现，20 例患者（5.3%）出现了急性深静脉血栓。这其中，8 例出现临床症状，无肺栓塞发生，20 例阳性患者中，18 名患者血栓部位局限于小腿部静脉，一半的患者于一年内康复。虽然这宗报道显示的数据高于原有观念，但此类并发症的临床意义依旧并不显著。其余的报道[201]深静脉血栓的发生率约为 0.5%，肺静脉栓塞的发生率为 0.16%。

传统剥脱技术与低温剥脱技术的对比。Menyhei 等[179]利用随机对照试验对比 160 例使用两种不同剥脱方法进行治疗的患者。术后 6 个月经 SF-36 调查问卷调查显示两组患者生存质量没有显著差异。传统剥脱技术有较高概率造成患者软组织挫伤（P=0.01），但此类挫伤并没有造成患者的疼痛感觉加重或更多并发症发生。需要说明的是，本试验中传统剥脱组有 2 例、低温剥脱组有 6 例样本因术后检查发现静脉剥脱不完全而被剔除试验。另一方面，由于美国地区关于低温剥脱技术的相关报道较少，无法做出进一步判断。

浅表静脉手术对下肢溃疡的影响　高等级证据证实体表浅静脉手术有助于减少溃疡复发。在前述的ESCHAR试验[156-157]中，随机分配500例患有因静脉瓣膜功能不全而导致的腿部溃疡患者，分别行单纯压迫治疗或手术配合压迫治疗。压迫治疗由多层弹力绷带压迫，并穿戴2型膝下弹力袜。手术治疗包括高位结扎、分离并剥脱隐静脉。术后24周的溃疡恢复情况相似（65%对65%；危险比，0.84；95%CI，0.77～1.24；P=0.85），但术后12个月溃疡复发率下降程度不同，单纯压迫治疗溃疡复发率下降了12%，手术治疗使溃疡复发率下降了24%（危险比，−2.76；95% CI，−1.78～−4.27；$P<0.0001$）。两组间溃疡复发率于第4年调查时已具有显著差异[157]。

动力静脉切除术（TIPP技术）与针刺静脉勾除术对比　有少量研究涉及此两种曲张静脉切除术的效果对比，包括回顾性和前瞻性研究。报道显示，行透照下动力静脉切除术有多种并发症可能，包括下肢淤斑与血肿率报道由4.9%～95%不等。感觉障碍与神经损伤发生率为9.5%～39%，皮肤穿孔率为1.2%～5%，体表浅静脉炎发生率为2.4%～13%，下肢肿胀发生率为5%～17.5%，严重的下肢皮肤色素沉着率为1.2%～3.3%，另外，曲张静脉残余或复发率为9.1%～21.2%，深静脉血栓形成＜1%[174, 210]。对比透照下动力静脉切除术与针刺勾除术，前者在减少切口数量与缩短手术时间上有明显的优势[178-179]，而术后1～2周内的软组织挫伤程度、炎症发生率没有明显区别。术后6周的神经损伤、曲张静脉去除不全、下肢美容评分以及受术者总体感觉方面没有太大差异。术后6～12个月的复发率与下肢美观程度亦无显著差异。另一项研究中，研究者利用学习曲线描述术者于清除曲张静脉与减少手术损伤两点上的权衡关系[211-212]，旨在找出一个合适的清除强度，在达到最小化损伤的同时清除曲张静脉。上述所有研究均基于早期的动力静脉切除系统，此类系统转动频率较高（每分钟800～1200转），且组织肿胀程度较低。

新一代的动力静脉切除系统采用了更为先进的动力供应装置，可以提供较低的转动频率（每分钟300～500转），附带皮肤打孔装置建立通路以吸引术野内污物。在手术过程中，除可以更好地完成上代系统的组织肿胀工作外，可提供二次肿胀腔以及制造第三次皮下肿胀，利于更好地冲洗术野，清除残余血肿与静脉组织碎片。经此类新一代系统行静脉切除术的治疗效果有所提高[213]。已知最大规模关于使用此类新技术的调查研究[214]，对339例行新系统透照下动力静脉切除术的患者进行统计，结果显示平均手术时间19.7分钟，大于60%的患者接受了10～20处切口。8例出现皮肤色素沉着加重（2.3%），2例疤痕组织扩张明显（0.6%），以及1例下肢蜂窝组织炎（0.3%）。术后12周，所有受试者均无明显血肿及曲张静脉复发。总体来看，调查中99.7%的患者满意术后效果。

除可减少切口数量外，关于早期动力静脉切除系统的大多数研究并没有足够的统计学数据证明透照下动力静脉切除术即TIPP技术优于传统静脉切除术。对比早期报道，新一代手术操作系统的性能有所提高，临床医生的手术技术更加完善，使TIPP技术造成的创伤更小，有效降低了潜在并发症的发病概率，提高了手术治疗效果。随着更多研究报道的出现，更多TIPP技术的优势将被逐渐阐述。

保留隐静脉的术后效果　CHIVA技术的结果讨论。两项独立的随机对照试验[188, 191]对比了传统治疗技术（压迫治疗或高位结扎剥脱结合曲张静脉切除术）与CHIVA技术（对Ⅰ型及Ⅲ型分流患者行特定解剖位点结扎，改变血流动力学）的手术效果。结果显示，此类技术在预防溃疡复发方面优于保守压迫治疗[188]，与隐静脉剥脱手术的效果大体相当。

在一项单中心随机对照试验中，Zamboni等[188]比较了47例静脉溃疡患肢在应用

CHIVA 技术和压迫治疗各自的疗效。3 年随访后结果显示，CHIVA 组治愈率为 100%（康复时间中位数为 31 天），单纯压迫治疗组治愈率为 96%（中位时间 63 天）（$P < 0.02$）。CHIVA 组复发率为 9%，压迫组复发率为 38%（$P < 0.05$）。此试验不包含血栓后遗症、深静脉反流以及溃疡面积较大（> 12cm）的患者。

在最近一次非盲性的单中心随机对照试验中，Pares 等 [192] 将 501 例早期静脉曲张患者分为三组：CHIVA 技术治疗组，根据临床经验标记剥脱组和根据彩超标记剥脱组。最基本的终点事件被定义为经独立诊断 5 年内下肢静脉曲张出现复发。结果显示，相对于根据临床经验标记剥脱组（21.0% 的治愈率，26.3% 的缓解率，52.7% 的手术不成功）以及彩超标记剥脱组（29.3% 的治愈率，22.8% 的缓解率，47.9% 的手术不成功），CHIVA 组临床效果较好（44.3% 的治愈率，24.6% 的缓解率，31.1% 手术不成功）。对比根据临床经验标记剥脱组与 CHIVA 组 5 年随访期的复发率，OR 值为 2.64（95% CI，1.76 ～ 3.97；$P < 0.001$），另一组对比根据彩超标记剥脱组与 CHIVA 组复发率，OR 值为 2.01（95% CI，1.34 ～ 3.00；$P < 0.001$）。

对比前述两组小规模的静脉曲张对照试验，Pares 等 [192] 的试验由于患者覆盖率较好等优势而更加具有可信性。总之，CHIVA 技术改变了我们的传统外科观念，使术者更加注重考虑患者的静脉解剖与功能特点，并基于此类特点细化手术步骤。但需要指出，CHIVA 技术相对复杂，若要达到如 Pares 等试验中的手术效果需要执行者经过高水平的培训并具备丰富的临床经验。正因如此，经少量杰出的外科医生之手得出的 CHIVA 技术优异的结论并不足以证明此项技术具有向全行业推广的必要。有意愿学习此项技术的临床医生必须经过长期的基础学习与专业训练。

ASVAL 技术的治疗效果　在一项对患者情况加以限定的试验中 [126]，ASVAL 技术显示出较好的临床效果。经过 4 年随访，无反流和低反流（< 500ms）占总体 303 例患肢的 66.3%，症状缓解率达 78%，而静脉曲张的复发率仅为 11.5%。

现行的 ASVAL 适用标准为：轻度慢性下肢静脉功能不全，瓣膜功能较好或仅有部分反流，没有或仅有轻微临床症状的患者。大多数患者大隐静脉直径小于 8mm 或小隐静脉直径小于 6mm。虽然 ASVAL 技术可以最大程度地满足上述标准患者对美腿效果的要求，但此项技术普及性较差，且没有更多的研究报道对比和评价此技术的其他指标（证据等级 2C）。

静脉曲张复发　术后静脉曲张复发是困扰医生与患者的严重问题，且多数复发患者需要接受附加治疗。而复发患者的再次手术，将会大量增加临床医生的术手工作量，且手术远较首次治疗复杂。

静脉曲张术后复发（REVAS）的 2 年发生率多家报道不一，由 6.6% 至 37%[177, 215-216]，而 5 年复发率达到 51% [217-222]。多家报道保守治疗以及低温剥脱术后的疾病复发率可达 20% ～ 37%[216, 220]，复发标准为患者发现曲张静脉再次出现，并经临床医生认定。在 Fischer 等 [221] 对 125 例患肢进行的长达 34 年的随访研究中，75 例（60%）出现了有超声影像证据证明的反流复发。Allegra 等 [219] 则发现其大样本试验中，1326 例患者中约 25% 的患者 5 年内疾病复发。忽略手术技术上的改进，术后彩超发现，于隐股点处约有 13% 的复发率，30% 于隐腘点附近出现静脉曲张复发，而两处同时复发率为 36%。高危因素包括小隐静脉反流、交通静脉功能不全以及血栓后遗症引发的深静脉功能不全。

一份共识性文件表明 [217]，造成下肢静脉曲张术后复发的主要原因为术者手术操作与手术策略的错误，腹股沟部静脉血管的再生以及某些潜在疾病的发展。一项多中心试验[215]调查了170名复发患者的199例出现复发症状的患肢。结果表明，反流复发的主要位置是隐股结合部附近，即隐股点周围。复发的首要原因为交通静脉大量生成（54.7%），隐股点周围新生血管化（20%），手术操作失误（19%）；操作失误与新生血管化均出现，占17%，另有35%复发原因未知。Geier等[223]在对腹股沟部静脉曲张复发的279例患肢进行研究时发现，约2/3的患肢存在隐静脉残端过长的问题，平均发病时间为6.3年，而平均临床症状出现时间为8.5年。

再次手术的术前评估　对于复发病例的外科治疗，需经过对患者基本状况与专科情况的仔细评估。具体包括，行下肢彩超判定复发静脉的病因学、曲张分级以及曲张静脉的来源和曲张覆盖范围。明确隐股点或隐腘点处的曲张情况，明确主要交通静脉的具体位置。行彩超扫描可以很轻松地发现隐静脉残端[224]，但隐静脉残端对于辨别复发位置而言，其敏感度仅为62%，对于新生血管是否出现的阳性预测值为26%。组织学检查是鉴别曲张静脉复发类型的金标准。另外，如果于会阴部或大腿内侧发现曲张静脉团，则表明盆腔静脉出现较严重反流，虽然最为准确的诊断方法是通过MR或静脉造影，但常用检查方法是经阴道行超声探测[225-226]。

治疗复发性下肢静脉曲张的不同方法及治疗效果　包括非卧床曲张静脉切除术即外科微创治疗手段，硬化剂注射治疗以及静脉内热消融治疗等方法均可用于清除曲张静脉与多余交通静脉。治疗方法的选择主要依靠对复发静脉曲张的来源、位置以及复发程度的综合考虑。对比微创治疗复发型下肢静脉曲张，传统外科手术通常需要再次探查隐股点周围组织。一般采用内镜深筋膜下交通支离断术对进行性复发曲张患者进行手术（证据等级C5-C6）。静脉内热消融技术同样可用于消除包括大小隐静脉及其交通支在内的下肢静脉功能不全复发而导致的静脉曲张。硬化剂注射结合或不结合静脉切除术同样用于治疗下肢静脉曲张复发以及交通静脉功能不全[227]。Pittaluga等[228]对行静脉切除术是否再次结扎隐静脉残端的手术效果进行了研究。研究对473例复发型静脉曲张的患肢进行了3年随访，结果表明单纯切除组与结合再次结扎组的效果相近，在减缓腹股沟部反流方面，单纯切除组对比再次结扎组减缓率为90.8%对92.9%。而在减少继续复发的效果方面，两组对比为90.8%对91.9%。可以发现，复发患者可以从此类手术中获益。

在一项前瞻性非随机对照试验中，Van Groenndael等[229]对149例复发患肢行开放式手术，67例患肢行EVLA。结果显示，开放手术组的伤口感染率（8%对0%；$P < 0.05$）及感觉异常的发生率（27%对13%；$P < 0.05$）均高于EVLA组，而EVLA组显示出较高的围术期疼痛感或紧缩感（17%对31%；$P < 0.05$）。另外，开放手术组患者需要更长的住院时间（$P < 0.05$）以及更长的恢复工作时间（7天对2天；$P < 0.0001$）。术后25周进行随访，发现开放手术组有29%的患者再次复发，而EVLA组再次复发率为19%（P=0.511）。作者于另一项单独试验中[230]对小隐静脉曲张的复发治疗进行了对比，结果相似。但是，这两项非随机对照试验可提供的证据等级较低，若综合患者并发症情况、社会经济状况等多方面因素，则结果可信度较差。

Creton和Uhl[227]利用硬化剂注射方法对129例复发型静脉曲张患肢进行研究，硬化剂采用1%聚多卡醇，所有患者接受硬化剂局部注射的同时，均同时接受静脉切除术且有20例患肢进行了隐静脉残端的再次结扎。结果93%的隐静脉残端得到封闭，除2例出现无症状的深静脉血栓外，未出现再次复发。另一项研究中，O'Hare 等 [231] 发现，利用超声引导行下肢硬化剂注射治疗静脉曲张，6 个月后曲张静脉封闭率在原发与复发组中无显著差别（75% 对 72%）。

静脉内热消融

对比传统开放式外科手术治疗下肢静脉曲张，静脉内热消融这一新技术可以最小化有创操作，减少手术步骤，在许多方面表现出优势 [232]。消融治疗需要局部肿胀麻醉支持，可以于基层医院完成。手术全过程于超声探头引导下完成，患者疼痛与不适感较轻，可更快地恢复正常工作生活。消融治疗包括 EVLA 与 RFA 技术以及近几年出现的高温蒸汽消融技术 [233]。高温蒸汽消融技术利用高温蒸汽破坏血管内皮并使胶原蛋白收缩，达到封闭曲张静脉的效果。Milleret 等 [233] 提供了此项技术的早期临床试验结果，但实验数据不足以支持对此项技术进行进一步讨论，故本文不再涉及。EVLA 与 RFA 技术原理与数据基本相似，首先介绍其基本原理。

此类消融方法主要工作原理是通过经皮激光或射频探头于病变静脉处释放高温封闭静脉。设备所产生的高温可损伤静脉壁，破坏内皮组织，使胶原蛋白发生变性从而使静脉组织发生纤维化、血栓化，达到封闭静脉血管的目的。静脉内消融治疗同时会使血管内血液发生变性 [234]，血液于 70℃ ~ 80℃时发生凝固，100℃时转变为蒸汽泡沫。在 200 ~ 300℃高温下碳化形成血液组织斑块。现行的激光消融用激光波段包括了正常红细胞辐射波长（810nm、940nm 和 980nm）与水分子辐射波长（810nm、940nm 和 980nm）。

激光治疗技术，即 EVLA 技术首先由 Puglisi[235] 于 1989 年提出。但是，将激光消融技术用于临床治疗下肢静脉曲张，则是 Boné[236] 于 10 年后首次提出。Boné 等 [237] 于 2001 年首次于英文期刊上介绍了 EVLA 方法，自此，此项技术迅速被美国以及世界各地的血管外科医生所了解，并逐步在各家医院推广。

射频消融技术，即 RF 技术于 1999 年获得美国 FDA 认可用于治疗下肢静脉曲张。其相关报道于 2000 年首先发表 [251-253]，亦有大量后续报道 [8，195，246，254-259] 介绍消融经验。相比第一代射频消融设备，2007 年起应用于临床的 ClosureFast 射频消融导管（VNUS Medical Technologies，San Jose，Calif）在操作性上有了显著提高，且消融时间较第一代设备大幅减少 [260]。此类消融技术不需要灌注系统的支持，整个操作过程仅需 3 ~ 4 分钟。另外，名为 Celon RFITT（Olympus Medical Systems，Hamburg Germany）[261] 的新一代双极射频消融技术已于欧洲获得上市许可。新一代消融系统可产生 60℃ ~ 85℃的高温，以 1cm/s 的速度撤回消融导管。关于此项技术的临床对照研究正在进行当中。

患者选择　对进行血管内消融治疗的患者必须经过彻底的术前下肢静脉彩超扫描。根据影像学结果判定反流静脉的具体区域并据此进行消融治疗，从而使疾病复发概率最小化。消融治疗的相对禁忌证包括静脉直径与消融导管直径差距较大（＜ 2mm 和＞ 15mm，仅针对 RFA 技术），血栓性浅静脉炎导致的曲张静脉内阻塞，以及彩超检查发现大隐静脉迂曲变异等。对于浅表曲张静脉纹理复杂以及静脉发生瘤样扩张的患者，建议最好采用传统高位结扎剥脱术进行治疗。而针对合并深静脉回流障碍的静脉曲张患者，则应有选择性地消融曲张静脉，因为此类患者的浅表静脉对于患者的下肢静脉回流功能可能具有重要意义。

而 EVLA 技术无明显绝对禁忌证报道，其对静脉血管直径的要求也较为宽松。但据 Lawrence 等 [262] 的最新研究表明，当大隐静脉主干直径＞ 8mm 时，血栓栓子进入股静脉的风险将会增加。血管内消融技术（EVLA 与 RFA）治疗下肢静脉曲张的其余禁忌证包括凝血功能障碍，肝功能不全影响麻醉效果，长期卧床，妊娠以及哺乳期妇女。

消融方法　EVLA 与 RFA 技术的操作方法较为相似。对大隐静脉进行消融时，嘱患者呈头高脚低位，使用微创针头经皮穿刺，超声定位下于大隐静脉远心端进入。一般将穿刺针置于膝关节以上大隐静脉内，以防止可能出现的隐神经损伤（由图 1 可见隐神经与大隐静脉在小腿部伴行而上）。微导丝由一根 4F 套管针穿刺带入病变静脉，在柔性导丝的帮助下，回收套管，释放 5F 套管针为激光消融用光纤做准备，或释放 11cm 长 7F 套管针为 RF 导管做准备。

激光纤维或 RF 探针通过套管针进入大隐静脉内并逐步推送至近隐股点部位。此时，导管尖端应位于距腹壁浅静脉交汇处 1 cm，或距隐股点 2cm。然后，将患者调整至头低脚高位，使下肢静脉回流排空，并于局部缓慢注射肿胀麻醉剂以压缩病变静脉。常用肿胀麻醉剂配比为 [232] 445ml 0.9% 生理盐水混合 50ml 1% 利多卡因与 1 ： 100 000 肾上腺素溶液，以及 5ml 8.4% 碳酸氢钠溶液。使用配比好的麻醉剂 100 ～ 300ml 注入隐静脉周围组织。可同时利用一 20ml 注射器于侧面加压达到更好的压迫效果。肿胀麻醉剂在达到止痛效果的同时，会使病变静脉血管壁与导管或光纤结合更加紧密以增强治疗效果，并且为周围组织降温，达到降低皮肤灼伤与感觉丧失发生概率的目的。

随后，开始消融病变血管组织。逐步后撤导管或光纤，一般要求于开始阶段以 1 ～ 2mm/s 速度后撤设备，之后可将后撤速度变为 2 ～ 3mm/s。为达到最佳治疗效果，EVLA 技术将利用 810nm 波长激光释放每平方厘米 50 ～ 80J 的热量。而 RF 导管则会以 20 秒作为一个循环，每次对长 7cm 的病变静脉血管行 120℃连续加热，第一段长 7cm 的病变区域需行二次加热。消融结束后，需明确隐静脉主干确实封闭，并且确定大隐静脉内无血栓突入股静脉或小隐静脉内的血栓突入腘静脉。如果发现某区域内静脉曲张仍然显著，建议再次穿刺，消融病变。

消融后护理　消融治疗结束后，需嘱患者穿弹力袜或束以弹性绷带对下肢行加压包扎。鼓励治疗结束后尽早下床活动，并于几小时后离院。最新证据表明 [205]，于消融后至少 1 周时间持续行加压包扎有助于患者尽快恢复。虽然行消融治疗后发生深静脉血栓、热损伤导致血栓脱落以及肺栓塞的可能性非常小 [263-264]，亦缺乏此类相关文献报道，但我们仍建议于消融后 24 ～ 72 小时内常规行下肢彩超检查，以排除血栓性并发症的可能性。此项建议并不具备较高的证据水平（证据等级 2C）。

深静脉血栓的预防　根据上述数据可知此类并发症的发生率较低，且没有有效证据表明，行下肢静脉曲张消融治疗时需常规使用肝素进行抗凝治疗以预防血栓形成，仅于特定患者群体中，如明确的血栓性静脉炎病史、深静脉血栓病史、已知的血栓形成趋向以及肥胖患者需行预防性抗凝治疗 [159]。在一项案例分析中 [246]，年龄大于 50 岁将有较高概率发生由热损伤导致的血栓脱落，进入股静脉内。Lawrence 等 [262] 报道，500 例行 RFA 治疗的患者中，有 13 例（2.6%）发生血栓突入股静脉内或黏附于静脉壁上。经低分子肝素抗凝治疗后，所有患者血栓均回缩，平均抗凝时间为 16 天。在有深静脉血栓病史以及大隐静脉直径 ＞ 8mm 的患者中，血栓性并发症的发生概率明显上升（$P < 0.02$）。

对于高危人群，个别机构主张利用单剂、预防量低分子肝素于消融前行预防性抗凝治疗，但没有证据表明此项工作具有实际预防效果 [246]。于门诊在局部肿胀麻醉下行消融治疗，并鼓励尽早活动等治疗原则本身便具有降低深静脉血栓并发症的作用。此外，加压包扎与抬高患肢同样是预防深静脉血栓与肺栓塞的有效手段。

EVLA 的治疗效果　据 Navarro 等 [237] 的早期报道，40 例患者的隐静脉于 4.2 个月时封闭效果良好，由此，作者建议推广此治疗方法。Min 等 [266] 对 499 例行激光消融的患肢，行术后随访调查，结果发现，3 年内隐静脉封闭率达 93%。在一项大型单中心队列研究中，Myers 与 Jolley[264] 对 509 例行 810nm 波长激光治疗下肢静脉曲张的患肢进行了为期 5 年的随访，结果发现首次封闭率为 76%，再次封闭率达到 97%。Mundy 等 [7] 的系统回顾发现，行消融治疗的早期隐静脉封闭率可达 88% ～ 100%。另一项综合 13 份研究报告的综述同样证明了消融治疗有很好的早期效果。

另有少数研究者描述了利用 EVLA 方法治疗小隐静脉曲张的治疗效果 [266-268]。Proebstle 等 [260] 发现，行 940nm 激光消融的 41 例小隐静脉曲张患者中，6 个月内的封闭率达到 100%。在一项前瞻性队列研究中，Huisman 等 [267] 对患有小隐静脉曲张的 169 例患肢行 810nm 激光消融治疗。结果显示，对平均长度 23cm（6 ～ 53cm）的小隐静脉 3 个月内封闭效果达到 98%。同样，根据 Knipp 等 [268] 报道，行上述波长激光治疗 460 例患肢，1 年内小隐静脉封闭率达到 95.9%，且患者的 VCSS 评分（静脉症状严重性评分）得到明显提高。研究人员发现，上述消融效果与患者是否存在深静脉功能不全无关。

并发症　在一项由世界血管内治疗工作组开展的临床研究中 [263]，对 3696 名行血管内消融治疗的患者进行并发症随访研究。结果表明，EVLA 治疗后组织挫伤发生率为 75%，皮肤感觉异常发生率 3%，血栓性静脉炎发生率 1.87%，皮肤灼伤率为 0.46%，深静脉血栓与热损伤导致血栓脱落共占 0.27%，仅有 1 例出现肺栓塞。在接受 Myers 与 Jolley[264] 治疗的 509 例患者中，血栓性并发症的发生率为 3%。Knipp 等 [268] 发现在行 EVLA 治疗的患者中，深静脉血栓的发生率为 2.2%。而对应行的外科静脉切除或交通静脉结扎术的血栓落入股静脉概率为 5.9%。当单独使用 EVLA 方法治疗下肢静脉曲张时，真正的下肢深静脉血栓发生率为 0，但较为奇怪的是，行此方法后，血栓掉入股静脉的概率高达 7.8%，并且经过风险校正后，此现象没有得到改观。Puggioni 等 [246] 发现行 EVLA 治疗下肢静脉曲张存在 2.3% 的血栓脱落概率。

行激光消融治疗小隐静脉曲张有可能导致腓神经损伤。Huisman 等 [267] 报道损伤概率为 1.3%。另于 169 例患者中，有 6 例出现血栓性浅静脉炎（3.5%）。但无严重并发症报道。

消融参数的选择　研究人员对激光消融时激光波长的选择存在争议。在一项前瞻性单中心随机对照试验中 [243]，为评价 810nm 与 980nm 波长的消融效果，由一位医生对总共 30 例患肢分别行不同波长治疗，试验全程采用盲法。结果显示，行 980nm 波进行消融组的组织挫伤率小于 810nm 波长组（$P < 0.005$）。而在 1 年内隐静脉封闭率方面，两组间无明显差异，且均无严重并发症出现。据 Proebstle 等 [240] 与 Pannier 等 [269] 报道，较高的波长（1320nm Nd:YAG 激光，1470nm diode 激光）或许能在保证消融效果的同时，减少不良事件的发生。

最近，一款名为 ELVeS 的光纤应用于消融治疗中（Biolitec AG，Jena，Germany），此类光纤带有散射状头端释放激光射线，相对能减少封闭静脉所需消耗的能量，从而减少由消融治疗所带来的疼痛与不良反应。Doganci 与 Demirkilic[270] 行随机对照试验对比不同光纤下消融治疗的早期封闭效果，结果表明，利用 980nm 的普通头端光纤与 1470nm 散射状头端光纤的早期封闭率均为 100%。更多相关临床试验正在进行当中。

EVLA 与高位结扎剥脱术效果对比。7 项相关随机对照试验 [250，265，271-275] 对两种不同方法进行了研究。对研究结果存在一定争议。其中，Rasmussen 等 [265] 发现行 980nm 激光消融与传统外科手术在安全性、短期效果与短期生存质量等方面没有显著差异，但 EVLA 消融技术较传统外科治疗更加昂贵。术后 2 年内静脉曲张复发率 [177]，传统高位结扎术为 33%，而采用 EVLA 技术为 26%（P= NS）。研究表明，两种治疗方法在消除反流、缓解症状以及提高生存质量方面效果相近。

Darwood 等 [271] 则于其试验中对比了 EVLA 方法与传统手术疗法在恢复时间上的差异。结果显示，在消除反流效果相近的条件下，恢复时间有一定差异。具体为：恢复正常活动的时间 EVLA 组中位天数为 2 天（0 ~ 7 天），手术组 7 天（2 ~ 26 天）（P=0.001）；恢复正常工作的时间 EVLA 组 4 天（2 ~ 7 天），手术组 17 天（7.25 ~ 33.25 天）（P=0.005）。这些数据说明，EVLA 技术拥有更高的社会经济学优势。而另外两组试验 [177，271] 则发现，行 EVLA 技术治疗下肢静脉曲张可使患者受到较少的组织挫伤与疼痛感。

De Medeiros 与 Luccas[272] 在一项单中心随机对照试验中，对比了使用 810nm 波长 EVLA 技术治疗双侧大隐静脉瓣膜功能不全患者，与行双侧单纯剥脱术的效果。20 例患者中，除早期 EVLA 技术组发生水肿与挫伤的概率较低外，2 年内审美效果、患者满意度、疼痛度均相似。作者同时发现，两种治疗手段的中期效果一致。

Vuylsteke 等 [273] 随机分配 164 例参与者，80 例行 EVLA 消融治疗，84 例行传统高位结扎剥脱术。平均 9 个月的术后随访时间，发现 EVLA 组术后恢复时间较传统手术组更为短暂（8.6 天对 22.4 天，$P < 0.05$）。

Kalteis 等对 100 例大隐静脉曲张患者行随机对照试验，分别利用 810nm EVLA 与普通剥脱术对患者进行大隐静脉封闭，两组患者均接受高位结扎与静脉切除术。随访时间 4 个月。结果显示，激光消融组的血肿发生率较低；但疼痛时间方面 EVLA 组长于手术组（20 天对 14 天，$P < 0.05$）。研究同时表明，两组间的生存质量无显著差异。但要定义哪种治疗方法更为出色则需要进一步的随访研究。

Pronk 等 [275] 则对使用 980nm 激光治疗与传统高位结扎剥脱术进行对比。研究人员将 121 位患者的 130 例患肢进行随机分组。结果表明，对比传统手术，行 EVLA 消融治疗下肢静脉曲张的患者于术后第 7、10 及 14 天诉有较严重的疼痛感（$P < 0.01$；$P < 0.01$；P=0.01），于术后第 7（$P < 0.01$）、10 天（P=0.01）感到较为严重的行动障碍，于术后第 7 天（P= 0.03）可以部分恢复日常生活。作者同时表示，两组间 1 年复发率方面无显著差异。

Christenson 等 [250] 最近报道了为期 2 年的随机对照试验，研究人员对 204 例下肢静脉曲张患者随机分组，分别行 980nm EVLA 激光消融与高位结扎剥脱术，两组患者均附加静脉切除或静脉属支结扎。结果显示，EVLA 组术后血肿发生率明显低于手术组。EVLA 消融组中，2 例患者的大隐静脉封闭效果极差，需转外科手术治疗，5 例患者接受了部分切开，修补消融不完全所带来的静脉封闭不良。而在高位结扎剥脱术组中，无患者需重新切开。作者同时表示，关于两种治疗方法的长期效果差异仍需进一步研究。

委员会声明，上述 7 项试验中，4 项随访时间偏短，2 项研究是由企业公司赞助。总体而言，对于消融技术安全性与早期效果的研究证据等级较高，但对于长期效果的研究，上述报道均无法提供较高等级证据。在 2 项研究中，EVLA 组表现出更为严重的围术期疼痛感，但术后血肿出现概率较小。正如 Thakur 等 [276] 说明，由于受到受试患者差异以及不同评价方法等诸多因素影响，随机对照研究之间，很难获得较为有意义的对比结果。

RFA 的治疗效果 Nicolini[277] 报道了利用第一代 RFA 消融设备对 330 例患者行消融治疗的治疗效果。结果显示，隐静脉封闭率为 75%，部分封闭率为 18%（未封闭区域＜ 5cm），不完全封闭率 7%（未封闭区域＞ 5cm）。总体来看 [195，257，278-279]，各家报道第一代 RFA 消融的封闭率在 75% ～ 92%，部分封闭率介于 7% ～ 26%。

使用第一代 RFA 治疗后的长期随访试验由 Merchant 等 [254] 于 2005 年报道。研究中，多中心前瞻性的研究数据包含了至少 1200 例接受 RFA 消融治疗的患肢。结果表明，于第 1、2、5 年内封闭率分别达到 87.1%、88.2% 和 87.2%。185 例治疗失败的患者经下肢静脉彩超检查，可将其归纳为以下几类：

第一类，完全无封闭效果。即患者于消融后检查消融失败，未达到静脉封闭效果，于随访期亦无封闭效果。此类占失败总人数的 12.4%。

第二类，封闭再通。即消融早期效果较好，但于随访过程中全部或部分再通。占总失败例数的 69.7%。

第三类，发生腹股沟反流。即静脉主干封闭良好，但腹股沟区域再次发生反流，通常累及副隐静脉。此类占 17.8%。

多数患者可通过 RFA 消融，达到缓解下肢疼痛、肿胀以及劳累等症状的效果。其中，即使未成功消融的患者中，亦有 70% ～ 80% 的患者达到了缓解症状的效果。而成功消融患者中，缓解率达到 85% ～ 94%。第二类与第三类失败类型是曲张复发的高危因素。此外，高危因素还包括患者体重指数过高与导管回撤速度不当。

新一代 RF 导管的早期治疗效果研究由 Proebstle 等 [260] 最先报道。一项多中心、前瞻性非随机对照试验对 RFA 治疗大隐静脉曲张的效果进行了评价，结果表明，RFA 消融 6 个月内的封闭率达到 99.6%。超半数患者可于 1 天内恢复日常活动（平均时间 1 天，标准差 1.9，范围 0 ～ 17 天）。

RFA 治疗相关并发症 在 Proebstle 等 [260] 的报道中，严重并发症如深静脉血栓形成与皮肤灼伤等无报道。报道中新一代 RF 导管消融技术的主要并发症包括下肢皮肤感觉异常发生率 3.2%，血栓性静脉炎 0.8%，大隐静脉走行区淤斑形成发生率 6.3%，皮肤色素沉着率 2%。Lawrence 等 [262] 报道的 500 例 RF 消融治疗中，约 2.6% 的患者出现血栓脱落入股静脉的情况，无深静脉血栓发生。血栓脱落的相对危险因素包括明确的深静脉血栓病史以及大隐静脉直径大于 8mm（$P < 0.02$）。

RFA 与高位结扎剥脱术效果对比 与前述 EVLA 对比相同，这里将介绍 4 项 RFA 对比传统手术的随机对照研究 [195，278，280-282]。首先，芬兰的 Rautio 等 [278] 报道了包含 28 例患者的单中心随机对照试验结果，发现行 RFA 消融治疗的疼痛感小于外科手术治疗，在恢复正常工作的时间上，RFA 组优于外科手术组（6.5 天对 15.6 天）。而整体治疗花费方面，RFA 较高（$794 对 $360），但社会干预成本方面，RFA 治疗组低于外科手术组（$1401 对 $1926）。此试验的后续 3 年随访结果，由 Perälä 等 [283] 报道。

Lurie 等报道了血管内射频消融与高位结扎剥脱术术后 4 个月 [195] 和术后 2 年 [256] 的随访结果。这项研究联合多国多中心对 85 例静脉曲张患者进行随机分配，行 RFA 消融治疗或传统高位结扎剥脱术。结果显示，RFA 组患者恢复速度更快，术后疼痛较轻，不良反应较少，且生存质量调查评分较高（$P < 0.05$）。术后 2 年内 RFA 组临床效果与血流动力学改变均与静脉剥脱术相近。研究发现，术后 2 年 91.2% 的 RFA 组患肢未发生浅表反流复发，而手术组数据为 91.7%（P=NS）。

Stötter 等[281]报道了于德国开展的单中心随机对照试验，对比每组 20 例，行 RFA 技术或内翻剥脱或低温剥脱的 3 组间治疗效果差异。在 1 年随访时，RFA 组于生存质量与疼痛评估方面明显优于传统手术组，同时，RFA 组在恢复正常生活与工作的时间上同样具有明显优势。

Hinchcliffe 等对其单中心随机对照试验进行了报道，作者选取了 16 例双侧大隐静脉反流严重引起下肢静脉曲张的患者，且全部入选患者均为经单纯高位结扎后的复发病例。作者对所有患者的双侧患肢行随机分配，一侧行消融治疗，另一侧行外科剥脱。双侧均于主干去除后行静脉切除术。结果发现，在治疗耗时方面，RFA 技术明显短于外科治疗（25 分钟对 40 分钟）；在减少疼痛感觉与组织挫伤方面，RFA 技术同样具有明显优势。因此作者认为，RFA 是治疗大隐静脉的有效手段。

委员会注意到这些研究具有短期至中期的随访，其中 2 项研究随访期为 1 年，1 项研究的随访期为 2 年,4 项研究的随访期为 3 年。RFA 治疗可以使患者更快回归日常生活和工作，增强了患者的满意程度，使患者少受痛苦，提高短期 QOL 分数，并具有高质量证据能证实早期的安全及功效。但是这些研究没有提供防止偏倚的措施；因此证实中期功效的证据治疗较低且没有证明长期功效证据。

射频消融和腔内激光消融术　4 次随机对照试验比较了射频消融和腔内激光消融术[255, 280, 284-286]。Morrison[255]报道了一项包含 50 例双侧大隐静脉反流患者的单一中心随机对照试验。对这些患者的其中一条腿应用射频消融治疗，而另一条腿使用腔内激光消融术治疗。射频消融的大隐静脉闭塞率为 80%，而腔内激光消融术的大隐静脉闭塞率为 66%（P=NS），并且两者的早期并发症发生率没有差异。

一项企业赞助的前瞻性多中心研究比较了射频消融和腔内激光消融术对治疗大隐静脉反流的疗效：一项多中心、单盲、随机试验（RECOVERY），Almeida 等[286]比较了 87 例应用射频消融或 980nm 激光消融术治疗的大隐静脉曲张患者。没有出现严重并发症。在导管组中有关疼痛、瘀斑和触痛的评分分数在术后 48 小时、1 周和 2 周都较低。较小的并发症在 EVLA 组较为普遍（P=0.02）。VCSS 和 QOL 测量结果在导管组中也较低[286]。

在一个相似的试验中，Shepherd 等[285]随机对比了应用新一代射频消融或 980nm 腔内激光消融术治疗的 131 名患者。围术期疼痛在行射频消融后的患者中出现的概率比行腔内激光消融治疗的患者要小，但是两组的 6 周临床改善和 QOL 改善结果相似。

一项最近由 Gale 等[284]进行的随机对照试验对 810nm 波长的激光消融术和射频消融术的效果进行了比较。所有手术治疗的静脉在术后 1 周均发生闭塞。射频消融组（Closure FAST 系统）的 1 年血管再通率较激光消融组高（11 例 /48 例对 2 例 /46 例，P=0.002）。从基线水平至术后 1 周 VCSS 的平均改变量射频消融组较腔内激光治疗组高（P=0.002），但是在 1 个月（P=0.07）和 1 年（P=0.9）后其改变量在两组中没有明显区别。作者认为两种腔内治疗都有效减轻了表浅静脉功能不全的症状。腔内激光消融术较射频消融术出现瘀斑和患者围术期不适的情况较多，但能带来更好的长期血管闭塞率。

委员会认为，相较于 980nm 腔内激光消融术，数据支持应用射频消融治疗具有瘀斑较少、疼痛较轻的优点。但是，对射频消融和激光消融这两种治疗效果的对比，仍需要应用较长波长的激光消融术行进一步比较试验，并且需要进行长期的随访。

隐静脉闭塞后血流动力学改善　在一项非随机对照试验中，Marston[287]等观察到进行射频治疗或激光治疗的患者在血流动力学和临床方面都得到相应改善。这些作者报道了在静脉临床严重程度评分和静脉充盈时间上都有明显的改善，且两组在结果上没有区别。

硬化治疗

向静脉中注射化学物以使腔内纤维化和静脉闭塞的方法已经在临床应用了 1 个世纪[288]。Sigg 等[289-290]、Fegan 等[291-292]、Tournay[293] 和 Wallois[294] 被认为是液体硬化治疗的先驱者，然而 Hobbs[295] 是第一个比较硬化治疗和手术治疗两者临床疗效的人。在一些欧洲国家，尤其是法国，硬化治疗已经成为一项非常盛行的静脉曲张治疗方法。虽然液体硬化疗法最初被应用于蜘蛛静脉或毛细管扩张（直径≤ 3mm）的治疗，但是当 Cabrera 等[300] 在 1995 年报道了应用混合洗涤剂聚多卡醇"生理气体"的泡沫能闭塞较粗静脉后，对于硬化疗法使用的关注度大为提高。超声引导泡沫硬化治疗迅速成为应用于最初和现在曲张静脉的治疗方法，包括大隐静脉、小隐静脉、交通支静脉和静脉畸形[301-311]。

硬化药物　硬化药剂的作用机理是破坏静脉内皮细胞，暴露内皮下胶原纤维，最后形成纤维化阻塞。药剂浓度越高、静脉直径越小，则对内皮细胞的损害越大。将药剂以泡沫的形式注射入血管中可以增加接触时间，增加药剂的作用。现今在美国 FDA 批准的硬化治疗药剂包括十四烷基硫酸钠（STS）、聚多卡醇、鱼肝油酸钠和甘油，常与肾上腺素合用。高渗盐水虽然在美国没有获批用于硬化治疗，但在临床上已应用了多年。

渗透性药剂　高渗盐水是一种较弱的高渗性硬化药剂，能通过渗透压引起内皮细胞脱水，从而导致内皮细胞死亡。常用的高渗盐水浓度为 23.4%。浓度计算公式被命名为 Sclerodex（Omega Laboratories Ltd，Montreal，Quebec，Canada）。在注射硬化药剂时常伴有灼烧性疼痛。药剂的溢出可导致皮肤溃疡及组织坏死。渗透性药物只能用于直径较小的静脉阻塞。

洗涤剂　洗涤剂通过使血管表面蛋白变性的机理来毁坏内皮细胞。STS（as Sotradecol，Bioniche Pharma USA，Lake Forest，Ill；Fibro-Vein，STD Pharmaceutical Products Ltd，Hereford，UK；Tromboject，Omega Laboratories）是一种长链脂肪醇，是致内皮细胞损伤机理中必需的一种关键胶粒成分，且有必要经常重复应用。这种试剂在注射时安全、无痛。当高浓度药剂注入血管时，若从血管溢出可导致局部组织坏死。亦可出现着色过度、消光和过敏反应。这种药剂的泡沫制剂制作简单，小浓度时在静脉中暴露的时间更长。

另一种洗涤剂聚多卡醇（Asclera injection，Bioform Medical Inc，San Mateo，Calif），2010 年在美国获准，是全球范围内应用最广泛的一种硬化治疗试剂。注射时安全、无痛，较低浓度下导致局部组织坏死的可能性较小。能导致着色过度，但过敏的可能性较低。

鱼肝油酸钠（Scleromate，Glenwood，LLC，Englewood，NJ）因为漏出后有较高概率引起皮肤溃疡和较高风险引起过敏反应，故是一种使用率相对较低的洗涤剂。

酒精试剂　酒精试剂是较弱的硬化剂，可导致不能逆转的内皮细胞损伤。甘油作为一种腐蚀性试剂可通过影响化学键破坏细胞表面蛋白。铬化甘油是最常用的一种试剂，由甘油、蒸馏水和苯甲醇（Chromex，Omega Laboratory）混合而成。铬化甘油在美国未获批使用。其通常与 1% 利多卡因和肾上腺素混合。铬化甘油安全且较少导致组织坏死、着色过度和过敏等并发症，故用于小静脉和毛细血管的治疗，当浓度较高时可导致血尿。

液体硬化治疗　使用前需要进行稀释，在治疗直径较小的静脉（如毛细血管）时硬化剂的浓度应保持在最低状态。

液体硬化剂通过小结核菌素注射器和 30 或 32 线规针头注射。治疗通常从较大的曲张静脉开始，终止于较小直径的静脉或毛细血管扩张。治疗应先从近端静脉开始，然后治疗远端静脉。使用放大镜达到放大及透视血管的目的（Veinlite，Trans-Lite，Sugar Land，Tex；VeinViewer, Luminetx, Memphis, Tenn），可帮助确切进入腔内注射从而防止试剂外泄。推荐试剂注射量最大为 1.0ml，每节段不超过 10 ~ 20 次注射次数。若注射中出现严重疼痛提示试剂外漏的可能，此时应避免再次注射 [29]。注射后应将棉垫置于注射点上，并指导患者穿上 30 ~ 40mmHg 的循序加压弹力袜，小静脉或毛细血管曲张的患者应持续穿 1 ~ 3 天，而大静脉或交通支静脉曲张的患者应持续 1 周。

泡沫硬化试剂治疗　针对大隐静脉的泡沫硬化试剂治疗是创伤最小的微创腔内切除术。关于泡沫硬化试剂的欧洲共识会议 [308-309] 称，泡沫制剂是一种有效、安全和微创的腔内治疗静脉曲张的方法，其并发症的发生率较低。

现今最盛行的技术由 Tessari 等 [312] 改进，应用连接两个注射器的三通管。建议保持 1 份 STS 试剂或者聚多卡醇试剂对应 4 或 5 份空气的比例 [313]。用两个注射器将试剂和空气混合，并将混合物通过三通管在两个注射器中来回注射混合 20 次制成直径小于 100μm 的泡沫。

Coleridge-Smith[306] 建议在患者仰卧位下插入导管，然后抬高下肢至 30° 时注射泡沫。超声可用来监测泡沫在静脉中的运动。先从大隐静脉主干注射，然后是曲张静脉和交通支静脉。每一节段最大注射量为 20ml 泡沫。Bergan 推荐在注射药剂后抬高下肢 10 ~ 15 分钟以使进入循环的泡沫制剂量最小化。操作过程中应在腿上缠绕一条短弹力绷带和（或）30 ~ 40mm Hg 循序加压弹力袜。虽然作者建议操作后应保持穿弹力袜 1 ~ 2 周 [313-314]，但是最近一项随机对照试验发现，穿防血栓袜 14 天，术后保持压力时间超过 24 小时对患者没有临床收益 [315]。

并发症　硬化剂注射治疗的严重并发症，如死亡、过敏反应、肺动脉栓塞、卒中和大面积皮肤坏死，都非常少见（< 0.01%）[316]。严重但是少见的并发症还包括血栓性静脉炎、神经损伤（隐神经，腓肠神经）、下肢深静脉血栓或者将试剂意外注射入动脉 [317-318]。也可出现暂时性神经不良反应，如视觉损坏、偏头痛样头痛或幻觉，这些症状较易在卵圆窝未闭的患者中出现。

最常见的并发症一般较轻，包括皮肤色素沉着、疼痛、过敏以及皮肤荨麻疹。注射药剂浓度越高，其色素沉着的可能性就越大，此并发症出现在高达 30% 的病例中 [320]。其中 70% ~ 95% 的色素沉着在治疗后 1 年可消失。

泡沫试剂硬化治疗后主要神经损伤事件发生率很小。Bush 等 [321] 及其他学者 [319, 322, 323] 报道，发现治疗后某些患者出现卒中的并发症。卒中发生后患者应立即吸入纯氧，若条件允许，可行高压氧治疗。卒中高危因素包括在准备泡沫时使用空气而不是二氧化碳，泡沫直径较大，患者卵圆孔未闭，治疗后未抬高下肢，术后静止时间过长，在同一节段注射的泡沫制剂过多等 [319, 322-324]。应用商业标准化泡沫直径的泡沫制剂和将空气替换成二氧化碳可减少神经系统并发症的发生 [325]。

在最近一项试验中，Regan 等 [326] 认为泡沫的成分和特征如泡沫的大小和气体成分，可导致术后微小血管阻塞和脑缺血。作者测试了泡沫大小和密度经控制的超低氮气聚多卡醇腔内泡沫，发现应用泡沫化液体硬化剂治疗的患者普遍具有脑血管气体泡沫。60 名高风险患者在操作过程或者治疗后其大脑中动脉出现气体栓子，但是没有发现脑缺血或心肌缺血的证据。

过敏反应虽然罕见，但仍有发生，因此仍需要一个相应的应急流程、复苏设备、氧气和药物（苯海拉明，肾上腺素，甲腈咪胺，激素）来预防此种严重的灾难性并发症。

Guex 等[296]报道了包含 12 173 个硬化剂治疗案例的前瞻性、多中心研究中出现的早期和中期并发症，其中 5434 例使用液体硬化剂，6395 例使用泡沫制剂，344 例使用两者。其中 4088 个案例（33.9%）使用超声引导，49 例（0.4%）出现了并发症，出现并发症的案例中有 12 例应用液体硬化剂，37 例应用泡沫制剂。20 例出现视力障碍，其中 19 例应用了泡沫或者空气；视力障碍在短期内可得到缓解，没有后遗症。股静脉栓塞是在此次研究中出现的唯一一种严重并发症。以上数据证明硬化剂治疗是一种安全的治疗技术。

一项关于泡沫硬化剂治疗的系统回顾研究发现，严重并发症的发生率较低[10]。在一项病例数超过 9000 的研究中，严重并发症如肺动脉栓塞和下肢深静脉血栓的发生率非常小（< 1%）。视觉障碍的发生率为 1.4%，头痛发生率为 4.2%，血栓性静脉炎的发生率为 4.7%，色素沉着的发生率为 17.8%，注射时出现疼痛的概率为 25.6%。

Morrison 等[327]评估了应用二氧化碳混合 1% 聚多卡醇硬化剂对比空气混合硬化剂治疗的安全性。二氧化碳组包含 128 名患者（115 名女性，13 名男性）。视觉障碍在二氧化碳组的发生率为 3.1%（4/128），空气组的发生率为 8.2%（4/49）（P=0.15）。胸前区压迫感（3.1% 对 18%）、干咳（1.6% 对 16%）和眩晕（3.1% 对 12%）的发生率，二氧化碳组较空气组显著下降（$P < 0.02$）。恶心的发生率二氧化碳组为 2%，而空气组为 4%（P=0.53）。总体来说，患者并发症的发生率从 39%（19 例 /49 例）降至 11%（14 例 /128）（$P < 0.001$）。作者的结论是，在下肢表浅静脉硬化治疗过程中，相较于空气制剂，应用二氧化碳的泡沫制剂并发症的发生率显著下降。

结论　对于静脉曲张或网状静脉曲张液体硬化治疗的短期和中期疗效都有较好的效果，但是成效的持续性很大程度取决于是否存在轴向反流。未治疗的隐静脉功能不全患者具有较高的静脉再通发生率[295，328]。Kern 等[329]报道了 96 例毛细血管扩张和网状静脉曲张的液体硬化剂治疗结果，发现术后穿弹力袜 3 周的患者早期治疗成功率为 76%。Glodman[330]发布的一项前瞻性试验的结果，比较了聚多卡醇和 STS 这两种液体硬化剂对在治疗曲张静脉和毛细血管扩张的功效。70% 的患者症状得到改善，并且在所有静脉组内应用两种硬化剂的任意一种都有 70% ～ 72% 的满意疗效。

在治疗大隐静脉功能不全时液体硬化治疗疗效欠满意，但是泡沫制剂治疗的疗效较为满意。Rabe 等[331]进行了一项多中心随机对照试验以评估应用标准聚多卡醇泡沫治疗大隐静脉的疗效和安全性。结果显示在治疗大隐静脉功能不全时，3% 的泡沫制剂比 3% 的液体制剂更加有效，且安全性相同。

在一项前瞻性对比研究中，Yamaki 等[332]比较了 77 名患者进行超声引导泡沫硬化剂治疗或超声引导液体硬化治疗的疗效。治疗 1 年后复查超声，结果表明进行超声引导泡沫硬化剂治疗的 25 例患者（67.6%）大隐静脉完全闭塞，相较于超声液体硬化剂治疗的结果（7 例患者，17.5%；$P < 0.0001$），闭塞率有显著性提高。1 年后超声泡沫硬化治疗的血管再通率为 8.1%（3 名患者），而超声液体硬化剂治疗的再通率为 25%（10 名患者）（P=0.048）。Cabrera 等[333]报道称在应用微泡沫硬化剂治疗的 415 名患者中，4 ～ 6 年后闭塞率为 80%。

在一项包含 808 名患者 1411 条患肢的研究中，Coleridge Smith[306]分别应用 1% 聚多卡醇、1% STS 和 3% STS 制作泡沫硬化剂治疗隐静脉主干功能不全，其中 459 条患肢在术后 ≥ 6 个月进行了影像学的随访。结果大隐静脉的闭塞率为 88%，小隐静脉的闭塞率为 82%。

由 Tisi 等[40]于 2006 年发表的一项关于硬化剂治疗的 Cochrane 评估认为，现阶段证据表明，尽管硬化治疗常局限于应用在术后静脉曲张再通的患者，但其在现代临床治疗中具有可行性。

最近 Darvall 等 [334] 发表了一项单中心队列研究论证泡沫硬化剂治疗的疗效，作者发现超声引导的泡沫硬化剂对大隐静脉、小隐静脉的曲张治疗可使特定种类疾病相关的 QOL 评分在治疗后 12 个月有显著提高。

外科手术和硬化剂治疗　2004 年一项 Cochrane 评估检测了针对曲张静脉的外科手术和硬化剂治疗各自的疗效。Rigby 等 [335] 回顾了 2306 例病例，其中包括 61 例对照研究和 9 例随机试验。这项回顾研究发现硬化剂治疗在 1 年内效果较好，而手术治疗在 3 ～ 5 年内效果较好。但是这项 Meta 分析结果并未发现足够的证据证明硬化剂治疗在治疗静脉曲张方面的疗效优于手术治疗。

Wright 等 [325] 报道了聚多卡醇微泡沫硬化剂治疗的疗效以及对外科手术和传统硬化剂治疗静脉曲张的疗效进行了比较。这次欧洲随机对照试验发现，1% 微泡沫硬化剂治疗较手术治疗疗效要差，但比传统的硬化剂治疗疗效好。与手术治疗相比，泡沫硬化剂治疗可减轻患者疼痛，使其早期回归日常生活和工作。

在对泡沫硬化剂治疗的系统性研究中，Jia 等 [10] 分析了 69 项研究数据，其中包括 10 项随机对照试验。所有患者均使用泡沫硬化剂治疗曲张静脉。用来阻塞大隐静脉或者小隐静脉最常用的硬化剂是聚多卡醇。经治疗静脉闭塞率的平均值为 87%。尽管各项研究中存在不均一性，但是完全闭塞率的 Meta 分析表明泡沫硬化剂治疗比手术治疗的疗效要差（RR，0.86；95% CI，0.67 ～ 1.10），但是比液体硬化剂治疗的疗效要好（RR，1.39；95% CI，0.91 ～ 2.11）。作者因此认为尚无足够证据证明泡沫硬化剂治疗比其他微创治疗以及手术的疗效好。

手术治疗和腔内消融术及硬化剂治疗　2008 年 Luebke 和 Brunkwall[9] 报道了一项针对射频消融术、腔内激光消融术、泡沫硬化剂治疗的系统性研究和 Meta 分析，将其疗效与传统手术结扎术和剥脱术的疗效进行了比较。这项研究包含 29 例激光消融术的研究，32 例射频消融术的研究和 22 例泡沫硬化剂治疗的研究。相较于腔内激光消融术和泡沫硬化剂治疗，射频消融术在大隐静脉闭塞率、静脉炎、下肢深静脉血栓和局部感觉异常等指标上要差。腔内激光消融术静脉闭塞率最高，静脉再通率最低。在隐静脉功能不全患者中，相较于激光腔内消融术和射频消融术，泡沫硬化剂治疗有较高的静脉再通率。这项研究认为 EVLA、RFA 和泡沫硬化剂治疗是安全和有效的，短期和中期疗效较好，但是在将腔内治疗作为静脉曲张的标准治疗前需要进行大样本、高质量、前瞻性的随机对照研究，以比较腔内治疗技术和手术治疗之间疗效的差异。

在一项对 EVLA 疗效进行的相关 Meta 分析中，van den Bos 等 [248] 比较了 RFA、泡沫硬化剂治疗和 HL/S。他们分析了 64 项临床试验结果，包括 12 320 条患肢，平均随访期为 32.2 个月。3 年无复发率 EVLA 最高（94%），其次是 RFA（84%）、HL/S（78%）和泡沫硬化剂治疗（77%）。EVLA 在隐静脉闭塞方面的疗效明显优于其他治疗方式。泡沫硬化剂治疗和 RFA 与手术治疗疗效等同。这项 Meta 分析得出的结论是，与手术治疗相比，腔内消融治疗或泡沫硬化剂治疗对静脉曲张有相同的疗效。

Murad 等 [12] 在 *Journal of Vascular Surgery*《血管外科手术杂志》上发表了一项关于静脉曲张治疗的大型 Meta 分析。作者分析了 38 项对照研究（其中 29 项为随机对照研究）报道的 8207 名患者。每项研究都包含了 2 项或更多的治疗方法，如手术治疗、激光消融术、射频消融术和液体或泡沫硬化剂治疗。这项 Meta 分析发现，相较于硬化剂治疗、激光消融或 RFA，手术治疗仅仅具有静脉曲张再通率较小的优势，而微创治疗有较好的短期疗效和安全性。因此作者认为较低质量的证据证明，相较于其他微创治疗，静脉曲张的手术治疗具有长期的疗效及安全性，同时短期研究表明微创治疗具有相同的疗效并使患者承受的痛苦减轻。

上述 Meta 分析、一系列随机对照试验、一系列单一治疗队列研究以及一篇最近的研究[336]和社论[337]的结果都质疑将手术治疗作为静脉曲张的标准治疗方案的可行性。针对现今证据存在的偏倚，SVS/AVF 联合委员会同意：因为腔内微创治疗具有与手术治疗相似甚至更好的中期疗效，因此对具有轴向反流的静脉曲张患者，更加推荐腔内微创治疗。委员会也认可泡沫硬化剂治疗的疗效已经得到提高，但同时认为其疗效还不能与其他腔内微创治疗以及手术治疗的疗效相提并论。委员会建议现在急需进行高质量、大样本的随机对照试验来对比手术治疗、腔内消融术和泡沫硬化剂治疗在不良反应和远期隐静脉闭塞率之间的差异。这些研究应该包括详细的安全性分析，并且需要在进行任何治疗的过程中评估患者的 QOL 评分。

【特殊静脉疾病】

交通支静脉

无功能的交通支静脉和静脉溃疡之间的关系已在 1 个世纪前由 Gay[338] 进行了阐述，并且 Homans[339]、Linton[340]、Cockett 等[341，342]推荐对静脉溃疡患者的静脉交通支进行外科干预，Dodd[343]、Hauer[334] 于 1985 年推荐了 SEPS，O’Donnell[345] 是第一个用显微器械进行手术者，而 Mayo Clinic 团队[346]和 Conrad[347] 改进了 SEPS 技术并在手术操作中加入二氧化碳吹入法。1992 ～ 2008 年，SEPS 成为交通支离断术的选择，主要原因是其减少了伤口并发症[62，348-350]。

但是近年来出现的超声引导下的消融术和硬化剂注射治疗改进了交通支离断术[351-356]。经皮静脉交通支离断术（PAPS）的优点包括微创、可重复操作以及可在普通房间于局部麻醉下进行[357]。

交通支离断术

筋膜下内镜交通支离断术（SEPS）。SEPS 于全麻或硬膜外麻醉下实施。单孔或双孔内镜技术可用于解剖和分隔交通支[62，348-350]。大部分作者应用球囊分离和 30mmHg 压力的二氧化碳气体注气法，外加压力为 300mmHg 的大腿止血带以防止手术区域出血[358]。为了辨别全部的重要交通支静脉，需要行筋膜切开术分离后侧深筋膜。多数术者应用超声刀分离和阻断交通支静脉，也可以通过内镜夹闭交通支。关闭伤口后，松开止血带，并将患肢用弹性绷带缠绕。此手术属于门诊手术，术后 3 小时患者即可下地活动。

经皮交通支离断术（PAPS） PAPS 在超声引导下进行，直接用针头穿刺进入交通支静脉。在局部麻醉下，患者采用头高脚低位以使静脉充盈。针头需放置于静脉筋膜表面或刚过静脉筋膜处以减少对深静脉和神经的损伤。

射频消融治疗 ClosureRFS Stylet 是一种新的血管内消融机器（VNUS Medical Technologies，San Jose，Calif），用于交通支静脉的射频消融治疗。将射频针头置于血管腔内，然后用超声确认，同时也可应用测量电阻予以确认：若数值在 150 ～ 350 欧姆，表明探针已进入血管腔内。局部麻醉需在操作前浸润至探针所经过的全层组织，然后将患者置于头低脚高位。

操作中将温度控制在目标温度 85℃。每 1/4 的静脉壁需灼烧 1 分钟。然后将导管撤回 1mm 或 2mm，此时进行第二步治疗。穿刺烧灼部位在完成烧灼后应进行加压包扎。

腔内激光消融术　交通支静脉的激光治疗可应用 16 号导管（600μm 激光纤维）或 21 号显微穿刺针（400μm 激光纤维）[357]。术中需要应用超声确认导管已置于血管腔内，并能回抽出血液。如果纤维已置于筋膜层或刚过筋膜层，此时用局麻药物浸润各层组织，之后开启各种能源装置。Elias[357] 推荐发生器设置为 15 瓦特和 4 秒脉冲间隔。每段静脉都需要进行两侧操作治疗，然而分配给每段静脉的能量设置为 120J。通常治疗 3 个节段的静脉。Proebstle 和 Herdemann[359] 也在三个方位对交通支静脉进行治疗。每段静脉接收 60 ~ 100J 的能量，其余操作类似于 RFA。

硬化剂治疗　应用静脉硬化剂注射治疗交通支静脉时，应用 25、27 或 30 号针头行套管针穿刺。如果解剖允许，可放置一根导丝进入血液循环系统以更好控制入口。虽然大部分专家推荐 STS 或聚多卡醇泡沫，但据研究报道超声引导硬化剂注入治疗可应用鱼肝油酸钠 [351]。操作时需小心，避免将硬化剂注入伴行的动脉。在注射 0.5 ~ 1ml 硬化剂的过程中，需将患者的下肢抬高以避免硬化剂进入血液循环系统。操作完成后，需要在穿刺部位进行加压包扎 [357]。

并发症　SEPS 较安全，并发症少见。因肺栓塞致死病例迄今无报道，北美 SEPS 协会未发现 1 例在操作结束后 30 天内出现下肢深静脉血栓的患者。伤口感染、隐静脉炎和神经痛的发生率各为 6%。在一项随机对照试验中，Pierik 等 [360] 发现，相较于腔内交通支静脉微创治疗，应用改进的 Linton 开放性手术结扎，伤口并发症的发生概率显著增高（53% 和 0；$P < 0.001$）。

PAPS 的术后并发症少见，O'Donnell[355] 在一篇报道中称三项研究发现了胫静脉血栓以及皮肤烧伤和足下垂的并发症。Masuda 等 [351] 应用硬化剂注射治疗了 80 例交通支静脉患者，没有发现深静脉栓塞的案例。其中有 1 名患者出现皮肤坏死的皮肤并发症。

交通支静脉消融术的疗效

经皮内镜下静脉交通支静脉离断术　大部分应用 SEPS 治疗的患者都具有伴随疾病（C3 至 C6 类疾病，最常见为 C5 和 C6 类），并且将离断功能不全的表浅静脉作为对交通支的干预。因此现在尚未知晓交通支干预治疗的直接获益。

单纯静脉曲张（CEAPC2 类）　在一项随机对照试验中，Kianifard 等分析了对患有 C2 类疾病的患者进行大隐静脉结扎或剥脱术的同时辅助进行 SEPS 治疗。这项研究包括 38 例应用 SEPS 治疗和 34 例未应用 SEPS 治疗的患者。两组患者在疼痛、术后活动、曲张静脉再通、1 年随访时进行的 QOL 评分等方面的结果均类似。未行 SEPS 组的患者 1 年后行超声影响学检查发现交通支静脉功能不全的比例相对于另一组明显升高（25/32 例对 12/38 例；$P < 0.001$），因此认为 HL/S 辅助进行 SEPS 治疗对于 C2 患者而言，在 1 年内并未带来附加的临床疗效。

这一发现随后得到由 Neer 等 [362] 所发起的一项前瞻性研究的支持。该研究包含了 62 例 C2 类疾病的患者，其静脉曲张位于膝盖远端并进行了大隐静脉至膝盖段的 HL/S 术，术后 6 个月临床或超声证实残余曲张静脉并不与交通支静脉功能不全直接相关。

慢性静脉功能不全（CEAPC3-C6 类）　北美 SEPS 协会报道了 17 所美国治疗中心对 155 条患肢行 SEPS 治疗的疗效，患者中 C5 和 C6 类疾病占 85%。1 年内溃疡愈合率为 88%，溃疡愈合的平均时间为 54 天 [62，350]。溃疡复发的概率为 1 年内 16%，2 年内 28%。该协会收录了 27 名患有 C6 类疾病并只进行了 SEPS 的患者的数据资料。相较于行 SEPS 和皮下消融术的患者，只进行 SEPS 治疗的患者溃疡复发率（35% 对 25%）并无明显升高。

Nelzen[363] 前瞻性地收集了 149 次 SEPS 术的数据，其中 89% 进行了隐静脉手术。在平均 32 个月的随访期中，36 例溃疡患者有 32 例愈合，其中超过一半是（19 例 /36 例）在 1 个月内愈合。3 例患者出现溃疡复发，其中 1 例在随访中愈合。在同一组病例中，97 例患有 C5 和 C6 类疾病的患者进行了 SEPS 治疗。87% 的患者进行经皮消融术。所有患者在术后至少随访 5 年。87% 的患者溃疡愈合，3 年和 5 年溃疡复发率分别为 8% 和 18%。Iafrati 等 [364] 报道了包含 51 名患有 C5 和 C6 类疾病患者的长期数据，其中 23 名患者只进行了 SEPS 治疗，其余 28 名患者进行了 SEPS 和剥脱术治疗。溃疡愈合迅速，5 年溃疡复发率较低（13%）。

静脉血栓形成的患者比静脉功能不全的患者疗效相对差。在 Mayo 临床系列中，5 年溃疡复发率在静脉血栓形成后的患者为 56%，而在静脉功能不全的患者为 15%（$P < 0.05$）[365-366]。患有严重静脉系统疾病的静脉血栓形成患者仍能从中获益，通过静脉临床严重程度评分指标测量，较小和表浅溃疡的治疗难度也较低。

一项由 Bianchi 等 [367] 发起的单中心队列研究发现，C6 疾病患者在经 SEPS 和隐静脉剥脱术治疗后，溃疡愈合率为 91%（53 例 /58 例），愈合平均时间为 2.9 个月（范围为 13 天～ 17 个月）。30 个月内溃疡复发率为 6%，4 年内溃疡复发率为 31%，结果与 ESCHAR 研究结果相当，在该研究中同时对患者进行了表浅静脉的外科结扎术及术后加压包扎治疗，但未进行交通支干预治疗 [157]。

在一项大型回顾性多中心队列研究中，Tawes 等 [368] 观察了 832 例患有 CEAP C4 ～ C6 类疾病并进行 SEPS 治疗的患者，进行 HL/S 辅助 SEPS 治疗的患者只占 55%。在这项研究中，92% 的患者溃疡愈合，只有 4% 的溃疡复发。研究报道发现 3% 的非致命性并发症，并且患者的静脉血流动力学特征得到显著改善。

在一项系统回顾中，Tenbrook 等 [38] 报道在一项随机对照研究中比较对 1140 名患者进行单独 SEPS 治疗或 SEPS 联合浅静脉结扎术的各自疗效。溃疡愈合率为 88%，溃疡复发率为 13%，溃疡愈合平均时间为 21 个月。溃疡不愈合和复发的高危因素包括术后交通支静脉功能不全，病理生理性阻塞，之前的深静脉血栓以及溃疡直径大于 2cm。作者因此认为外科治疗，包括 SEPS 联合或不联合浅静脉结扎术，都应推荐用于静脉性溃疡患者。但是需要进行多个随机对照试验以确定加压包扎治疗、浅静脉手术治疗和在加重的慢性静脉功能不全患者中进行 SEPS 的疗效。

荷兰 SEPS 随机对照试验 [59] 比较了行外科治疗（SEPS，联合或不联合浅静脉结扎术）的 103 名患者和行保守治疗的 97 名患有静脉性溃疡的患者的疗效。外科治疗组溃疡在 29 个月内愈合率为 83%，溃疡复发率为 22%。保守治疗组溃疡愈合率为 73%，溃疡复发率为 23%（P=NS）。该研究认为，SEPS 联合或不联合浅静脉结扎术，相较于保守治疗未能提高溃疡愈合率，也未能减低溃疡复发率。溃疡的大小和持续时间是影响溃疡愈合和复发的单独影响因素。在亚组分析中，对中央型溃疡、复发溃疡经 SEPS 治疗后的确具有显著疗效。

在这项研究中，86% 的患者患有中央型溃疡或复发溃疡。在 Stacey 等 [369] 发表的随机对照试验研究结果和数据偏倚分析的基础上，O'Donnell[19] 总结得出：为了提供交通支干预治疗对患有下肢溃疡患者的疗效证据，需要进一步进行一系列良好设计的随机对照试验。美国静脉协会也表示支持这一观点 [370]。

最近，Luebke 和 Brunkwall[32] 对 1985 ～ 2008 年针对 SEPS 的研究结果进行了 Meta 分析，结果表明，SEPS 作为严重慢性静脉功能不全的治疗措施的一部分，在促进溃疡愈合、降低溃疡复发率方面能为患者带来短期收益。相对于经典的 Linton 手术，SPES 更安全且术后并发症较少。但 Luebke 和 Brunkwall 也认为仍需要进一步的前瞻性随机对照试验来确定 SEPS 的长期疗效。

Padberg 等 [127] 证实了 SEPS 联合经皮消融术可带来血流动力学的改善。对 11 例患者进行浅静脉结扎术和交通支静脉离断术，并应用空气体积描记术、足容量法和双向影像学检查来评估疗效。平均随访 66 个月，排除分数和 1/2 盈时间在没有溃疡复发的患者中得到明显改善。Mayo 诊所的 Rhodes[95] 应用应变计空气体积描记术来量化腓肠肌肌肉泵功能和 SEPS 术前、术后的静脉功能不全。31 例患者在行 SEPS 治疗后的 6 个月内，其腓肠肌肌肉泵功能和静脉功能不全都得到显著改善。其中 24 例患者随后进行了隐静脉剥脱术。虽然 7 例只进行了 SEPS 治疗的患者得到了临床改善，但血流动力学特征的改善却不明显。需要重点指出的是，Akesson 等 [371] 研究了患者在隐静脉结扎术后进行交通支干预治疗，结果也未发现患者术后的行走静脉压力具有明显改善。

经皮静脉交通支离断术　PAPS 是一项新技术，有关其的大多数研究患者数量较少，随访时间较短，且患者的病情较轻（CEAP C2 ～ C3 类）[357]。研究所提供的大多数数据主要针对其安全性和如交通支静脉闭塞等替代性终点，而不是针对临床或功能性终点。在对近期发表的 5 篇队列研究和 7 篇未发表个案的系统性回顾中，O'Donnell[356] 发现术后静脉闭塞的平均值为 80%，平均随访时间＜ 2 个月。

超声引导硬化剂注射治疗得到广泛接受，因为可在不增加患者痛苦的情况下通过细针穿刺轻松进入交通支静脉。Masuda 等 [351] 报道了对以交通支静脉功能不全为主要疾病的 80 名患者应用鱼肝油酸钠的超声引导硬化剂注射治疗的疗效。作者注意到静脉临床严重程度评分数值得到显著提高，溃疡快速愈合率达到 86.5%，平均愈合时间为 36 天。尽管弹力袜的使用率较低（15%），但平均 20 个月的时间内溃疡复发率为 32%。33% 的患者出现新的交通支或交通支再通。溃疡复发率与交通支再通率及血栓后综合征直接相关。

结论　现今数据不能支持对单纯静脉曲张患者进行表浅静脉离断联合交通支离断术 [361-362]，委员会反对对患有 CEAP 的 C2 类疾病的患者实施交通支治疗。患有严重慢性静脉功能不全的患者，现今的数据提供了中等证据证明，对较大（≥ 3.5mm）、大容量、功能不全的“病理性”交通支（流量≥ 500ms），且位于下肢影响区域，在复式扫描中显示外向血流，患有 C5 或 C6 类疾病的患者，除非深静脉已阻塞，可进行经验性干预治疗（Grade 2B）。针对交通支离断术疗效的临床资料基本通过 SEPS 手术获得，但是超声引导硬化剂注射治疗或热烧灼，如果术后并发症较少，也可用于交通支治疗的替代治疗（Grade 2C）。

盆腔静脉曲张和盆腔淤血综合征

静脉瓣功能不全、会阴部静脉和（或）髂内静脉及其分支的血液反流，都可导致盆腔淤血综合征和盆腔静脉曲张，两者可单独或同时发生。盆腔淤血综合征与盆腔疼痛、坠胀感、性交困难和排尿困难症状相关。会阴静脉和会阴周围静脉曲张最常见于首次妊娠后，并和经期综合征有关。

评估 耻骨、阴唇、会阴或臀部区域出现的静脉曲张提示盆腔静脉反流。一些无创性诊断试验包括下肢，经腹部，经引导超声以及 CT 和核磁血管造影都可用来辅助诊断[372]。这些检查都可用来诊断盆腔血管反流，尽管何为最佳检查很大程度取决于当地设备及技师水平。超声显示卵巢静脉直径大于 6mm 诊断盆腔静脉曲张具有 96% 的阳性率[373]。核磁和 CT 血管造影诊断盆腔静脉曲张的标准包括：4 条或更多的扭曲子宫旁静脉，子宫旁静脉直径＞ 4mm，卵巢静脉直径大于 8mm[374]。

卵巢静脉和髂静脉的反向血管造影可作为诊断盆腔静脉功能失调的检查，虽然其常用于因其他原因计划行有创干预的患者。盆腔淤血综合征的静脉造影若出现以下一项或多项结果则满足诊断标准：①卵巢静脉直径≥ 6mm；②造影剂滞留时间≥ 20 秒；③盆腔静脉充血和（或）同侧（或对侧）髂静脉显像浑浊；或者④外阴和大腿静脉曲张[375]。

治疗 对盆腔淤血综合征有多种保守和手术治疗方法。采用药物抑制卵巢功能，如甲孕酮、促性激素释放激素，可在短期内减缓疼痛，但长期疗效有待验证。手术方法，包括联合单侧或双侧卵巢切除术的子宫全切术、尽可能阻断伴行静脉的卵巢静脉结扎术，都可用于药物治疗无效的患者[373]。

应用弹簧圈、栓子、硬化剂的反流卵巢静脉和髂内静脉分支的经皮导管栓塞术通常作为联合治疗方案，其已经成为病变位于盆腔的盆腔充血综合征和静脉曲张的标准治疗方案。

结论 据报道，经导管栓塞治疗可使 50% ～ 80% 的患者改善症状。Chung 和 Huh[374] 对 106 名患有慢性盆腔疼痛、对药物治疗无效的绝经前女性随机进行以下三种治疗：①卵巢静脉栓塞；②腹腔镜子宫全切术联合双侧输卵管、卵巢切除术，激素替代治疗；③腹腔镜子宫全切术联合单侧卵巢切除术。患者在行卵巢静脉栓塞或双侧卵巢切除术后，采用十级疼痛评分标准评估，疼痛较术前得到明显改善，但是单侧卵巢切除术后症状改善情况相对较差。进行栓塞治疗的患者 12 个月内疼痛减轻程度最大。

结论

过去十年内，腔内治疗技术的进步改变了对血管疾病的评估和治疗。为了紧跟科技快速发展的脚步，在这篇文件中 SVS 和 AVF 血管指南协会提供了基于证据的指南以指导 2011 年静脉曲张和相关心血管疾病的治疗规范。这些指南作为临床实践的必备标准，以大量临床证据为基础，在临床上扮演一个主要但不是唯一的角色，从而为静脉曲张及更多心血管疾病的患者提供最好的医疗关怀。这篇文章所提出的科学证据必须和医师的临床经验相结合，同时也应针对个体患者的选择进行最好的诊断以及最好的治疗。

参考文献

1．Kaplan RM，Criqui MH，Denenberg JO，*et al*．Qualityof life in patients with chronic venous disease：San Diego population study．*J Vasc Surg*，2003，37：1047-1053．

2．Smith JJ，Guest MG，Greenhalgh RM，*et al*．Measuring the quality of life in patients with venous ulcers．*J Vasc Surg*，2000，31：642-649．

3．Smith JJ，Garratt AM，Guest M，*et al*．Evaluatingand improving health-related quality of life in patients with varicose veins．*J Vasc Surg*，1999，30：710-719．

4. Korn P, Patel ST, Heller JA, *et al*. Why insurers should reimburse for compression stockings in patients with chronic venous stasis. *J Vasc Surg*, 2002, 35: 950-957.
5. Coleridge-Smith P, Labropoulos N, Partsch H, *et al*. Duplex ultrasound investigation of the veins in chronic venous disease of the lower limbs: UIPconsensus document: part I. Basic principles. *Eur J Vasc Endovasc Surg*, 2006, 31: 83-92.
6. Hoggan BL, Cameron AL, Maddern GJ. Systematic review of endovenous laser therapy versus *Surgery* for the treatment of saphenous varicose veins. *Ann Vasc Surg*, 2009, 23: 277-287.
7. Mundy L, Merlin TL, Fitridge RA, *et al*. Systematic review of endovenous laser treatment for varicose veins. *Br J Surg*, 2005, 92: 1189-1194.
8. Luebke T, Gawenda M, HeckenkamPJ, *et al*. Meta-analysis of endovenous radiofrequency obliteration of the great saphenous vein in primary varicosis. *J Endovasc Ther*, 2008, 15: 213-223.
9. Luebke T, Brunkwall J. Systematic review and meta-analysis of end ovenousradio frequency obliteration, endovenous laser therapy, and foam sclerotherapy for primary varicosis. *J Cadiovasc Surg*, 2008, 49: 213-233.
10. Jia X, Mowatt G, Burr JM, *et al*. Systematic review of foam sclerotherapy for varicose veins. *Br J Surg*, 2007, 94: 925-936.
11. Leopardi D, Hoggan BL, Fitridge RA, *et al*. Systematic review of treatments for varicose veins. *Ann Vasc Surg*, 2009, 23: 264-276.
12. Murad MH, Coto-Yglesias F, Zumaeta-Garcia M, *et al*. A systematic review and meta-analysis of the treatments of varicose veins. *J Vasc Surg*, 2011, 53 (Suppl 2): 51S-67S.
13. Meissner MH, Gloviczki P, Bergan J, *et al*. Primary chronic venous disorders. *J Vasc Surg*, 2007, 46 (SupplS): 54S-67S.
14. Sackett DL. Evidence-based medicine. *Spine* (Phila, Pa 1976), 1998, 23: 1085-1086.
15. Ruckley CV, Makhdoomi KR. The venous perforator. *Br J Surg*, 1996, 83: 1492-1493.
16. Porter JM, Moneta GL. International Consensus Committee on Chronic Venous Disease. Reporting standards in venous disease: an update. *J Vasc Surg*, 1995. 21: 635-645.
17. Gloviczki P. Do we need evidence-based medicine in the field of venous diseases? *Perspect Vasc Surg Endovasc Ther*, 2004, 16: 129-133.
18. O'Donnell TF Jr, Lau J. A systematic review of randomized controlled trials of wound dressings for chronic venous ulcer. *J Vasc Surg*, 2006; 44, 1118-1125.
19. O'Donnell TF Jr. The present status of *Surgery* of the superficial venous system in the management of venous ulcer and the evidence for the role of perforator interruption. *J Vasc Surg*, 2008, 48: 1044-1052.
20. Meissner MH. "I enjoyed your talk, but…": evidence-based medicine and the scientific

foundation of the American Venous Forum. *J Vasc Surg*, 2009, 49: 244-248.

21. Partsch H, Flour M, Smith PC. Indications for compression therapy in venous and lymphatic disease consensus based on experimental data and scientific evidence: under the auspices of the IUP. *Int Angiol*, 2008, 27: 193-219.
22. Nicolaides AN, Allegra C, Bergan J, *et al*. Management of chronic venous disorders of the lower limbs: guidelines according to scientific evidence. *Int Angiol*, 2008, 27: 1-59.
23. Hirsh J, Guyatt G, Albers GW, *et al*, Antithrombotic and thrombolytic therapy: American College of Chest Physicians Evidence-BasedClinical Practice Guidelines (8th edition). *Chest*, 2008; 133 (6 suppl): 110S-112S.
24. Abenhaim L, Kurz X, VEINES Group. The VEINES study (Venous Insufficiency Epidemiologic and Economic Study): an internationalcohort study on chronic venous disorders of the leg. *Angiology*, 1997, 48: 59-66.
25. Kurz X, Kahn SR, Abenhaim L, *et al*. Chronic venous disorders of the leg: epidemiology, outcomes, diagnosis and management: summary of an evidence-based report of the VEINES Task Force. *Int Angiol*, 1999, 18: 83-102.
26. Khilnani NM, Grassi CJ, Kundu S, *et al*. Multi-society consensus quality improvement guidelines for the treatment of lower-extremity superficial venous insufficiency with endovenous thermal ablation from the Society of Interventional Radiology, Cardiovascular Interventional Radiological Society of Europe, American College of Phlebology and Canadian Interventional Radiology Association. *J Vasc Interv Radiol*, 2010, 21: 14-31.
27. American Academy of Dermatology. Guidelines of care for sclerotherapytreatment of varicose and telangiectatic leg veins. *J Am AcadDermatol*, 1996, 34: 523-528.
28. The Alexander House Group. Consensus paper on venous leg ulcer. *J Dermatol Surg Oncol*, 1992, 18: 592-602.
29. Rabe E, Pannier-Fischer F, Gerlach H, *et al*. Guidelines for sclerotherapy of varicose veins (ICD 10: I83. 0, I83. 1, I83. 2, and I83. 9). *Dermatol Surg*, 2004, 30: 687-693.
30. Robson MC, Cooper DM, Aslam R, *et al*. Guidelines for the treatment of venous ulcers. *Wound Repair Regen*, 2006, 14: 649-662.
31. Agus GB, Allegra C, Antignani PL, *et al*. Guidelines for the diagnosis and therapy of the vein and lymphatic disorders. *Int Angiol*, 2005, 24: 107-168.
32. Luebke T, Brunkwall J. Meta-analysis of subfascial endoscopic perforatorvein *Surgery* (SEPS) for chronic venous insufficiency. *Phlebology*, 2009, 24: 8-16.
33. Luebke T, Brunkwall J. Meta-analysis of transilluminated powered phlebectomy for superficial varicosities. *J Cadiovasc Surg*, 2008, 49: 757-764.
34. Palfreyman SJ, Michaels JA. A systematic review of compression hosieryfor uncomplicated varicose veins. *Phlebology*, 2009, 24 (suppl 1): 13-33.
35. Palfreyman SJ, Lochiel R, Michaels JA. A systematic review of compressiontherapy

for venous leg ulcers. *Vasc Med*, 1998, 3: 301-313.

36. Fletcher A, Cullum N, Sheldon TA. A systematic review of compression treatment for venous leg ulcers. *BMJ*, 1997, 315: 576-580.

37. Scurr JR, Gilling-Smith GL, Fisher RK. Systematic review of foam sclerotherapy for varicose veins. *Br J Surg*, 2007, 94: 1307-1308.

38. Tenbrook JA Jr, Iafrati MD, O'Donnell TF Jr, *et al*. Systematic review of outcomes after surgical managementof venous disease incorporating subfascial endoscopic perforator*Surgery*. *J Vasc Surg*, 2004, 39: 583-589.

39. Bamigboye AA, Smyth R. Interventions for varicose veins and leg oedema in pregnancy. *Cochrane Database Syst Rev*, 2007, CD001066.

40. Tisi PV, Beverley C, Rees A. Injection sclerotherapy for varicose veins. *Cochrane Database Syst Rev*, 2006, CD001732.

41. O'Meara S, Cullum NA, Nelson EA. Compression for venous leg ulcers. *Cochrane Database Syst Rev*, 2009, CD000265.

42. Palfreyman SJ, Nelson EA, Lochiel R, *et al*. Dressings for healing venous leg ulcers. *Cochrane Database Syst Rev*, 2006, CD001103.

43. Meissner MH, Eklof B, Smith PC, *et al*. Secondary chronic venous disorders. *J Vasc Surg*, 2007, 46 (suppl S): 68-83.

44. Meissner MH, Moneta G, Burnand K, *et al*. The hemodynamics and diagnosis of venous disease. *J Vasc Surg*, 2007, 46 (suppl S): 4-24.

45. Henke P. Writing GrouPI of the Pacific Vascular Symposium 6, VandyF, Comerota A, *et al*. Prevention and treatment ofthe postthrombotic syndrome. *J Vasc Surg*,2010,52(5 Suppl): 21-28.

46. Henke P, Kistner B, Wakefield TW, *et al*. Reducing venousstasis ulcers by fifty percent in 10 years: the next steps. *J Vasc Surg*, 2010, 52 (5 suppl): 37S-38S.

47. Gloviczki P, editor. Handbook of venous disorders: guidelines of the American Venous Forum. 3rd ed. London: Hodder Arnold, 2009.

48. Guyatt G, Gutterman D, Baumann MH, *et al*. Grading strength of recommendations and quality of evidence in clinical guidelines: report from an American College of Chest Physicians task force. *Chest*, 2006, 129: 174-181.

49. Caggiati A, Bergan JJ, Gloviczki P, *et al*. Nomenclature of the veins of the lower limb: extensions, refinements, and clinical application. *J Vasc Surg*, 2005, 41: 719-724.

50. Mozes G, Gloviczki P. New discoveries in anatomy and new terminologyof leg veins: clinical implications. *Vasc Endovasc Surg*, 2004, 38: 367-374.

51. Eklof B, Perrin M, Delis KT, *et al*. Updated terminology of chronic venous disorders: the VEIN-TERM transatlantic interdisciplinary consensus document. *J Vasc Surg*, 2009, 49: 498-501.

52. Caggiati A, Bergan JJ, Gloviczki P, *et al*. Nomenclature of the veins of the lower limbs: an international interdisciplinary consensus statement. *J Vasc Surg*, 2002, 36:

416-422.

53. Kistner RL，Eklof B. Classification and etiology of chronic venous disease. In：Gloviczki P，editor. Handbook of venous disorders：guidelinesof the American Venous Forum. 3rd ed. London：Hodder Arnold，2009，37-46.

54. Labropoulos N，Giannoukas AD，Delis K，*et al*. Where does venous reflux start？*J Vasc Surg*，1997，26：736-742.

55. Raju S，Neglén P. Clinical practice. Chronic venous insufficiency and varicose veins. *N Engl J Med*，2009，360：2319-2327.

56. Eberhardt RT，Raffetto JD. Chronic venous insufficiency. *Circulation*，2005，111：2398-2409.

57. Rabe E，Pannier F. Epidemiology of chronic venous disorders. In：Gloviczki P，editor. Handbook of venous disorders：guidelines of the American Venous Forum. 3rd ed. London：Hodder Arnold，2009，105-110.

58. Heit JA，Silverstein MD，Mohr DN，*et al*. The epidemiology of venous thromboembolism in the community. *Thromb Hemost*，2001，86：452-463.

59. Rabe E，Pannier-Fischer F，Bromen K，*et al*. Bonner Venenstudie der Deutschen Gesellschaft für Phlebologie Epidemiologische Untersuchung zur Frage der Häufigkeit und Ausprägungvon chronischen Venenkrankheiten in der städtischen und ländlichen Wohnbevölkerung. *Phlebologie*，2003，32：1-14.

60. Carpentier PH，Maricq HR，Biro C，*et al*. Prevalence，risk factors，and clinical patterns of chronic venous disorders of lower limbs：a population-based study in France. *J Vasc Surg*，2004，40：650-659.

61. McLafferty RB，Passman MA，Caprini JA，*et al*. Increasing awareness about venous disease：the American Venous Forum expands the national venous screening program. *J Vasc Surg*，2008，48：394-399.

62. Gloviczki P，Bergan JJ，Menawat SS，*et al*. Safety，feasibility，and early efficacy of subfascial endoscopic perforator *Surgery*：a preliminary report from the North American registry. *J Vasc Surg*，1997，25：94-105.

63. Bauer G. The etiology of leg ulcers and their treatment with resection of the popliteal vein. *J Int Chir*，1948，8：937-961.

64. Henke P. The Pacific Vascular Symposium 6，the Venous Ulcer Summit in perspective. *J Vasc Surg*，2010，52（5 suppl）：1S-2S.

65. Delis KT，Knaggs AL，Khodabakhsh P. Prevalence，anatomic patterns，valvular competence，and clinical significance of the Giacomini vein. *JVasc Surg*，2004，40：1174-1183.

66. Mozes G，Gloviczki P，Menawat SS，*et al*. Surgical anatomy for endoscopic subfascial division of perforatingveins. *J Vasc Surg*，1996，24：800-808.

67. Pang AS. Location of valves and competence of the great saphenous vein above the knee. *Ann Acad Med Singapore*，1991，20：248-250.

68. Gloviczki P，Mozes G. Development and anatomy of the venous system. In：Gloviczki

P, editor. Handbook of venous disorders: guidelines of the American Venous Forum. 3rd ed. London: HodderArnold, 2009, 12-24.

69. LePage PA, Villavicencio JL, Gomez ER, *et al*. The valvular anatomy of the iliac venous system and its clinical implications. *J Vasc Surg*, 1991, 14: 678-683.

70. Langer RD, Ho E, Denenberg JO, *et al*. Relationships between symptoms and venous disease: the San Diego population study. *Arch Intern Med*, 2005, 165: 1420-1424.

71. Bradbury A, Ruckley CV. Clinical presentation and assessment of patients with venous disease. In: Gloviczki P, editor. Handbook of venous disorders: guidelines of the American Venous Forum. 3rd ed. London: Hodder Arnold, 2009, 331-341.

72. Jiang P, van Rij AM, Christie R, *et al*. Recurrent varicose veins: patterns of reflux and clinical severity. *CardiovasSurg*, 1999, 7: 332-339.

73. Jiang P, van Rij AM, Christie RA, *et al*. Nonsaphenofemoralvenous reflux in the groin in patients with varicose veins. *Eur J Vasc Endovasc Surg*, 2001, 21: 550-557.

74. Gloviczki P, Driscoll DJ. Klippel-Trenaunay syndrome: current management. *Phlebology*, 2007, 22: 291-298.

75. Gloviczki P, Duncan A, Kalra M, *et al*. Vascular malformations: an update. *Perspect Vasc Surg Endovasc Ther*, 2009, 21: 133-148.

76. Nicolaides A, Bergan JJ, Eklof B, Kistner RL, Moneta G, Ad Hoc Committee of the American Venous Forum. Classification and grading of chronic venous disease in the lower limbs: a consensus statement. In: Gloviczki P, Yao JST editors. Handbook of venous disorders: guidelines of the American Venous Forum. London: Chapman & Hall Medical, 1996, 652-660.

77. Eklöf B, Rutherford RB, Bergan JJ, *et al*. Revision of the CEAPclassification for chronic venous disorders: consensus statement. *J Vasc Surg*, 2004, 40: 1248-1252.

78. Vasquez MA, Rabe E, McLafferty RB Shortell CK, *et al*. Revision of the venous clinical severity score: venous outcomes consensus statement: Special communication of the American Venous Forum Ad Hoc Outcomes Working Group. *J Vasc Surg*, 2010, 52: 1387-1396.

79. Cavezzi A, Labropoulos N, Partsch H, *et al*. Duplex ultrasound investigation of the veins in chronic venous disease of the lower limbs—UIPconsensus document. Part II. Anatomy. *Eur J Vasc Endovasc Surg*, 2006, 31: 288-299.

80. McMullin GM, Smith C. An evaluation of Doppler ultrasound and photoplethysmography in the investigation of venous insufficiency. *Aust N Z J Surg*, 1992, 62: 270-275.

81. Labropoulos N, Tiongson J, Pryor L, *et al*. Definition of venous reflux in lower-extremity veins. *JVasc Surg*, 2003, 38: 793-798.

82. Labropoulos N. Vascular diagnosis of venous thrombosis. In: Mansour MA, Labropoulos N, editors. Vascular diagnosis. Philadelphia: Elsevier Saunders, 2005, 429-438.

83. Blebea J, Kihara TK, Neumyer MM, *et al*. A national survey of practice patterns in the noninvasive diagnosis of deep venous thrombosis. *J Vasc Surg*, 1999, 29: 799-

804.

84. Markel A，Meissner MH，Manzo RA，*et al*. A comparison of the cuff deflation method with Valsalva's maneuver and limb compression in detecting venous valvular reflux. *Arch Surg*，1994，129：701-705.

85. van Bemmelen PS，Bedford G，Beach K，*et al*. Quantitative segmental evaluation of venous valvular reflux with duplex ultrasound scanning. *J Vasc Surg*，1989，10：425-431.

86. Nicolaides AN；Cardiovascular Disease Educational and Research Trust，European Society of Vascular Surgery，the International Angiology Scientific Activity Congress Organization，International Union of Angiology，Union Internationale de Phlebologie at the Abbaye des Vaux de Cernay. Investigation of chronic venous insufficiency：a consensus statement（France，March 5-9，1997）. *Circulation*，2000，129：E126-163.

87. Labropoulos N，Mansour MA，Kang SS，*et al*. Newinsights into perforator vein incompetence. *Eur J Vasc Endovasc Surg*，1999，18：228-234.

88. Abai B，Labropoulos N. Duplex ultrasound scanning for chronic venous obstruction and valvular incompetence. In：Gloviczki P，editor. Handbook of venous disorders：guidelines of the American Venous Forum. 3rd ed. London：Hodder Arnold，2009，142-155.

89. Sandri JL，Barros FS，Pontes S，*et al*. DiameterrefluxrelationshiPin perforating veins of patients with varicose veins. *JVasc Surg*，1999，30：867-874.

90. Kistner RL，Eklof B，Masuda EM. Diagnosis of chronic venous diseaseof the lower extremities：the "CEAP" classification. *Mayo Clin Proc*，1996，71：338-345.

91. Hanrahan LM，Araki CT，Rodriguez AA，*et al*. Distribution of valvular incompetence in patients with venous stasis ulceration. *J Vasc Surg*，1991，13：805-811.

92. Labropoulos N，Leon M，Geroulakos G，*et al*. Venous hemodynamic abnormalities in patients with leg ulceration. *Am J Surg*，1995，169：572-574.

93. Labropoulos N，Giannoukas AD，Nicolaides AN，*et al*. The role of venous reflux and calf muscle pump function in nonthrombotic chronic venous insufficiency. Correlation with severity of signs and symptoms. *Arch Surg*，1996，131：403-406.

94. Struckmann JR. Assessment of the venous muscle pumPfunction by ambulatory strain gauge plethysmography. Methodological and clinical aspects. *Dan Med Bull*，1993，40：460-477.

95. Rhodes JM，Gloviczki P，Canton L，*et al*. Endoscopic perforator vein division with ablation of superficial reflux improves venous hemodynamics. *J Vasc Surg*，1998，28：839-847.

96. Rooke TW，Heser JL，Osmundson PJ. Exercise strain-gauge venous plethysmography：evaluation of a "new" device for assessing lower limb venous incompetence. *Angiology*，1992，43：219-228.

97. Struckmann J. Venous investigations：the current position. *Angiology*，1994，45：505-511.

98. Criado E，Farber MA，Marston WA，*et al*. The role of air plethysmography in the

diagnosis of chronic venous insufficiency. *J Vasc Surg*, 1998, 27: 660-670.
99. Park UJ, Yun WS, Lee KB, *et al*. Analysisof the postoperative hemodynamic changes in varicose vein surgery using air plethysmography. *J Vasc Surg*, 2010, 51: 634-638.
100. Lurie F, Rooke TW. Evaluation of venous function by indirect noninvasive testing (plethysmography). In: Gloviczki P, editor. Handbook of venous disorders: guidelines of the American Venous Forum. 3rd ed. London: Hodder Arnold, 2009, 156-159.
101. Neglen P, Raju S. Intravascular ultrasound scan evaluation of the obstructed vein. *J Vasc Surg*, 2002, 35: 694-700.
102. Reed NR, Kalra M, Bower TC, *et al*. Left renal vein transposition for nutcracker syndrome. *J Vasc Surg*, 2009, 49: 386-393.
103. Labropoulos N, Manalo D, Patel NP, *et al*. Uncommon leg ulcers in the lower extremity. *J Vasc Surg*, 2007, 45: 568-573.
104. Rutherford RB, Moneta GL, Padberg FT Jr, *et al*. Outcome assessment in chronic venous disease. In: Gloviczki P, editor. Handbook of venous disorders: guidelines of the American Venous Forum. 3rd ed. London: Hodder Arnold, 2009, 684-693.
105. Baker DM, Turnbull NB, Pearson JC, *et al*. How successful isvaricose vein surgery? A patient outcome study following varicose vein surgery using the SF-36 Health Assessment Questionnaire. *Eur J Vasc Endovasc Surg*, 1995, 9: 299-304.
106. Pannier F, Hoffmann B, Stang A, Jockel K-H, Rabe E. Prevalence andacceptance of therapy with medical compression stockings: results of the Bonn Vein Study. *Phlebologie*, 2007, 36: 245-249.
107. Davies AH, Rudarakanchana N. Qualify of life and outcome assessmentin patients with varicose veins. In: Davies AH, Lees TA, Lane IF, editors. Venous disease simplified. Shropshire, UK: TFM Publishing Ltd, 2006.
108. Vasquez MA, Munschauer CE. Venous Clinical Severity Score and quality-of-life assessment tools: application to vein practice. *Phlebology*, 2008, 23: 259-275.
109. Lamping DL, Schroter S, Kurz X, *et al*. Evaluationof outcomes in chronic venous disorders of the leg: development of ascientifically rigorous, patient-reported measure of symptoms andquality of life. *J Vasc Surg*, 2003, 37: 410-419.
110. Franks PJ, Moffatt CJ. Health related quality of life in patients with venous ulceration: use of the Nottingham health profile. *Qual Life Res*, 2001, 10: 693-700.
111. Wiebe S, Guyatt G, Weaver B, *et al*. Comparative responsiveness of generic and specific quality-of-life instruments. *J Clin Epidemiol*, 2003, 56: 52-60.
112. Kahn SR, M'Lan CE, Lamping DL, *et al*. RelationshiPbetween clinical classification of chronic venous disease and patient-reported quality of life: results from an international cohort study. *J Vasc Surg*, 2004, 39: 823-828.
113. Launois R, Mansilha A, Jantet G. International psychometric validationof the Chronic Venous Disease quality of life Questionnaire (CIVIQ-20). *Eur J Vasc*

Endovasc Surg，2010，40：783-789.

114. Garratt AM，Macdonald LM，Ruta DA，*et al*. Towards measurement of outcome for patients with varicose veins. *Qual Health Care*，1993，2：5-10.

115. Garratt AM，Ruta DA，Abdalla MI，*et al*. SF 36 health survey questionnaire：II. Responsiveness to changes in health status in four common clinical conditions. *Qual Health Care*，1994，3：186-192.

116. Ricci MA，Emmerich J，Callas PW，*et al*. Evaluating chronic venous disease with a new venous severityscoring system. *J Vasc Surg*，2003，38：909-915.

117. Rutherford RB，Padberg FT，Jr，*et al*. Venous severity scoring：an adjunct to venous outcome assessment. *J Vasc Surg*，2000，31：1307-1312.

118. Meissner MH，Natiello C，Nicholls SC. Performance characteristics ofthe venous clinical severity score. *J Vasc Surg*，2002，36：889-895.

119. Mekako AI，Hatfield J，Bryce J，*et al*. A nonrandomised controlled trial of endovenous laser therapy and *Surgery* in the treatment of varicose veins. *Ann Vasc Surg*，2006，20：451-457.

120. Gillet JL，Perrin MR，Allaert FA. Clinical presentation and venous severity scoring of patients with extended deePaxial venous reflux. *J Vasc Surg*，2006，44：588-594.

121. Kakkos SK，Rivera MA，Matsagas MI，*et al*. Validation of the new venous severity scoring system in varicose vein *Surgery*. *J Vasc Surg*，2003，38：224-228.

122. Vasquez MA，Wang J，Mahathanaruk M，*et al*. The utility of the Venous Clinical Severity Score in 682 limbs treated by radiofrequency saphenous vein ablation. *J Vasc Surg*，2007，45：1008-1014.

123. Vasquez MA，Rabe E，McLaffertyt RB，*et al*. Revision of the venous clinical severity score：venous outcomes consensus statement：special communication of the American Venous Forum Ad Hoc Outcomes Working Group. *J Vasc Surg*，2010，52：1387-1396.

124. Kundu S，Lurie F，Millward SF，*et al*. Recommended reporting standards for endovenous ablation for the treatment of venous insufficiency：joint statement of the American Venous Forum and the Society of Interventional Radiology. *J Vasc Surg*，2007，46：582-589.

125. Perrin M，Allaert FA. Intra- and inter-observer reproducibility of the Recurrent Varicose Veins after surgery（REVAS）classification. *Eur J Vasc Endovasc Surg*，2006，32：326-332.

126. Pittaluga P，Chastanet S，Rea B，*et al*. Midterm results of the surgical treatment of varices by phlebectomy with conservation of a refluxing saphenous vein. *J Vasc Surg*，2009，50：107-118.

127. Padberg FT Jr，Pappas PJ，Araki CT，*et al*. Hemodynamic and clinical improvement after superficial vein ablation in primary combined venous insufficiency with ulceration. *J Vasc Surg*，1996，24：711-718.

128. Ramelet AA，Boisseau MR，Allegra C，*et al*. Veno-active drugs in the management

of chronic venousdisease. An international consensus statement: current medical position, prospective views and final resolution. *Clin Hemorheol Microcirc*, 2005, 33: 309-319.

129. Pittler MH, Ernst E. Horse chestnut seed extract for chronic venous insufficiency. *Cochrane Database Syst Rev*, 2006, CD003230.

130. Coleridge-Smith P, Lok C, Ramelet AA. Venous leg ulcer: a metaanalysisof adjunctive therapy with micronized purified flavonoid fraction. *Eur J Vasc Endovasc Surg*, 2005, 30: 198-208.

131. Coleridge-Smith PD. Drug treatment of varicose veins, venous edema, and ulcers. In: Gloviczki P, editor. Handbook of venous disorders: guidelines of the American Venous Forum. 3rd ed. London: Hodder Arnold, 2009, 359-365.

132. Martinez MJ, Bonfill X, Moreno RM, *et al*. Phlebotonicsfor venous insufficiency. *Cochrane Database Syst Rev*, 2005, CD003229.

133. Dale JJ, Ruckley CV, Harper DR, *et al*. Randomised, double blind placebo controlled trial of pentoxifylline in the treatment of venous leg ulcers. *BMJ*, 1999, 319: 875-878.

134. Falanga V, Fujitani RM, Diaz C, *et al*. Systemic treatment of venous leg ulcers with high doses of pentoxifylline: efficacy in a randomized, placebo-controlled trial. *Wound Repair Regen*, 1999, 7: 208-213.

135. Nelson EA, Prescott RJ, Harper DR, *et al*. A factorial, randomized trial of pentoxifylline or placebo, four-layer or single-layer compression, and knitted viscose orhydrocolloiddressings for venous ulcers. *J Vasc Surg*, 2007, 45: 134-141.

136. Hirsh J, Guyatt G, Albers GW, *et al*. Executive summary: American College of Chest Physicians Evidence-Based Clinical Practice Guidelines (8th Edition). *Chest*, 2006, 133 (6suppl): 71-109.

137. Guilhou JJ, Dereure O, Marzin L, *et al*. Efficacy of Daflon 500 mg in venous leg ulcer healing: a doubleblind, randomized, controlled versus placebo trial in 107 patients. *Angiology*, 1997, 48: 77-85.

138. Moneta GL, Partsch H. Compression therapy for venous ulceration. In: Gloviczki P, editor. Handbook of venous disorders: guidelines of the American Venous Forum. 3rd ed. London: Hodder Arnold, 2009, 348-358.

139. Partsch B, Partsch H. Calf compression pressure required to achieve venous closure from supine to standing positions. *J Vasc Surg*, 2005, 42: 734-738.

140. Motykie GD, Caprini JA, Arcelus JI, *et al*. Evaluation of therapeutic compression stockings in the treatment of chronic venous insufficiency. *Dermatol Surg*, 1999, 25: 116-120.

141. Amsler F, Blattler W. Compression therapy for occupational leg symptoms and chronic venous disorders: a meta-analysis of randomized controlled trials. *Eur J Vasc Endovasc Surg*, 2008, 35: 366-372.

142. Callam MJ, Ruckley CV, Dale JJ, *et al*. Hazards of compressiontreatment of the

leg：an estimate from Scottish surgeons. *Br Med J (Clin Res Ed)*, 1987, 295：1382.

143. Michaels JA, Brazier JE, Campbell WB, *et al*. Randomized clinical trial comparing Surgery with conservativetreatment for uncomplicated varicose veins. *Br J Surg*, 2006, 93：175-181.

144. Michaels JA, Campbell WB, Brazier JE, *et al*. Randomised clinical trial, observational study and assessment of cost-effectiveness of the treatment of varicose veins（REACTIV trial）. *Health Technol Assess*, 2006, 10：1-196.

145. Franks PJ, Moffatt CJ, Connolly M, *et al*. Factors associated with healing leg ulceration with high compression. *Age Ageing*, 1995, 24：407-410.

146. Ibegbuna V, Delis KT, Nicolaides AN, *et al*. Effect of elastic compression stockings on venous hemodynamics during walking. *J Vasc Surg*, 2003, 37：420-425.

147. Zajkowski PJ, Proctor MC, Wakefield TW, *et al*. Compression stockings and venous function. *Arch Surg*, 2002, 137：1064-1068.

148. Mayberry JC, Moneta GL, Taylor LM, *et al*. Fifteen-year results of ambulatory compression therapy for chronic venous ulcers. *Surgery*, 1991, 109：575-581.

149. Kikta MJ, Schuler JJ, Meyer JP, *et al*. A prospective, randomized trial of Unna's boots versus hydroactive dressing in the treatment of venous stasis ulcers. *J Vasc Surg*, 1988, 7：478-483.

150. Callam MJ, Harper DR, Dale JJ, *et al*. Lothian and Forth Valley leg ulcer healing trial：part 1. Elastic versus non-elastic bandaging in the treatment of chronic leg ulceration. *Phlebology*, 1992, 7：136-141.

151. Partsch H, Menzinger G, Mostbeck A. Inelastic leg compression is more effective to reduce deep venous refluxes than elastic bandages. *Dermatol Surg*, 1999, 25：695-700.

152. Amsler F, Willenberg T, Blättler W. In search of optimal compressiontherapy for venous leg ulcers：a meta-analysis of studies comparingdiverse [corrected] bandages with specifically designed stockings. *JVasc Surg*, 2009, 50：668-674.

153. Partsch H, Flour M, Smith PC. Indications for compression therapy invenous and lymphatic disease consensus based on experimental data and scientific evidence. Under the auspices of the IUP. *Int Angiol*, 2008, 27：193-219.

154. Coleridge-Smith PD. Leg ulcer treatment. *J Vasc Surg*, 2009, 49：804-808.

155. Milic DJ, Zivic SS, Bogdanovic DC, *et al*. A randomized trial of the Tubulcus multilayer bandaging system in the treatment of extensive venous ulcers. *J Vasc Surg*, 2007, 46：750-755.

156. Barwell JR, Davies CE, Deacon J, *et al*. Comparison of surgery and compression with compression alone in chronic venous ulceration（ESCHAR study）：randomised controlled trial. *Lancet*, 2004, 363：1854-1859.

157. Gohel MS, Barwell JR, Taylor M, *et al*. Long term results of compression therapy alone versus compression plus *Surgery* in chronic venous ulceration（ESCHAR）：randomised controlled trial. *BMJ*, 2007, 335：383.

158. Gardiner R, Negus D. Compression hosiery: compression measurementsand fitting, In Negus D, Coleridge-Smith PD, Bergan JJ, editors. Leg ulcers: diagnosis and management. 3rd ed. London: Hodder Arnold, 2005, 227-232.
159. Geerts WH, Bergqvist D, Pineo GF, *et al*. Prevention of venous thromboembolism: American College of Chest Physicians Evidence-Based Clinical Practice Guidelines (8th Edition). *Chest*, 2008, 133 (6 suppl): 381-453.
160. Scriven JM, Hartshorne T, Thrush AJ, *et al*. Role of saphenous vein *Surgery* in the treatment of venous ulceration. *Br J Surg*, 1998, 85: 781-784.
161. Palfreyman S, Nelson EA, Michaels JA. Dressings for venous leg ulcers: systematic review and meta-analysis. *BMJ*, 2007, 335: 244.
162. Keller WL. A new method of extirpating the internal saphenous and similar veins in varicose conditions: a preliminary report. *N Y Med J*, 1905, 82: 385.
163. Mayo CH. Treatment of varicose veins. *Surg Obstet Gynecol*, 1906, 2: 385-388.
164. Babcock WW. A new operation for the extirpation of varicose veins ofthe leg. *N Y Med J*, 1907, 86: 153-156.
165. Holme JB, Skajaa K, Holme K. Incidence of lesions of the saphenous nerve after partial or complete stripping of the long saphenous vein. *Acta Chir Scandin*, 1990, 156: 145-148.
166. Van Der Stricht J. Saphenectomy by invagination by thread. *Presse Med*, 1963, 71: 1081-1082.
167. Fullarton GM, Calvert MH. Intraluminal long saphenous vein stripping: a technique minimizing perivenous tissue trauma. *Br J Surg*, 1987, 74: 255.
168. Oesch A. "Pin-stripping": a novel method of atraumatic stripping. *Phlebology*, 1993, 4: 171-173.
169. Goren G, Yellin AE. Invaginated axial saphenectomy by a semirigid stripper: perforate-invaginate stripping. *J Vasc Surg*, 1994, 20: 970-977.
170. Myers TT, Smith LR. Results of the stripping operation in the treatmentof varicose veins. *Proc Staff Meet Mayo Clin*, 1954, 29: 583-590.
171. Lofgren EP. Trends in the surgical management of varicose veins. *Mayo Clin Proc*, 1980, 55: 583-584.
172. Goren G, Yellin AE. Minimally invasive *Surgery* for primary varicoseveins: limited invaginated axial stripping and tributary (hook) stabavulsion. *Ann Vasc Surg*, 1995, 9: 401-414.
173. Bergan JJ. Varicose veins: hooks, clamps, and suction: application ofnew techniques to enhance varicose vein *Surgery*. *Semin Vasc Surg*, 2002, 15: 21-26.
174. Scavee V, Lesceu O, Theys S, *et al*. Hook phlebectomy versus transilluminated powered phlebectomy for varicose vein surgery: early results. *Eur J Vasc Endovasc Surg*, 2003, 25: 473-475.
175. Aremu MA, Mahendran B, Butcher W, *et al*. Prospective randomized controlled trial: conventional versus powered phlebectomy. *J Vasc Surg*, 2004, 39: 88-94.

176. Chetter IC, Mylankal KJ, Hughes H, *et al*. Randomized clinicaltrial comparing multiple stab incision phlebectomy and transilluminatedpowered phlebectomy for varicose veins. *Br J Surg*, 2006, 93: 169-174.

177. Rasmussen LH, Bjoern L, Lawaetz M, *et al*. Randomised clinical trial comparing endovenous laser ablationwith stripping of the great saphenous vein: clinical outcome and recurrence after 2 years. *Eur J Vasc Endovasc Surg*, 2010, 39: 630-635.

178. Perkins JM. Standard varicose vein Surgery. *Phlebology*, 2009, 24 (suppl 1): 34-41.

179. Menyhei G, Gyevnar Z, Arato E, *et al*. Conventionalstripping versus cryostripping: a prospective randomised trial to compareimprovement in quality of life and complications. *Eur J VascEndovasc Surg*, 2008, 35: 218-223.

180. Garde C. Cryo surgery of varicose veins. *J Dermatol Surg Oncol*, 1994, 20: 56-58.

181. Kabnick LS. Phlebectomy. In: Gloviczki P, editor. Handbook of venous disorders: guidelines of the American Venous Forum. 3rd ed. London: Hodder Arnold, 2009, 429-438.

182. Lawrence PF, Vardanian AJ. Light-assisted stab phlebectomy: report of a technique for removal of lower extremity varicose veins. *J Vasc Surg*, 2007, 46: 1052-1054.

183. Klein JA. Anesthetic formulation of tumescent solutions. *Dermatol Clin*, 1999, 17: 751-759.

184. Passman M. Transilluminated powered phlebectomy in the treatment of varicose veins. *Vascular*, 2007, 15: 262-268.

185. Cheshire N, Elias SM, Keagy B, *et al*. Powered phlebectomy (trivex) in treatment of varicose veins. *Ann Vasc Surg*, 2002, 16: 488-494.

186. Criado E, Lujan S, Izquierdo L, *et al*. Conservative hemodynamic surgery for varicose veins. *Semin Vasc Surg*, 2002, 15: 27-33.

187. Franceschi C. Théorie et pratique de la cure conservatrice et hémodynamiquede l'insuffisance veineuse en ambulatoire. Précy-sous-Thil: Armançon, 1988.

188. Zamboni P, Cisno C, Marchetti F, *et al*. Minimally invasive surgical management of primary venous ulcers vs. compression treatment: a randomized clinical trial. *Eur J Vasc Endovasc Surg*, 2003, 25: 313-318.

189. Maeso J, Juan J, Escribano J, *et al*. Comparison of clinical outcome of stripping and CHIVA for treatment of varicose veins in the lower extremities. *Ann Vasc Surg*, 2001, 15: 661-665.

190. Mowatt-Larssen E, Shortell C. CHIVA. *Semin Vasc Surg*, 2010, 23: 118-122.

191. Carandina S, Mari C, De Palma M, *et al*. Varicose vein stripping vs haemodynamic correction (CHIVA): a long term randomised trial. *Eur J Vasc Endovasc Surg*, 2008, 35: 230-237.

192. Parés JO, Juan J, Tellez R, *et al*. Varicosevein surgery: stripping versus the CHIVA method: a randomizedcontrolled trial. *Ann Surg*, 2010, 251: 624-631.

193. MacKenzie RK, Allan PL, Ruckley CV, *et al*. The effect oflong saphenous vein

stripping on deePvenous reflux. *Eur J Vasc Endovasc Surg*, 2004, 28: 104-107.

194. Sam RC, MacKenzie RK, Paisley AM, *et al*. Theeffect of superficial venous *Surgery* on generic health-related quality oflife. *Eur J Vasc Endovasc Surg*, 2004, 28: 253-256.

195. Lurie F, Creton D, Eklof B Kabnick LS, *et al*. Prospective randomized study of endovenous radiofrequency obliteration (closure procedure) versus ligation and stripping in a selectedpatient population (EVOLVeS Study). *J Vasc Surg*, 2003, 38: 207-214.

196. Dwerryhouse S, Davies B, Harradine K, *et al*. Stripping the long saphenous vein reduces the rate of reoperation for recurrent varicose veins: five-year results of a randomized trial. *J Vasc Surg*, 1999, 29: 589-592.

197. Frings N, Nelle A, Tran P, *et al*. Reduction of neorefluxafter correctly performed ligation of the saphenofemoral junction: a randomized trial. *Eur J Vasc Endovasc Surg*, 2004, 28: 246-252.

198. Winterborn RJ, Foy C, Heather BP, *et al*. Randomised trial offlush saphenofemoral ligation for primary great saphenous varicose veins. *Eur J Vasc Endovasc Surg*, 2008, 36: 477-484.

199. van Rij AM, Jones GT, Hill BG, *et al*. Mechanical inhibition of angiogenesis at the saphenofemoral junction in the surgical treatment of varicose veins: early results of a blinded randomized controlled trial. *Circulation*, 2008, 118: 66-74.

200. Winterborn RJ, Earnshaw JJ. Randomised trial of polytetrafluoroethylenepatch insertion for recurrent great saphenous varicose veins. *Eur J Vasc Endovasc Surg*, 2007, 34: 367-373.

201. Critchley G, Handa A, Maw A, *et al*. Complications of varicose vein *Surgery*. *Ann R Coll Surg Engl*, 1997, 79: 105-110.

202. Hayden A, Holdsworth J. Complications following re-exploration of the groin for recurrent varicose veins. *Ann R Coll Surg Engl*, 2001, 83: 272-273.

203. Corder AP, Schache DJ, Farquharson SM, *et al*. Wound infectionfollowing high saphenous ligation: a trial comparing two skin closure techniques: subcuticular polyglycolic acid and interrupted monofilament nylon mattress sutures. *J R Coll Surg Edinb*, 1991, 36: 100-102.

204. Hirsemann S, Sohr D, Gastmeier K, *et al*. Risk factors for surgical site infections in a free-standing outpatient setting. *Am J Infect Control*, 2005, 33: 6-10.

205. Biswas S, Clark A, Shields DA. Randomised clinical trial of the duration of compression therapy after varicose vein surgery. *Eur J Vasc Endovasc Surg*, 2007, 33: 631-637.

206. Mekako AI, Chetter IC, Coughlin PA, *et al*. Randomized clinical trial of co-amoxiclav versus no antibiotic prophylaxisin varicose vein surgery. *Br J Surg*, 2010, 97: 29-36.

207. Atkin GK, Round T, Vattipally VR, *et al*. Common peroneal nerveinjury as a

complication of short saphenous vein surgery. *Phlebology*, 2007, 22: 3-7.

208. Rudstrom H, Bjorck M, Bergqvist D. Iatrogenic vascular injuries in varicose vein *Surgery*: a systematic review. *World J Surg*, 2007, 31: 228-233.
209. van Rij AM, Chai J, Hill GB, *et al*. Incidence of deePvein thrombosis after varicose vein *Surgery*. *Br J Surg*, 2004, 91: 1582-1585.
210. Scavee V. Transilluminated powered phlebectomy: not enough advantages?Review of the literature. *Eur J Vasc Endovasc Surg*, 2006, 31: 316-319.
211. Arumugasamy M, McGreal G, O'Connor A, *et al*. The technique of transilluminated powered phlebectomy: a novel, minimally invasive system for varicose vein *Surgery*. *Eur J Vasc Endovasc Surg*, 2002, 23: 180-182.
212. Shamiyeh A, Schrenk P, Huber E, *et al*. Transilluminatedpowered phlebectomy: advantages and disadvantages of a newtechnique. *Dermatol Surg*, 2003, 29: 616-619.
213. Passman MA, Dattilo JB, Guzman RJ, *et al*. Combined endovenousablation and transilluminated powered phlebectomy: is less invasive better? *Vasc Endovasc Surg*, 2007, 41: 41-47.
214. Franz RW, Knapp ED. Transilluminated powered phlebectomy surgery for varicose veins: a review of 339 consecutive patients. *Ann VascSurg*, 2009, 23: 303-309.
215. Blomgren L, Johansson G, Dahlberg-Akerman A, *et al*. Recurrent varicose veins: incidence, riskfactors and groin anatomy. *Eur J Vasc Endovasc Surg*, 2004, 27: 269-274.
216. Disselhoff BC, der Kinderen DJ, Kelder JC, *et al*. Randomized clinical trial comparing endovenous laser with cryostripping for great saphenous varicose veins. *Br J Surg*, 2008, 95: 1232-1238.
217. Perrin MR, Guex JJ, Ruckley CV, *et al*. Recurrent varices after surgery (REVAS), a consensus document. *Cardiovasc Surg*, 2000, 8: 233-245.
218. Fischer R, Chandler JG, De Maeseneer MG, *et al*. The unresolved problem of recurrent saphenofemoral reflux. *J Am Coll Surg*, 2002, 195: 80-94.
219. Allegra C, Antignani PL, Carlizza A. Recurrent varicose veins followingsurgical treatment: our experience with five years follow-up. *Eur J Vasc Endovasc Surg*, 2007, 33: 751-756.
220. Perrin MR, Labropoulos N, Leon LR, *et al*. Presentation of the patient with recurrent varices after surgery (REVAS). *J Vasc Surg*, 2006, 43: 327-334.
221. Fischer R, Linde N, Duff C, *et al*. Late recurrent saphenofemoral junction reflux after ligation and strippingof the greater saphenous vein. *J Vasc Surg*, 2001, 34: 236-340.
222. Campbell WB, Vijay Kumar A, Collin TW, *et al*. Randomised and economic analysis of conservative and therapeutic interventions for varicose veins study. The outcome of varicose vein surgery at 10 years: clinical findings, symptoms and patient satisfaction. *Ann R Coll Surg Engl*, 2003, 85: 52-57.
223. Geier B, Stücker M, Hummel T, *et al*. Residual stumps associated with inguinal

varicose vein recurrences：a multicenter study. *Eur J Vasc Endovasc Surg*，2008，36：207-210.
224. Geier B，Mumme A，Hummel T，*et al*. Validity of duplex-ultrasound in identifying the cause of groin recurrence after varicose vein surgery. *J Vasc Surg*，2009，49：968-972.
225. Asciutto G，Asciutto KC，Mumme A，*et al*. Pelvic venous incompetence：reflux patterns and treatment results. *Eur J Vasc Endovasc Surg*，2009，38：381-386.
226. Müller MA，Mayer D，Seifert B，*et al*. Recurrentlower-limb varicose veins：effect of direct contrast-enhanced threedimensionalMR venographic findings on diagnostic thinking and therapeutic decisions. *Radiology*，2008，247：887-895.
227. Creton D，Uhl JF. Foam sclerotherapy combined with surgical treatmentfor recurrent varicose veins：short term results. *Eur J Vasc Endovasc Surg*，2007，33：619-624.
228. Pittaluga P，Chastanet S，Locret T，*et al*. Retrospective evaluationof the need of a redo surgery at the groin for the surgical treatmentof varicose vein. *J Vasc Surg*，2010，51：1442-1450.
229. van Groenendael L，van der Vliet JA，Flinkenflögel l L，*et al*. Treatment of recurrent varicose veins of the great saphenous vein by conventional surgery and endovenous laser ablation. *J Vasc Surg*，2009，50：1106-1113.
230. van Groenendael L，Flinkenflogel L，van der Vliet JA，*et al*. Conventional surgery and endovenouslaser ablation of recurrent varicose veins of the small saphenous vein：aretrospective clinical comparison and assessment of patient satisfaction. *Phlebology*，2010，25：151-157.
231. O'Hare JL，Parkin D，Vandenbroeck CP，*et al*. Mid term results of ultrasound guided foam sclerotherapy for complicated and uncomplicated varicose veins. *Eur J Vasc Endovasc Surg*，2008，36：109-113.
232. Kabnick LS. Varicose veins：endovenous treatment，In：Cronenwett JL，Johnston KW，editors. Rutherford's vascular surgery. 7th ed. Philadelphia：Saunders，2010，871-888.
233. van den Bos RR，Milleret R，Neumann M，*et al*. Proof-ofprinciplestudy of steam ablation as novel thermal therapy for saphenousvaricose veins. *J Vasc Surg*，2011，53：181-186.
234. De Felice E. Shedding light：laser physics and mechanism of action. *Phlebology*，2010，25：11-28.
235. Puglisi R，Tacconi A，Sanfilippo S. L'application du laser ND-YAG dans le traitment du syndrome variquex. In：Proceedings of the 10th World Congress of Phlebologie：Strasbourg，25-29 September 1989. Paris：John Libbey Eurotext，1992. 677-679.
236. Boné C. Tratamiento endoluminal de las varices con laser de diodo：estudio preliminary. *Rev Patol Vasc*，1999，5：35-46.
237. Navarro L，Min RJ，Boné C. Endovenous laser：a new minimally invasive method of treatment for varicose veins：preliminary observations using an 810 nm diode laser.

Dermatol Surg，2001，27：117-122.

238. Min RJ，Zimmet SE，Isaacs MN，*et al*. Endovenous laser treatment of the incompetent greater saphenous vein. *J Vasc Interv Radiol*，2001，12：1167-1171.
239. Proebstle TM，Lehr HA，Kargl A，*et al*. Endovenous treatment of the greater saphenous vein with a 940-nm diode laser：thrombotic occlusion after endoluminal thermal damage by laser-generated steam bubbles. *J Vasc Surg*，2002，35：729-736.
240. Proebstle TM，Moehler T，Gül D，*et al*. Endovenous treatmentof the great saphenous vein using a 1，320 nm Nd：YAG laser causes fewer side effects than using a 940 nm diode laser. *Dermatol Surg*，2005，31：1678-1683.
241. Proebstle TM，Moehler T，Herdemann S. Reduced recanalization rates of the great saphenous vein after endovenous laser treatment with increased energy dosing：definition of a threshold for the endovenous fluence equivalent. *J Vasc Surg*，2006，44：834-839.
242. Kalra M，Gloviczki P. Fifteen years ago laser was supposed to open arteries，now it is supposed to close veins：what is the reality behind the tool？*Perspect Vasc Surg Endovasc Ther*，2006，18：3-8.
243. Kabnick LS. Outcome of different endovenous laser wavelengths for great saphenous vein ablation. *J Vasc Surg*，2006，43：88-93.
244. Mozes G，Kalra M，Carmo M，*et al*. Extension of saphenous thrombus into the femoral vein：a potential complication of new endovenous ablation techniques. *J Vasc Surg*，2005，41：130-135.
245. Puggioni A，Kalra M，Gloviczki P. Superficial vein *Surgery* and SEPSfor chronic venous insufficiency. *Semin Vasc Surg*，2005，18：41-48.
246. Puggioni A，Kalra M，Carmo M，*et al*. Endovenous laser therapy and radiofrequency ablation of the great saphenous vein：analysis of early efficacy and complications. *J Vasc Surg*，2005，42：488-493.
247. Van den Bussche D，Moreels N，De Letter J，*et al*. Endovenouslaser treatment for primary varicose veins. *Acta Chir Belg*，2006，106：32-35.
248. van den Bos R，Arends L，Kockaert M，*et al*. Endovenous therapies of lower extremity varicosities：a meta-analysis. *J Vasc Surg*，2009，49：230-239.
249. Stirling M，Shortell CK. Endovascular treatment of varicose veins. *Semin Vasc Surg*，2006，19：109-115.
250. Christenson JT，Gueddi S，Gemayel G，*et al*. Prospective randomized trial comparing endovenous laser ablation and surgery for treatment of primary great saphenous varicose veins with a 2-year follow-up. *J Vasc Surg*，2010，52：1234-1241.
251. Chandler JG，Pichot G，Sessa CS，*et al*. Treatment of primary venous insufficiency by endovenous saphenous-vein obliteration. *Vascul Surg*，2000，34：201-213.
252. Chandler JG，Pichot O，Sessa C，*et al*. Defining the role of extended saphenofemoral junction ligation：a prospective comparative study. *J Vasc Surg*，2000，32：941-953.
253. Pichot O，Sessa C，Chandler JG，*et al*. Role of duplex imaging in endovenous

obliteration for primary venous insufficiency. *J Endovasc Ther*, 2000, 7: 451-459.
254. Merchant RF, Pichot O; Closure Study Group. Long-term outcomes of endovenous radiofrequency obliteration of saphenous reflux as a treatment for superficial venous insufficiency. *J Vasc Surg*, 2005, 42: 502-509.
255. Morrison N. Saphenous ablation: what are the choices, laser or RF energy. *Semin Vasc Surg*, 2005, 18: 15-18.
256. Lurie F, Creton D, Eklof B, *et al*. Prospective randomised study of endovenous radiofrequency obliteration (closure) versus ligation and vein stripping (EVOLVeS): twoyearfollow-up. *Eur J Vasc Endovasc Surg*, 2005, 29: 67-73.
257. Merchant RF, DePalma RG, Kabnick LS. Endovascular obliteration ofsaphenous reflux: a multicenter study. *J Vasc Surg*, 2002, 35: 1190-1196.
258. Hingorani AP, Ascher E, Markevich N, *et al*, Hou A, *et al*. Deep venous thrombosis after radiofrequency ablation ofgreater saphenous vein: a word of caution. *J Vasc Surg*, 2004, 40: 500-504.
259. Puggioni A, Marks N, Hingorani A, *et al*. The safety of radiofrequency ablation of the great saphenousvein in patients with previous venous thrombosis. *J Vasc Surg*, 2009, 49: 1248-1255.
260. Proebstle TM, Vago B, Alm J, *et al*. Treatment of the incompetent great saphenous vein by endovenous radiofrequency powered segmental thermal ablation: first clinical experience. *J Vasc Surg*, 2008, 47: 151-156.
261. Gohel MS, Davies AH. Radiofrequency ablation for uncomplicated varicose veins. *Phlebology*, 2009, 24 (suppl 1): 42-49.
262. Lawrence PF, Chandra A, Wu M, *et al*. Classification of proximal endovenous closure levels andtreatment algorithm. *J Vasc Surg*, 2010, 52: 388-393.
263. Kabnick LS. Complications of endovenous therapies: statistics and treatment. *Vascular*, 2006, 14 (suppl 1): 31-32.
264. Myers KA, Jolley D. Outcome of endovenous laser therapy for saphenousreflux and varicose veins: medium-term results assessed by ultrasoundsurveillance. *Eur J Vasc Endovasc Surg*, 2009, 37: 239-245.
265. Rasmussen LH, Bjoern L, Lawaetz M, *et al*. Randomized trial comparing endovenous laser ablation of thegreat saphenous vein with high ligation and stripping in patients with varicose veins: short-term results. *J Vasc Surg*, 2007, 46: 308-315.
266. Min RJ, Khilnani N, Zimmet SE. Endovenous laser treatment of saphenous vein reflux: long-term results. *J Vasc Interv Radiol*, 2003, 14: 991-996.
267. Huisman LC, Bruins RM, van den Berg M, *et al*. Endovenous laser ablation of the small saphenous vein: prospective analysis of 150 patients, a cohort study. *Eur J Vasc Endovasc Surg*, 2009, 38: 199-202.
268. KnipPBS, Blackburn SA, Bloom JR, *et al*. Endovenous laser ablation: venous outcomes and thrombotic complications are independent of the presence of deep venous insufficiency. *J Vasc Surg*, 2008, 48: 1538-1545.

269. Pannier F, Rabe E, Maurins U. First results with a new 1470-nm diodelaser for endovenous ablation of incompetent saphenous veins. *Phlebology*, 2009, 24: 26-30.

270. Doganci S, Demirkilic U. Comparison of 980 nm laser and bare-tip fibre with 1470 nm laser and radial fibre in the treatment of great saphenous vein varicosities: a prospective randomised clinical trial. *Eur J Vasc Endovasc Surg*, 2010, 40: 254-259.

271. Darwood RJ, Theivacumar N, Dellagrammaticas D, *et al*. Randomized clinical trial comparing endovenous laser ablation with surgery for the treatment of primary great saphenous varicose veins. *Br J Surg*, 2008, 95: 294-301.

272. de Medeiros CA, Luccas GC. Comparison of endovenous treatment with an 810 nm laser versus conventional stripping of the great saphenous vein in patients with primary varicose veins. *Dermatol Surg*, 2005, 31: 1685-1694; discussion: 1694.

273. Vuylsteke M, Van den Bussche D, Audenaert EA, *et al*. Endovenouslaser obliteration for the treatment of primary varicose veins. *Phlebology*, 2006, 21: 80-87.

274. Kalteis M, Berger I, Messie-Werndl S, *et al*. High ligation combined with stripping and endovenous laserablation of the great saphenous vein: early results of a randomized controlled study. *J Vasc Surg*, 2008, 47: 822-829; discussion: 829.

275. Pronk P, Gauw SA, Mooij MC Gaastra MT, *et al*. Randomised controlled trial comparing sapheno-femoralligation and stripping of the great saphenous vein with endovenouslaser ablation (980 nm) using local tumescent anaesthesia: one yearresults. *Eur J Vasc Endovasc Surg*, 2010, 40: 649-656.

276. Thakur B, Shalhoub J, Hill AM, Gohel MS, Davies AH. Heterogeneityof reporting standards in randomised clinical trials of endovenousinterventions for varicose veins. *Eur J Vasc Endovasc Surg*, 2010, 40: 528-533.

277. Nicolini P. Treatment of primary varicose veins by endovenous obliterationwith the VNUS closure system: results of a prospective multicentrestudy. *Eur J Vasc Endovasc Surg*, 2005, 29: 433-439.

278. Rautio T, Ohinmaa A, Perälä J, *et al*. Endovenous obliteration versus conventional stripping operation in the treatment of primary varicose veins: a randomized controlled trial with comparison of the costs. *J Vasc Surg*, 2002, 35: 958-965.

279. Pichot O, Kabnick LS, Creton D, *et al*. Duplex ultrasound scan findings two years after great saphenous vein radiofrequency endovenous obliteration. *J Vasc Surg*, 2004, 39: 189-195.

280. Eklof B. Fire, foam, and knife for varicose veins: what have randomized, prospective trials taught us? Available at: http://www. veithsymposium. org/pdf/vei/3132. pdf.

281. Stotter L, Schaaf I, Bockelbrink A, *et al*. Radiowellenobliterationinvaginieren des oder Kryostripping: Welches Verfahren belastetden Patienten am wenigsten? *Phlebologie*, 2005, 34: 19-24.

282. Hinchliffe RJ, Ubhi J, Beech A, *et al*. A prospectiverandomised controlled trial of

VNUS closure versus surgery for the treatment of recurrent long saphenous varicose veins. *Eur J Vasc Endovasc Surg*, 2006, 31: 212-218.

283. Perala J, Rautio T, Biancari F, *et al*. Radiofrequency endovenous obliteration versus stripping of the long saphenous vein in the management of primary varicose veins: 3-year outcome of a randomized study. *Ann Vasc Surg*, 2005, 19: 669-672.

284. Gale SS, Lee JN, Walsh ME, *et al*. A randomized, controlled trial of endovenous thermal ablation using the 810-nm wavelength laser and the ClosurePLUS radiofrequency ablation methods for superficial venous insufficiency of the great saphenous vein. *J Vasc Surg*, 2010, 52: 645-650.

285. Shepherd AC, Gohel MS, Brown LC, *et al*. Randomized clinical trial of VNUS ClosureFAST radiofrequency ablation versus laser for varicose veins. *Br J Surg*, 2010, 97: 810-818.

286. Almeida JI, Kaufman J, Göckeritz O, *et al*. Radiofrequency endovenous ClosureFAST versus laser ablation for the treatment of great saphenous reflux: a multicenter, single-blinded, randomized study (RECOVERY study). *J Vasc Interv Radiol*, 2009, 20: 752-759.

287. Marston WA, Owens LV, Davies S, *et al*. Endovenous saphenous ablation corrects the hemodynamic abnormalityin patients with CEAPclinical class 3–6 CVI due to superficialreflux. *Vasc Endovasc Surg*, 2006, 40: 125-130.

288. McPheeters HO. Treatment of varicose veins; a twenty-five year reflection. *Minn Med*, 1956, 39: 271-275.

289. Sigg K, Zelikovski A. "Quick treatment": a modified method of sclerotherapy of varicose veins. *Vasa*, 1975, 4: 73-78.

290. Sigg K. Treatment of varicose veins and their complications. *Dermatologica*, 1950, 100: 315-320.

291. Fegan WG, Fitzgerald DE, Beesley WH. A modern approach to the injection treatment of varicose veins and its applications in pregnant patients. *Am Heart J*, 1964, 68: 757-764.

292. Fegan WG. Continuous compression technique of injecting varicose veins. *Lancet*, 1963, 2: 109-112.

293. Tournay R. Indications for a single sclerosing therapy or diphasic combined *Surgery*-sclerosing therapy in varicose veins. *Zentralbl Phlebol*, 1965, 87: 133-142.

294. Wallois P. Incidents and accidents in the sclerosing treatment of varicose veins and their prevention. *Phlebologie*, 1971, 24: 217-224.

295. Hobbs JT. The treatment of varicose veins: a random trial of injectioncompression therapy versus *Surgery*. *Br J Surg*, 1968, 55: 777-780.

296. Guex JJ, Allaert FA, Gillet JL, *et al*. Immediate and midterm complications of sclerotherapy: report of a prospective multicenter registry of 12, 173 sclerotherapy sessions. *Dermatol Surg*, 2005, 31: 123-128.

297. Vin F, Chleir F, Allaert FA. An ambulatory treatment of varicose veinsassociating

surgical section and sclerotherapy of large saphenous veins（3S technique）. Preliminary study with results at one year. *Dermatol Surg*，1996，22：65-70.

298. Schadeck M，Allaert F. Ultrasonography during sclerotherapy. *Phlebologie*，1991，44：111-129.

299. Cornu-Thenard A，de Cottreau H，Weiss RA. Sclerotherapy：continuouswave Doppler-guided injections. *Dermatol Surg*，1995，21：867-870.

300. Cabrera Garido JR，Cabrera Garcia Olmedo JR，Olmedo DG. Nuevo metododel de esclerosis en las varices tronculares. *Patol Vasculares*，1995，4：55-73.

301. Cabrera J，Redondo P，Becerra A，*et al*. Ultrasound-guided injection of polidocanol microfoamin the management of venous leg ulcers. *Arch Dermatol*，2004，140：667-673.

302. Cabrera J，Cabrera J Jr，Garcia-Olmedo MA，*et al*. Treatment of venous malformations with sclerosant in microfoam form. *Arch Dermatol*，2003，139：1409-1416.

303. Cavezzi A，Tessari L. Foam sclerotherapy techniques：different gasesand methods of preparation，catheter versus direct injection. *Phlebology*，2009，24：247-251.

304. Frullini A，Cavezzi A. Sclerosing foam in the treatment of varicose veins and telangiectases：history and analysis of safety and complications. *Dermatol Surg*，2002，28：11-15.

305. Coleridge-Smith P. Foam and liquid sclerotherapy for varicose veins. *Phlebology*，2009，24（suppl 1）：62-72.

306. Smith PC. Chronic venous disease treated by ultrasound guided foamsclerotherapy. *Eur J Vasc Endovasc Surg*，2006，32：577-583.

307. Barrett JM，Allen B，Ockelford A，*et al*. Microfoam ultrasound-guided sclerotherapy of varicose veins in 100 legs. *Dermatol Surg*，2004，30：6-12.

308. Breu FX，Guggenbichler S，Wollmann JC 2nd. European Consensus Meeting on Foam sclerotherapy 2006，Tegernsee，Germany. *Vasa*，2008，37（suppl 71）：1-29.

309. Breu FX，Guggenbichler S. European Consensus Meeting on Foam Sclerotherapy，April 4-6，2003，Tegernsee，Germany. *Dermatol Surg*，2004，30：709-717.

310. Bountouroglou DG，Azzam M，Kakkos SK，*et al*. Ultrasound-guided foam sclerotherapy combined with sapheno-femoral ligation compared to surgical treatment of varicose veins：early results of a randomised controlled trial. *Eur J Vasc Endovasc Surg*，2006，31：93-100.

311. Kakkos SK，Bountouroglou DG，Azzam M，*et al*. Effectiveness and safety of ultrasoundguidedfoam sclerotherapy for recurrent varicose veins：immediateresults. *J Endovasc Ther*，2006，13：357-364.

312. Tessari L，Cavezzi A，Frullini A. Preliminary experience with a new sclerosing foam in the treatment of varicose veins. *Dermatol Surg*，2001，27：58-60.

313. Bergan J. Sclerotherapy：a truly minimally invasive technique. *PerspectVasc Surg Endovasc Ther*，2008，20：70-72.

314. Bergan J，Cheng V. Foam sclerotherapy for the treatment of varicose veins.

Vascular, 2007, 15: 269-272.

315. O'Hare JL, Stephens J, Parkin D, *et al*. Randomized clinical trial of different bandage regimens after foam sclerotherapy for varicose veins. *Br J Surg*, 2010, 97: 650-656.

316. Guex JJ. Complications and side-effects of foam sclerotherapy. *Phlebology*, 2009, 24: 270-274.

317. Goldman MP, Sadick NS, Weiss RA. Cutaneous necrosis, telangiectaticmatting, and hyperpigmentation following sclerotherapy: etiology, prevention, and treatment. *Dermatol Surg*, 1995, 21: 19-29.

318. Bergan JJ, Weiss RA, Goldman MP. Extensive tissue necrosis followinghigh-concentration sclerotherapy for varicose veins. *Dermatol Surg*, 2000, 26: 535-541.

319. Ceulen RP, Sommer A, Vernooy K. Microembolism during foam sclerotherapy of varicose veins. *N Engl J Med*, 2008, 358: 1525-1526.

320. Munavalli GS, Weiss RA. Complications of sclerotherapy. *Semin CutanMed Surg*, 2007, 26: 22-28.

321. Bush RG, Derrick M, Manjoney D. Major neurological events followingfoam sclerotherapy. *Phlebology*, 2008, 23: 189-192.

322. Picard C, Deltombe B, Duru C, *et al*. Foam sclerotherapy: a possible cause of ischaemic stroke? *J Neurol Neurosurg Psychiatry*, 2010, 81: 582-583.

323. Forlee MV, Grouden M, Moore DJ, *et al*. Stroke after varicose vein foam injection sclerotherapy. *J Vasc Surg*, 2006, 43: 162-164.

324. Morrison N, Cavezzi A, Bergan J, *et al*. Regarding Stroke after varicose vein foam injection sclerotherapy. *J Vasc Surg*, 2006, 44: 224-245.

325. Wright D, Gobin JP, Bradbury AW, *et al*. Varisolve polidocanol microfoam compared with *Surgery* or sclerotherapy in the management of varicose veins in the presence of trunk vein incompetence: European randomized controlled trial. *Phlebology*, 2006, 21: 180-190.

326. Regan JD, Gibson KD, Rush JE, *et al*. Clinical significance of cerebrovascular gas emboli during polidocanolendovenous ultra-low nitrogen microfoam ablation and correlationwith magnetic resonance imaging in patients with right-to-left shunt. *J Vasc Surg*, 2011, 53: 131-170.

327. Morrison N, Neuhardt DL, Rogers CR, *et al*. Comparisons of side effects using air and carbon dioxide foam for endovenous chemical ablation. *J Vasc Surg*, 2008, 47: 830-836.

328. Chant AD, Jones HO, Weddell JM. Varicose veins: a comparison of surgery and injection-compression sclerotherapy. *Lancet*, 1972, 2: 1188-1191.

329. Kern P, Ramelet AA, Wütschert R, *et al*. Compression after sclerotherapy for telangiectasias and reticular leg veins: a randomized controlled study. *J Vasc Surg*, 2007, 45: 1212-1216.

330. Goldman MP. Treatment of varicose and telangiectatic leg veins: double-blind

prospective comparative trial between aethoxyskerol and sotradecol. *Dermatol Surg*, 2002, 28: 52-55.

331. Rabe E, Otto J, Schliephake D, *et al*. Efficacy and safety of greatsaphenous vein sclerotherapy using standardised polidocanol foam (ESAF): a randomised controlled multicentre clinical trial. *Eur J Vasc Endovasc Surg*, 2008, 35: 238-245.
332. Yamaki T, Nozaki M, Iwasaka S. Comparative study of duplex-guided foam sclerotherapy and duplex-guided liquid sclerotherapy for the treatment of superficial venous insufficiency. *Dermatol Surg*, 2004, 30: 718-722.
333. Cabrera J, Cabrera J Jr, Garcia-Olmedo MA. Sclerosants in microfoam: a new approach in *Angiology*. *Int Angiol*, 2001, 20: 322-329.
334. Darvall KA, Sam RC, Bate GR, *et al*. Changes in health-related quality of life after ultrasoundguided foam sclerotherapy for great and small saphenous varicoseveins. *J Vasc Surg*, 2010, 51: 913-920.
335. Rigby KA, Palfreyman SJ, Beverley C, *et al*. *Surgery* versus sclerotherapy for the treatment of varicose veins. *Cochrane Database Syst Rev*, 2004, CD004980.
336. Perrin M. Endovenous radiofrequency ablation of saphenous vein reflux. The VNUS Closure procedure with Closurefast. An updated review. *Int Angiol*, 2010, 29: 303-307.
337. Enzler MA, van den Bos RR. A new gold standard for varicose vein treatment? *Eur J Vasc Endovasc Surg*, 2010, 39: 97-98.
338. Gay J. On varicose disease of the lower extremities and its allied disorders: skin discoloration, induration, and ulcer: being the Lettsomian Lectures delivered before the Medical Society of London in 1867. London: John Churchill and Sons, 1868.
339. Homans J. The operative treatment of varicose veins and ulcers, basedupon a classification of these lesions. *Surg Gynecol Obstet*, 1916, 22: 143-158.
340. Linton RR. The communicating veins of the lower leg and the operative technic for their ligation. *Ann Surg*, 1938, 107: 582-593.
341. Cockett FB, Jones DE. The ankle blow-out syndrome: a new approach to the varicose ulcer problem. *Lancet*, 1953, 1: 17-23.
342. Cockett FB. The pathology and treatment of venous ulcers of the leg. *Br J Surg*, 1955, 43: 260-278.
343. Dodd H. The diagnosis and ligation of incompetent ankle perforating veins. *Ann R Coll Surg Engl*, 1964, 34: 186-196.
344. Hauer G. Endoscopic subfascial discussion of perforating veins: preliminaryreport. *Vasa*, 1985, 14: 59-61.
345. O'Donnell TJ Jr. Surgical treatment of incompetent perforating veins. In: Bergan JJ, Kistner RL, editors. Atlas of venous surgery. Philadelphia: W. B. Saunders Company, 1992, 111-124.
346. Gloviczki P, Cambria RA, Rhee RY, *et al*. Surgical technique and preliminary results of endoscopic subfascial division of perforating veins. *J Vasc Surg*, 1996, 23: 517-523.

347. Conrad P. Endoscopic exploration of the subfascial space of the lowerleg with perforator interruption using laparoscopic equipment: a preliminaryreport. *Phlebology*, 1994, 9: 154-157.

348. Bergan JJ, Murray J, Greason K. Subfascial endoscopic perforator vein*Surgery*: a preliminary report. *Ann Vasc Surg*, 1996, 10: 211-219.

349. Wittens CH, Pierik RG, van Urk H. The surgical treatment of incompetentperforating veins. *Eur J Vasc Endovasc Surg*, 1995, 9: 19-23.

350. Gloviczki P, Bergan JJ, Rhodes JM, *et al*. Mid-term results of endoscopic perforator vein interruption for chronic venous insufficiency: lessons learned from the North American subfascial endoscopic perforator *Surgery* registry. The North American Study Group. *J Vasc Surg*, 1999, 29: 489-502.

351. Masuda EM, Kessler DM, Lurie F, *et al*. The effect of ultrasound-guided sclerotherapy of incompetent perforator veins on venous clinical severity and disability scores. *J Vasc Surg*, 2006, 43: 551-556.

352. Whiteley MS, Holdstock JM, Price BA, *et al*. Radiofrequency ablations of the refluxing great saphenous vein system, Giacomini veins, incompetent perforating veins using VNUS closure and TRLOPtechnique. *Phlebology*, 2003, 18: 52.

353. Peden E, Lumsden A. Radiofrequency ablation of incompetent perforatorveins. *Perspect Vasc Surg Endovasc Ther*, 2007, 19: 73-77.

354. Hingorani AP, Ascher E, Marks N, *et al*. Predictive factors of success following radio-frequency stylet (RFS) ablation of incompetent perforating veins (IPV). *J Vasc Surg*, 2009, 50: 844-848.

355. Marks N, Hingorani A, Ascher E. New office-based vascular interventions. *Perspect Vasc Surg Endovasc Ther*, 2008, 20: 340-345.

356. O'Donnell TF. The role of perforators in chronic venous insufficiency. *Phlebology*, 2010, 25: 3-10.

357. Elias S. Percutaneous ablation of perforating veins. In: Gloviczki P, editor. Handbook of venous disorders: guidelines of the American Venous Forum. 3rd ed. London: Hodder Arnold, 2009, 536-544.

358. Gloviczki P, Bergan JJ, editors. Atlas of endoscopic perforator vein surgery. London: Springer, 1998.

359. Proebstle TM, Herdemann S. Early results and feasibility of incompetentperforator vein ablation by endovenous laser treatment. *DermatolSurg*, 2007, 33: 162-168.

360. Pierik EG, van Urk H, HoPWC, *et al*. Endoscopic versus opensubfascial division of incompetent perforating veins in the treatment ofvenous leg ulceration: a randomized trial. *J Vasc Surg*, 1997, 26: 1049-1054.

361. Kianifard B, Holdstock J, Allen C, *et al*. Randomized clinical trial of the effect of adding subfascial endoscopic perforator surgery to standard great saphenous vein stripping. *Br J Surg*, 2007, 94: 1075-1080.

362. van Neer P, Kessels FG, Estourgie RJ, *et al*. Persistent reflux below the knee after

stripping of the great saphenous vein. *J Vasc Surg*, 2009, 50: 831-834.

363. Nelzen O. Prospective study of safety, patient satisfaction and leg ulcerhealing following saphenous and subfascial endoscopic perforator *Surgery*. *Br J Surg*, 2000, 87: 86-91.

364. Iafrati MD, Pare GJ, O'Donnell TF, *et al*. Is the nihilistic approachto surgical reduction of superficial and perforator vein incompetencefor venous ulcer justified? *J Vasc Surg*, 2002, 36: 1167-1174.

365. Kalra M, Gloviczki P, Noel AA, *et al*. Subfascial endoscopic perforator vein surgery in patients with post-thrombotic venous insufficiency: is it justified ? *Vasc Endovasc Surg*, 2002, 36: 41-50.

366. Kalra M, Gloviczki P. Subfascial endoscopic perforator vein *Surgery*: who benefits? *Semin Vasc Surg*, 2002, 15: 39-49.

367. Bianchi C, Ballard JL, Abou-Zamzam AM, *et al*. Subfascial endoscopic perforator vein *Surgery* combined with saphenous vein ablation: results and critical analysis. *J Vasc Surg*, 2003, 38: 67-71.

368. Tawes RL, Barron ML, Coello AA, *et al*. Optimaltherapy for advanced chronic venous insufficiency. *J Vasc Surg*, 2003, 37: 545-551.

369. Stacey MC, Burnand KG, Layer GT, *et al*. Calf pumPfunctionin patients with healed venous ulcers is not improved by *Surgery* to thecommunicating veins or by elastic stockings. *Br J Surg*, 1988, 75: 436-439.

370. Rhodes JM, Kalra M, Gloviczki P. The management of incompetent perforating veins with open and endoscopic surgery. In: Gloviczki P, editor. Handbook of venous disorders: guidelines of the American Venous Forum. 3rd ed. London: Hodder Arnold: 2009, 523-535.

371. Akesson H, Brudin L, Cwikiel W, *et al*. Does the correctionof insufficient superficial and perforating veins improve venous function in patients with deePvenous insufficiency ? *Phlebology*, 1990, 5: 113-123.

372. Coakley FV, Varghese SL, Hricak H. CT and MRI of pelvic varices inwomen. *J Comput Assist Tomogr*, 1999, 23: 429-434.

373. Rundqvist E, Sandholm LE, Larsson G. Treatment of pelvic varicositiescausing lower abdominal pain with extraperitoneal resection of theleft ovarian vein. *Ann Chir Gyn*, 1984, 73: 339-341.

374. Chung MH, Huh CY. Comparison of treatments for pelvic congestionsyndrome. *Tohoku J ExPMed*, 2003, 201: 131-138.

375. Beard RW, Highman JH, Pearce S, *et al*. Diagnosis of pelvicvaricosities in women with chronic pelvic pain. *Lancet*, 1984, 2: 946-949.